STRETCHING
ANATOMY

[스트레칭 아나토미]

푸른솔

STRETCHING ANATOMY **Third Edition**
[스트레칭 아나토미] 3판 개정

2009년 9월 25일 초판 발행
2015년 5월 28일 개정판 발행
2021년 6월 2일 3판 개정 1쇄 발행
2022년 4월 21일 3판 개정 2쇄 발행

저자 / 아놀드 G. 넬슨 · 주코 코코넨
역자 / 오재근 · 이종하 · 한유창

발행자 / 박홍주
발행처 / 도서출판 푸른솔
편집부 / 715-2493
영업부 / 704-2571
팩스 / 3273-4649
디자인 / 여백커뮤니케이션
주소 / 서울시 마포구 삼개로 20 근신빌딩 별관 302호
등록번호 / 제 1-825

값 / 23,000원

ISBN 979-11-972082-4-9 (93510)

STRETCHING ANATOMY

스트레칭 아나토미

해부학적으로 쉽게 배우는 스트레칭

아놀드 G. 넬슨 · 주코 코코넨 지음 | 오재근 · 이종하 · 한유창 옮김

THIRD EDITION
3판개정

푸른솔

CONTENTS

역자의 글

『스트레칭 아나토미』는 스트레칭을 통한 근육과 몸의 움직임에 대한 이해를 돕는 책이다. 이 책은 다양한 스트레칭을 하면서 스트레칭이 많은 근육과 적은 근육을 그림으로 선명하게 나타냈으며, 각각의 스트레칭에서 가능한 응용운동도 소개하였다. 그림마다 근육의 이름을 표기해 책을 읽어보면서 쉽게 근육 이름을 익힐 수 있도록 했다. 직접 스트레칭 하는 동안 자신의 근육을 보면서 근육 이름을 상기하면 좋을 것이다. 이 책은 처음부터 읽어도 되고, 아니면 자신에게 필요한 부분을 골라서 읽어도 지장 없게 편집되어 있다.

이 책은 스트레칭을 위한 책이므로 여러 분야에 도움이 된다. 의학, 간호학, 체육, 물리치료, 스포츠 마사지, 에어로빅, 무용, 육상, 구기운동, 보디빌딩 등 자신의 전공에 맞게 이 책을 응용할 수 있을 것이다. 또한 일반인들도 일상생활에서 쉽게 따라할 수 있도록 알기 쉽게 구성되어 있다. 스트레칭은 모든 운동을 시작하기 전과 끝낸 후에 반드시 해야 하는 기본 운동이다. 이 책을 통해 스트레칭과 근육의 중요성을 이해할 수 있다면 이 책의 가치는 충분할 것이라고 믿는다.

– 역자 일동

서문

규칙적인 운동의 효과는 잘 알려져 있지만, 유연한 관절과 규칙적인 스트레칭도 최적의 건강 및 활동에 필수적이라는 사실을 깨닫는 사람은 거의 없다.

왜 스트레칭을 하는가?

유연성은 근육과 관절에 긍정적인 효과를 일으키는 것으로 알려져 있다. 좋은 유연성은 부상 방지에 도움이 되고, 근육통을 최소화하도록 도우며, 모든 신체 활동의 효율성을 증진시킨다. 이러한 효과는 레크리에이션으로 골프 게임을 하든 혹은 주말에 보다 격렬한 농구 게임을 하든 운동 세션들의 간격이 4일 이상인 사람들에게 특히 해당된다. 또한 유연성을 증가시키면 삶의 질과 기능적 독립(functional independence)도 향상될 수 있다. 일상의 생활방식이 책상 앞에 앉아 있는 것처럼 활동하지 않는 시간이 긴 사람들은 관절 경직을 경험하고 그러한 만성적인 자세에서 몸을 펴기가 어려울 수 있다. 유연성은 근육의 탄력성을 유지하고 관절에 더 넓은 가동범위를 제공함으로써 위와 같은 증상의 방지에 도움이 된다. 아울러 유동성을 제공하고 신체 움직임과 일상 활동을 수월하게 한다. 유연하면 몸을 구부려 운동화 끈을 매는 것과 같은 단순한 일상 활동이 보다 쉬워진다.

비교적 건강한 사람들에 대한 스트레칭의 여러 효과 외에도, 스트레칭은 관절염과 같은 만성 질환이 있는 사람들의 통증을 완화하고 가동성을 향상시킬 수 있다. 관절염이 있는 사람들은 특히 질환 초기에 통증의 완화를 돕기 위해 흔히 아픈 관절을 구부리거나 고정시킨 상태로 유지한다. 관절을 이러한 상태로 유지하면 일시적으로 불편이 완화될 수도 있지만, 관절을 동일한 자세로 유지할 경우에 근육과 인대는 뻣뻣해진다. 이와 같이 움직임이 부족하면 근육이 단축되고 긴장되어 영구적인 가동성 상실과 일상 활동의 지장을 초래할 수 있다. 이에 따라 덜 움직이면 칼로리가 덜 연소되며, 그에 따른 체중 증가는 관절에 더 많은 긴장을 일으킨다. 그러므로 피트니스 전문가들은 관절염이 있는 사람들에게 주요 근육군을 모두 매일 스트레칭 하되, 가동범위가 감소된 관절들에 다소 역점을 두라고 촉구한다.

또한 스트레칭은 많은 근육 경련, 특히 밤에 일으키는 다리 경련의 방지 및 완화에도 도움이 될 수 있다. 야간 다리 경련의 원인은 과도한 운동, 근육 과사용, 단단한 표면에 오랫동안 서 있는 것, 평발, 오랫동안 앉아 있는 것, 수면 중 어색한 다리 자세, 칼륨이나 칼슘 또는 기타 미네랄의 부족, 탈수, 항정신병약, 피임약, 이뇨제, 스타틴과 스테로이드 같은 특정 약물들, 당뇨병이나 갑상선 질환 등 다양하다. 원인에 상관없이 보다 유연한 근육은 경련을 일으킬 가능성이 덜하며, 스트레칭은 경련의 즉각적인 감소를 돕는다.

흥미롭게도 현재의 연구에 따르면 스트레칭 운동을 매일 또는 격일 프로그램에 포함시키면 자연적인 노화 과정에 동반하는 많은 문제가 완화될 수 있다고 한다. 이 책의 저자들은 스트레칭 루틴이 유연성을 향상시킬 뿐만 아니라 근력과 근지구력도 증가시킨다는 점을 보여주는 여러 연구를 과학 저널에 발표했다. 또한 이들 연구는 웨이트 트레이닝 후 스트레칭이 유익하다는 점도 보여주고 있다. 아울러 저자들은 스트레칭 운동이 균형을 유지하는 능력을 향상시킬 수 있다는 점을 밝혀냈다. 가동성이 저하된 사람들의 경우에, 스트레칭 운동이 심장박동수와 전신대사율을 모두 가볍게 걷는 경우와 비슷한 수준으로 올리는 것으로 나타났기 때문에 스트레칭은 실행 가능한 유형의 운동이다. 마지막으로, 2011년 넬슨(Nelson), 코코넨(Kokkonen)과 아널(Arnall)이 〈물리치료저널(JP)〉에 발표한 연구에 따르면 수동적 정적 스트레칭들로 이루어진 프로그램이 혈당을 20분 후 평균 18%, 40분 후 26% 저하시킬 수 있다고 한다. 따라서 스트레칭 프로그램이 일상 습관으로 자리매김하면 효과를 보기가 쉽다.

3판 개정에서 새로워진 내용

3판 개정 『스트레칭 아나토미』에는 11가지의 새로운 스트레칭이 포함되어 있어 유연성을 향상시키는 데 훨씬 더 많은 대안을 제공한다. 발과 발목을 위한 4가지의 새로운 스트레칭은 특히 오랫동안 앉아 있을 경우에 발에서 생기는 문제의 완화에 도움이 될 수 있다. 어깨에서 일어나는 문제를 돕기 위해 3가지의 정적 스트레칭과 1가지의 동적 스트레칭이 추가되어 있다. 특정한 활동을 위한 스트레칭을 다루는 장은 두 장으로 나누어져 있다. 제10장은 유연성과 가동성을 증가시켜 일상 활동의 수행을 향상시키는 프로그램을 소개하고 하루 종일 앉거나 서 있는 사람들을 위한 스트레칭을 포함하고 있다. 제11장은 스포츠 종목별 프로그램을 제시하고 3종의 새로운 스포츠를 위한 스트레칭이 추가되어 있다.

이 책을 사용하는 방법

제2장에서 제9장까지는 신체의 주요 관절 부위를 위한 스트레칭들을 소개하며, 발과 종아리로 시작해 목으로 끝난다. 각각의 장에는 신체 각 부위의 관절 동작에 관여하

는 근육들을 표적으로 하는 여러 스트레칭이 제시되어 있다. 각 스트레칭의 명칭은 스트레칭 되는 근육들의 주요 움직임을 나타낸다. 아울러 많은 관절 동작은 다양한 스트레칭을 포함하고 이들 동작은 가장 쉬운 것에서 가장 어려운 것 순으로 설명된다. 따라서 가장 뻣뻣한 근육을 동원할 가능성이 있는 동작들이 점진적으로 제시된다. 스트레칭 프로그램이 생소한 사람들은 유연성이 떨어지는 경향이 있어 가장 쉬운 수준의 스트레칭으로 시작해야 한다. 유연성이 상당히 증가하였다는 점을 확신하였을 때 보다 어려운 스트레칭으로 진행한다. 이렇게 하면 초보자나 근육이 긴장된 사람이 관절에 과도한 스트레스를 가해서 근육, 인대 및 건 손상을 초래할 수 있는 스트레칭을 시도하지 않게 된다.

제2장에서 제9장까지 소개하는 스트레칭들은 전반적인 스트레칭으로 아주 좋으나, 모든 스트레칭이 각 개인의 요구에 맞을 수 있는 것은 아니다. 대개 특정한 근육을 효과적으로 스트레칭 하려면 원하는 근육 움직임과 반대되는 방향으로 적어도 하나의 움직임이 그 스트레칭에서 이루어져야 한다. 하지만 어느 근육이 고도로 경직되어 있으면 반대 방향의 움직임 정도를 줄인다. 근육이 이완되면 이 움직임을 점점 더 늘린다. 또한 이 책에서 소개하는 스트레칭들을 대상으로 근육을 당기는 각도를 달리해서 탐구해보도록 권장한다. 손 또는 몸통과 같은 신체 부위의 자세를 약간 변경시키면 근육의 당김이 변화한다. 이러한 접근법은 각각의 특정한 근육에서 긴장과 통증이 어디에 위치하는지를 발견하는 데 가장 좋은 방법이다. 아울러 스트레칭을 하면서 서로 다른 각도를 탐구해보면 스트레칭 프로그램이 보다 다양해질 것이다. 마지막으로, 제2장에서 제9장까지의 많은 스트레칭은 신체의 한쪽 측면에 대해서만 설명되어 있다. 신체의 반대 측에 대해서도 그러한 단계를 반복하면 된다.

제10장은 일상의 가동성 및 유연성을 위한 스트레칭 프로그램과 아울러 혈당을 저하시키는 것으로 알려진 프로그램을 제시한다. 끝으로, 제11장에는 스포츠 종목별 스트레칭 루틴이 소개되어 있다. 특정한 스포츠에 관심을 가진 사람이 해당 프로그램 표에 나열되어 있는 스트레칭들을 따라 자신의 스포츠 훈련을 수행하면 그 스포츠에서

사용되는 가장 중요한 근육군들을 표적으로 할 수 있다.

그림은 각각의 스트레칭에서 사용되는 체위와 아울러 스트레칭 되는 근육들을 보여준다. 다음과 같이 스트레칭이 많은 근육은 진한 빨강으로, 스트레칭이 적은 근처 근육은 옅은 빨강으로 나타냈다. 각 스트레칭의 명칭은 체위와 관절 자세가 아니라 스트레칭 되는 근육의 작용에 기초한다. 이상적이라면 어느 근육을 스트레칭 하기 위해서는 체위는 근육 작용과 반대이어야 한다(즉 굴근을 스트레칭 하기 위해서는 그 관절을 신전시켜야 한다). 근육 작용 및 관련 용어의 정의는 다음 페이지의 표에 나와 있다.

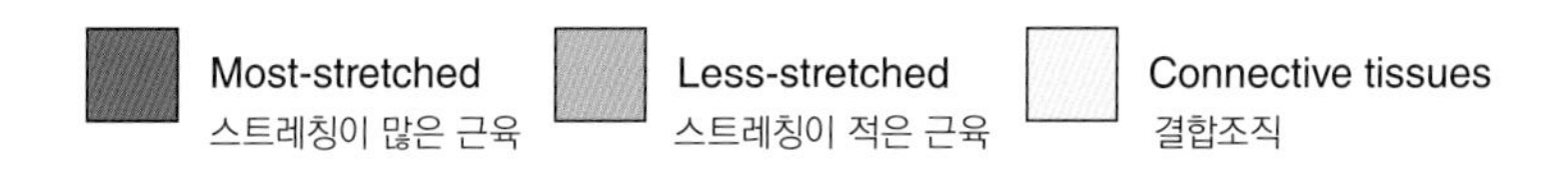

그림 외에, 각각의 스트레칭에는 다음과 같이 3개의 섹션이 있다.

- 운동 섹션에서는 스트레칭을 수행하는 방법을 단계적으로 설명한다.
- 스트레칭 근육 섹션에서는 스트레칭이 많은 근육과 적은 근육을 구분하여 제시한다.
- 스트레칭 지침 섹션에서는 해당 스트레칭을 수행하는 방법 및 그 스트레칭이 필요한 이유에 관한 구체적인 정보와 아울러 안전을 위한 고려사항을 설명한다.

주요 용어

용어	정의
굴곡(Flexion)	관절의 각도를 감소시키는 동작
근위부(Proximal)	신체의 몸통에 더 가까운 부위
길항근(Antagonist)	원하는 동작과 반대되는 작용을 하는 근육
내번(Inversion)	발바닥을 안쪽 방향으로 돌리는 동작
내전(Adduction)	신체의 정중선 쪽으로 움직이는 동작
내측(Medial)	신체의 정중선에 더 가까운 쪽
바로 누워(Supine)	얼굴을 위로 향하게 눕는 자세 (앙와위)
배측(Dorsal)	신체의 뒤쪽(후방) 부위와 발등
상방(Superior)	다른 부위보다 더 위에 있는 신체 부위
상승(Elevation)	신체의 부위가 위쪽 방향으로 움직이는 동작
신전(Extension)	관절의 각도를 증가시키는 동작
엎드려 누워(Prone)	얼굴을 아래로 향하게 눕는 자세 (복와위)
외번(Eversion)	발바닥을 바깥쪽 방향으로 돌리는 동작
외전(Abduction)	신체의 정중선에서 멀어지는 동작
외측(Lateral)	신체의 정중선에서 더 먼 쪽
원위부(Distal)	신체의 몸통에서 더 멀리 떨어진 부위
전방(Anterior)	신체의 앞쪽
전인(Protraction)	신체의 부위를 전방(앞쪽) 방향으로 움직이는 동작
족저(Plantar)	발바닥
주동근(Agonist)	원하는 동작을 일으키는 주요 근육
편위(Deviation)	손목을 측면으로 한쪽 또는 다른 쪽으로 꺾는 동작
하강(Depression)	신체의 부위가 아래쪽 방향으로 움직이는 동작
하방(Inferior)	다른 부위보다 더 아래에 있는 신체 부위
회내(Pronation)	손발(팔다리)을 그 바닥이 안쪽이나 아래쪽으로 향하게 돌리는 동작
회선(Circumduction)	굴곡, 신전, 외전, 내전 등 서로 다른 동작들이 함께 일어나는 움직임
회외(Supination)	손발(팔다리)을 그 바닥이 바깥쪽이나 위쪽으로 향하게 돌리는 동작
후방(Posterior)	신체의 뒤쪽
후인(Retraction)	신체의 부위를 후방(뒤쪽) 방향으로 움직이는 동작

1 스트레칭의 기초 STRETCHING FUNDAMENTALS

이 장은 스트레칭 운동의 기본 배경과 이러한 운동에 핵심이 되는 기초 정보를 소개한다. 이와 같은 요인들을 이해하지 않고도 관절의 유연성을 기를 수 있기는 하지만, 스트레칭의 기초 지식을 알면 이 책에서 제시하는 스트레칭 프로그램을 자신의 요구에 맞게 맞춤화할 수 있을 것이다. 관절의 유연성, 즉 가동범위는 관절을 구성하는 많은 요소의 상관관계에 의해 결정된다. 스트레칭에 대한 저항은 2가지 일반적인 요인에서 비롯되는데, 수동적 구조 경직(passive structural stiffness)과 긴장성 반사 활동(tonic reflex activity)이다. 수동적 구조 경직은 근속(fascicle, 근섬유들로 이루어진 다발), 건, 인대, 건막과 관절낭에서 발견되는 순응도(또는 스트레칭에 대한 저항의 정도)를 말한다. 특정 관절에 영향을 미치는 이들 구조물에 대한 설명은 각각의 장에서 하게 된다. 신경계가 근긴장을 유지하는 방식은 긴장성 반사 활동에 의한다. 긴장성 반사 활동은 말초성 기원(근방추와 골지건기관), 중추성 기원(시냅스전 및 후 억제), 또는 이 둘의 혼합이다. 신경계가 관여하는 부분에 대한 설명은 이 장에서 소개한다.

스트레칭의 해부학과 생리학

상완이두근과 같은 근육은 신경, 혈관, 건, 근막과 근육세포로 이루어진 복잡한 기관이다. 신경세포(neuron)와 근육세포는 전하를 띤다. 안정 시 전하, 즉 안정막전위(resting membrane potential)는 음으로 보통 −70mV(millivolt) 정도이다. 신경세포와 근육세포는 자신의 전하를 변화시켜 활성화된다. 전기 신호는 세포 사이를 뛰어넘을 수 없으므로, 신경세포는 '신경전달물질(neurotransmitter)'이라는 특수 화학물질을 방출해 다른 신경세포와 근육세포에 신호를 전달한다. 신경전달물질은 나트륨 양이온(Na^+)을 세포로 유입시키는 작용을 해서 안정막전위를 보다 더 양전위로 변화시킨다. 일단 안정막전위가 역치 전위(보통 −62mV)에 이르면, 세포가 흥분, 즉 활성화된다. 활성화된 신경세포는 다른 신경전달물질을 방출하여 다른 신경세포를 활성화하고, 활성화된 근육세포가 수축을 일으키게 한다.

막전위는 변화되어 흥분을 일으키는 외에, 촉진(facilitation)이나 억제(inhibition)를 일으키기 위해서도 변화될 수 있다. 촉진은 안정막전위가 정상보다 약간 상승되어 있지만 역치 전위보다는 아래일 때 일어난다. 촉진은 후속 신경전달물질의 방출로 인해 전위가 역치를 초과할 가능성을 증가시킨다. 이는 신경세포의 흥분 가능성과 신경세포가 표적 세포를 활성화할 가능성을 증진시킨다. 억제는 안정막전위가 정상 전위 아래로 저하되어 역치에 이를 가능성이 감소할 때 일어난다. 대개 이는 신경세포의 표적 세포 활성화를 막는다.

근육은 작용을 수행하기 위해 운동단위(motor unit)로 세분된다. 운동단위는 근육의 기본적인 기능 단위로, 1개의 운동(근육) 신경세포와 그 신경세포가 연결하는 모든 근육세포(적게는 4개에서 200개 이상까지)로 이루어진다. 따라서 운동단위는 개별 근육세포로 세분된다. 단일 근육세포는 때로 '근섬유(muscle fiber)'라고 한다. 근섬유는 원통 모양의 구조물인 '근원섬유(myofibril)'들의 다발이다. 근원섬유는 근형질세망(sarcoplasmic reticulum, 근소포체라고도 함)이란 관들의 망으로 둘러싸여 있고 '근절(sarcomere, 근섬유분절)'이란 일련의 반복되는 구조물로 이루어져 있다. 근절은 근육의 기본적인 기능적 수축 단위이다.

근절은 굵은 및 가는 세사(thick and thin filament, 굵은 필라멘트 및 가는 필라멘트), Z선(Z-line) 등 3가지 기본적인 부분으로 나뉘며, 이웃하는 2개 Z선 사이의 분절로 정의된다. 가는 세사는 Z선의 양측에 부착되어 있고 근절 전체 길이의 절반 이내로 Z선에서 뻗어 있다. 굵은 세사는 근절의 가운데에 고정되어 있다. 단일의 굵은 세사에서 양 끝부분은 6개의 가는 세사에 의해 나선형 배열로 둘러싸여 있다. 근육 작용(단축성, 신장성 또는 등척성 수축) 중에 굵은 세사는 가는 세사가 자신의 위로 미끄러지는 정도와 방향을 조절한다. 단축성 수축(concentric contraction)에서 가는 세사는 서로를 향해 미끄러진다. 신장성 수축(eccentric contraction)에서 굵은 세사는 가는 세사가 미끄러져 서로 멀어지지 않도록 한다. 등척성 수축(isometric contraction)에서는 세사가 이동하지 않는다. 모든 형태의 작용은 근형질세망에서 칼슘 이온의 방출에 의해 시작되며, 이러한 방출은 근육세포의 안정막전위가 역치 전위를 초과할 때에만 일어난다. 근형질세망 내에서 칼슘 이온이 복구되면 근육이 이완되고 작용을 멈춘다.

근절의 초기 길이는 근육 기능에서 중요한 요인이다. 각각의 근절이 생성하는 힘의 양은 거꾸로 된 U자 모양과 비슷한 패턴으로 길이의 영향을 받는다. 그러므로 근절의 길이가 길거나 짧으면 힘이 감소한다. 근절이 길어질 때에는 굵은 및 가는 세사의 끝만이 서로 수축할 수 있으며, 이에 따라 두 세사 사이에 힘을 생성하는 연결의 수가 감소한다. 근절이 짧아질 때에는 가는 세사가 서로 중첩하기 시작하며, 이러한 중첩으로 인해서도 힘을 생성하는 연결의 수가 감소한다.

근절의 길이는 근육 기관 내에, 특히 사지의 근육 내에 포함되어 있는 특수 구조물인 고유수용감각기(proprioceptor)에 의해 조절된다. 고유수용감각기는 특수 센서로, 관절 각도, 근육 길이 및 근육 긴장에 대한 정보를 제공한다. 근육 길이의 변화에 대한 정보는 근방추(muscle spindle)란 고유수용감각기에 의해 제공되며, 이들 근방추는 근육세포와 병렬로 배치되어 있다. 골지건기관(Golgi tendon organ, GTO)은 근육세포와 직렬로 배치되어 있는 다른 유형의 고유수용감각기로, 근육 긴장의 변화에 대한 정보를 제공하며 근육 길이에 간접적으로 영향을 미칠 수 있다. 근방추에는 빠른 동적 요소와 느린 정적 요소가 있으며, 이들은 각각 길이 변화의 속도와 정도에 관한 정보를 제공한다. 빠른 길이 변화는 신장 반사(stretch reflex; 신전 반사라고도 함), 즉 근평형 반사(myotatic reflex)를 촉발할 수 있고 이러한 반사는 신장된 근육의 수축을 유발함으로써 근육 길이의 변화에 저항하려 한다. 더 느린 스트레칭은 근방추가 이완되어 새롭고 더 긴 길이에 적응할 수 있도록 한다.

근육이 수축하면 건과 건방추에 장력이 생긴다. 그러면 건방추는 장력 변화와 그 변화의 속도를 감지한다. 이러한 장력이 특정한 역치를 초과하면 척수 연결을 통해 신장 반응을 촉발하여 근육의 수축을 억제하고 이완되도록 한다. 또한 근육 수축은 상호억제(reciprocal inhibition)를 유도해 대립근의 신경 억제를 통한 이완을 가져올 수 있다. 예를 들어 상완이두근의 강한 수축은 상완삼두근 내에서 이완을 유도할 수 있다.

신체는 급성 스트레칭(또는 단기적 스트레칭)과 만성 스트레칭(또는 주 중에 여러 번 이루어지는 스트레칭)에 다르게 적응한다. 대다수의 현재 연구에 따르면 급성 스트레칭이 관절가동범위의 뚜렷한 증가를 일으킬 때 운동자는 운동신경의 억제, 근육 근절의 과신장이나 근육 건의 길이 및 순응 증가를 경험할 수 있다. 아무도 이러한 변화의 정도를 확신하지 못하나, 근육 형태와 세포 배열, 근육 길이와 움직임에 대한 기여, 그리고 원위부 및 근위부 건의 길이가 모두 관여하는 것으로 보인다. 그럼에도 불구하고 이런 일시적인 변화는 최대 근력, 파워 및 근지구력의 감소로 나타난다. 반면 연구들에 따르면 강한 스트레칭을 10~15분 주 당 3~4일 규칙적으로 하면(만성 스트레칭) 근력, 파워와 근지구력이 증가하고 아울러 유연성과 가동성이 향상되는 것으로 나타났다. 동물연구들은 이러한 효과가 부분적으로 근절 수의 연속적인 증가에 기인한다는 점을 시사한다.

마찬가지로 부상 방지를 위한 스트레칭에 대한 연구에서도 급성 스트레칭과 만성 스트레칭 사이에 차이가 있는 것으로 밝혀졌다. 급성 스트레칭은 근육이 매우 긴장된 사람의 근육 좌상 발생률을 감소시키는 데 도움이 될 수 있지만, 대부분의 사람들이 급성 스트레칭에서 얻는 부상 방지 효과는 미미한 것으로 보인다. 선천적으로 보다 유연한 사람들은 운동 관련 부상을 입는 경향이 덜하며, 선천적인 유연성은 강한 스트레칭을 주 당 3~4일 하면 증가한다. 급성 및 만성 스트레칭 사이에 존재하는 이러한 차이 때문에, 많은 운동 전문가가 이제 사람들에게 대다수의 스트레칭을 운동 끝에 하도록 권유한다.

스트레칭의 유형

이 책에 소개된 스트레칭들은 다양한 방식으로 수행할 수 있다. 이들 스트레칭을 혼자 하려는 사람이 대부분이나, 다른 사람의 도움을 받아 할 수도 있다. 보조 없이 수행하는 스트레칭은 능동적 스트레칭(active stretching)이라고 한다. 다른 사람의 보조를 받아 수행하는 스트레칭은 수동적 스트레칭(passive stretching)이라고 한다.

스트레칭은 사람들마다 다른 의미를 갖고 간단히 인터넷을 검색해보면 많은 스트레칭 기법을 접할 수 있다. 서로 다른 단체에서 내세우는 다양한 유형의 스트레칭에도 불구하고, 스트레칭에는 탄력 스트레칭, 고유수용감각 신경근 촉진 스트레칭, 정적 스트레칭, 동적 스트레칭 등 4가지 기본 유형이 있다. 다른 모든 스트레칭은 이 네가지 스트레칭에서 기원된다.

탄력 스트레칭

탄력 스트레칭(ballistic stretching)은 탄력을 이용하여 동작에 반동을 주고 조금의 시간이라도 스트레칭 자세를 유지하지 않는다. 이 스트레칭은 각각의 동작에서 체중 또는 탄력을 이용하여 근육을 정상적인 가동범위 이상으로 신장시켜 가동범위를 신속히 증가시킬 수 있다. 탄력 스트레칭은 신장 반사를 활성화할 수 있기 때문에, 특히 가장 긴장된 근육에서 근육 또는 건 손상을 일으킬 가능성이 더 크다고 많은 사람들이 추정하였다. 그러나 이러한 주장은 순전히 추측에 불과하며, 발표된 연구들 가운데 어느 연구도 탄력 스트레칭이 손상을 일으킬 수 있다는 주장을 지지하지 않는다. 그럼에도 불구하고 탄력 스트레칭은 초보자나 근육이 매우 긴장되어 있는 사람들에게 권장되지 않으며, 격렬한 활동을 준비하는 고도로 단련되고 능숙한 운동선수로 제한되어야 한다.

고유수용감각 신경근 촉진 스트레칭

고유수용감각 신경근 촉진(proprioceptive neuromuscular facilitation, PNF) 스트레칭은 고유수용감각기의 작용을 보다 충분히 촉진시키는 스트레칭 기법을 말한다. 이 스트레칭은 대개 관절의 가동범위 전체나 가동범위의 끝에서 수동적 스트레칭을 등척성 근육 수축과 결합한다. 완전한 가동범위로 움직인 후, 근육은 이완되고 휴식을 가진 다음 다시 스트레칭 된다. 저항에 대항해 완전히 스트레칭 된 근육을 수축시키면 근평형 반사가 완화되고 정상보다 더 큰 스트레칭이 가능해진다. 이러한 유형의 스트레칭은 다른 사람의 보조로 가장 잘 이루어진다. 연구에서는 이런 스트레칭 기법이 최대의 가동범위를 유도하고 증가된 가동범위를 유지하며 근력을 증가시키는데, 특히 매일의 운동 후에 실시할 경우에 그렇다는 점이 반복적으로 입증되고 있다. 대부분의 연구는 스트레칭이 운동 전에 실시될 경우 고유수용감각 신경근 촉진이 최대한의 운동 수행 능력을 감소시킨다는 것을 보여준다.

정적 스트레칭

정적 스트레칭(static stretching)은 가장 흔히 사용되는 스트레칭 기법이다. 이 스트레칭은 대부분의 사람들에게 수행하기가 가장 쉬운 유형이며, 수동적으로나 능동적으로 수월하게 실시할 수 있다. 정적 스트레칭에서는 특정 근육 또는 근육군을 증가된 긴장이나 약간의 불편을 느낄 때까지 신장시킨 다음 그 자세를 대개 15~60초간 유지한다. 이렇게 하면 근육, 근막, 인대와 건이 점차 신장될 수 있으나, 신경이 근육을 적절히 활성화하는 능력을 감소시킬 수 있다. 근육과 관절 결합조직의 신장 그리고 근육 근절의 신장은 근육 긴장의 소실을 초래하며, 흥분성 감소와 더불어 이는 근육 수행능력의 감소를 초래할 수 있다. 이러한 스트레칭 후 장애의 지속시간은 실시된 스트레칭의 양에 달려 있다.

몇몇 연구자가 경기 전 정적 스트레칭의 알려진 효과에 대해 의문을 제기해왔다. 많은 연구는 경기 전 정적 스트레칭이 경기력의 거의 모든 요소를 억제할 수 있다고 밝혔다. 예를 들어 경기 전 정적 스트레칭은 최대 근력, 수직 점프 수행능력, 달리기 속도와 근지구력을 감소시킬 수 있다. 아울러 연구들은 경기 전 정적 스트레칭과 부상 방지 사이의 연관성을 입증하지 못했다. 사실 몇몇 연구들은 경기 전에 스트레칭을 하면 고도의 유연성을 보유한 운동선수들이 중등도의 유연성을 지닌 선수들보다 부상을 당할 가능성이 더 많다는 점을 입증했다. 일부 증거는 일단 스트레칭 되면 극히 긴장된 사람들이 근육 좌상을 경험할 가능성이 더 적다는 점을 보여준다. 연구자들은 그 이유를 정적 스트레칭이 근육의 전반적인 근력을 감소시키기 때문이라고 추정한다. 근육을 무리하게 수축시킬 때 좌상, 당김 및 파열이 발생하므로, 힘의 생성을 감소시키면 부상을 일으킬 가능성이 더 적다. 그러나 증거에 따르면 최소 10분 주 당 3~4일 규칙적으로 스트레칭을 하면 선천적인 유연성, 근력, 파워와 근지구력이 증가하고 아울러 가동성이 향상되며 혈당과 당화혈색소가 개선된 상태로 유지된다. 따라서 정적 스트레칭은 운동 후에 하면 가장 효과적이다.

동적 스트레칭

동적 스트레칭(dynamic stretching)은 보다 기능 지향적인 스트레칭으로, 스포츠 특이적 동작을 사용하여 약간 더 큰 가동범위로 사지를 움직인다. 이 스트레칭은 일반적으로 스윙, 점프 또는 기타 과장된 동작이 특징이므로, 동작의 가속도(momentum)가 사지를 가동범위의 통상적인 한계나 그 약간 너머로 가져간다. 동작은 3초 이내로 유지된다. 스트레칭이 짧은 시간 동안 유지되기 때문에 근육이 근긴장 또는 근육 흥분성의 감소 없이 신장될 수 있다. 또한 동적 스트레칭은 고유수용감각 반사 반응을 활성화한다. 근긴장의 유지와 더불어 고유수용감각기의 적절한 활성화는 근육세포를 활성화하는 신경이 보다 신속히 흥분할 수 있도록 하므로, 근육이 더 빨리 강력한 수축을 일으킬 수 있게 한다.

동적 스트레칭은 전통적인 경기 전 정적 스트레칭에서 비롯될 수 있는 문제들 때문에 인기를 얻고 있다. 앞서 논의하였듯이 근방추 고유수용감각기는 빠른 동적 요소와 느린 정적 요소를 보유해 길이 변화의 정도뿐만 아니라 길이 변화의 속도에 대한 정보를 제공한다. 빠른 길이 변화는 신장 반사, 즉 근평형 반사를 촉발할 수 있고 이러한 반사는 신장된 근육의 수축을 유발함으로써 근육 길이의 변화에 저항하려 한다. 보다 느린 스트레칭은 근방추가 이완되어 새롭고 더 긴 길이에 적응할 수 있도록 한다. 그러므로 달리기, 점프와 차기처럼 신속하고 강력한 동작을 요하는 동적 활동은 동적 수용체를 사용하여 유연성을 제한한다. 따라서 동적 활동의 수행을 준비할 때에는 동적 수용체 유연성 제한을 불활성화하는 동적 스트레칭이 보다 유익할 수 있다.

또한 동적 스트레칭은 근육 온도와 고유수용감각 활성화를 모두 증가시키기 때문에 운동선수의 경기력 향상에 유익한 것으로 밝혀졌다. 그러나 동적 스트레칭은 탄력 스트레칭과 혼동해서는 안 된다. 둘 다 반복되는 동작을 요하지만, 앞서 설명하였듯이 탄력 스트레칭은 가동범위의 끝부분 가까이서 탄력을 이용하여 동작에 작은 범위로 급속히 반동을 주는 운동이다. 제9장에는 필요에 따라 전반적인 스트레칭 프로그램의 일부로 또는 독자적으로 사용할 수 있는 많은 동적 스트레칭이 소개되어 있다.

운동선수들을 위한 정적 및 동적 스트레칭

많은 운동선수가 자신의 훈련 프로그램에서 정적 및 동적 스트레칭을 사용한다. 정적 스트레칭은 특정한 근육–관절 부위들에서 유연성을 향상시킨다. 이러한 유형의 스트레칭은 유연성의 향상을 위한 가장 흔한 접근법이다. 정적 스트레칭에서는 특정 근육 또는 근육군에 대한 스트레칭 자세를 일정 시간 유지한다.

일부 운동선수들은 특히 준비운동의 일부로 또는 경기를 위한 준비로 동적 스트레칭의 사용을 선호한다. 동적 스트레칭은 고유수용감각기(신전 수용체)를 자극해, 신장된 근육에게 신속한 상하 동작(bobbing motion) 후 수축하라는 피드백을 보냄으로써 적극적인 방식으로 고유수용감각기의 반응을 활성화한다. 폭발적이고 지속시간이 짧은 활동처럼 일부 운동경기들은 아마도 고유수용감각기의 반응을 활성화하는 자극을 증진시킬 수 있기 때문에, 운동선수들이 동적 스트레칭을 하면 폭발적인 움직임을 위한 준비가 더 잘된다. 그러한 폭발적인 움직임은 운동경기에서 특정한 목표를 성취하기 위해 필요할 수도 있다. 예를 들어 고관절과 무릎을 굴곡시키고 신전시키는 것처럼 신속한 상하 움직임을 몇 회 하면 더 멀리, 더 높이 점프할 수 있다.

스트레칭 프로그램의 효과

규칙적인 스트레칭 프로그램은 여러 지속적인 훈련를 제공할 수 있다(구체적인 프로그램에 대해서는 제10장을 참조한다).

- 유연성, 근지구력 및 근력이 향상된다(효과의 정도는 근육에 얼마만큼의 스트레스가 가해지느냐에 달려 있는데, 이를 어떻게 해야 하는지는 제10장에서 설명한다).
- 근육통이 감소한다.
- 근육 및 관절 가동성이 향상된다.
- 근육 움직임의 효율성이 향상되고 동작에 유동성이 생긴다.

- 더 넓은 가동범위를 통해 최대의 힘을 발휘하는 능력이 향상된다.
- 하부 척추에서 발생할 수 있는 일부 문제들이 예방된다.
- 몸매와 자아상(self-image)이 개선된다.
- 신체 정렬과 자세가 개선된다.
- 운동 세션에서 준비운동과 정리운동이 개선된다.
- 혈당의 유지가 개선된다.

2 발과 종아리

FEET AND CALVES

하퇴부와 발의 골격 구조물은 하퇴부에 있는 긴 뼈인 경골(tibia, 정강뼈)과 비골(fibula, 종아리뼈) 그리고 발의 작은 뼈인 족근골(tarsal, 발목뼈), 중족골(metatarsal, 발허리뼈)과 족지골(phalange, 발가락뼈)로 구성되어 있다. 이들 뼈는 수많은 관절을 형성한다. 가장 중요한 것은 다리의 경골과 발의 거골(talus) 사이에 위치한 발목관절이다. 이 관절은 경첩관절(hinge joint)이며, 주요 관절 동작인 족저굴곡(plantar flexion, 발가락이 아래로 향하는 동작)과 족배굴곡(dorsiflexion, 발가락이 위로 향하는 동작)에 관여한다.

각각의 족근골들과 중족골들 사이에 있는 기타 주요 관절은 활주관절(gliding joint)이다. 이들 관절은 발에서 보다 제한된 움직임을 허용한다. 이들 활주관절 여럿이 발에서 협력하면 하나의 활주관절이 홀로 작용해 일으키는 움직임에 비해 운동범위가 훨씬 더 넓어진다. 따라서 다관절 움직임에 의해 발의 외번(eversion, 발바닥을 바깥으로 돌리는 동작)과 내번(inversion, 발바닥을 안으로 돌리는 동작)이 이루어진다.

발에서 움직임의 자유를 가장 많이 허용하는 관절은 중족골들과 족지골들 사이에 위치한 과상관절(顆狀關節, condyloid joint; 융기관절)이다. 과상관절은 발가락의 굴곡, 신전, 외전, 내전 및 회선(circumduction, 발가락을 원을 그리며 휘돌리는 것) 동작을 가능하게 한다. 마지막으로, 발가락의 굴곡과 신전을 허용하는 관절은 족지골들 사이에 있는 경첩관절이다.

하퇴부와 발에 있는 인대 및 결합조직이 없다면 관절 동작과 근육 기능은 크게 저하될 것이다. 발의 관절들은 많은 인대에 의해 서로 연결되어 있다. 이 부위에서 가장 큰 인대는 삼각인대(deltoid ligament), 즉 발목 내측측부인대이다. 이 인대는 경골을 거골, 종골(calcaneus, 발꿈치뼈) 및 주상골(navicular bone, 발배뼈)에 연결하는 4개의 분절로 이루어져 있다. 삼각인대의 반대쪽에는 발목 외측측부인대가 있으며, 이 인대는 비골을 거골 및 종골에 연결하는 3개의 분절로 이루어져 있다. 삼각인대가 발목 외측측부인대보다 훨씬 더 강하고 경골이 비골보다 더 길므로, 발목은 내번으로 움직이기가 쉽다.

지지대(retinaculum, 지지띠)는 하퇴부에 위치한 또 다른 유형의 결합조직으로 많은 근-건 단위를 고정한다. 이러한 지지로 이들 근육은 더 많이, 더 강하게, 그리고 보다 효율적으로 작용할 수 있다. 발의 배측(발등 쪽) 부위에 있는 상방 및 하방 지지대는 신근의 모든 건을 고정한다. 발의 하부 외측에 있는 비골근 지지대는 장/단비골근의 건을 고정한다. 발목의 내측에 있는 굴근 지지대는 장지굴근, 장무지굴근 및 후경골근의 건을 고정한다. 이들 근육은 32페이지의 그림에 표기되어 있다.

마지막으로 주목할 만한 결합조직은 족저근막(plantar fascia)이다. 족저근막은 넓고 두터운 결합조직으로 발바닥의 족궁을 지지한다. 이 근막은 종골의 결절(tuberosity)과 중족골의 골두 사이 부위에 걸쳐 있다.

발목과 발가락을 움직이는 근육은 주로 하퇴부에 위치하며(그림 2-1), 이들 근육의 건은 그 근육만큼이나 또는 그 근육보다 더 길다. 가장 뚜렷한 건은 아킬레스건인데, 이는 비복근, 족저근과 가자미근이 합쳐져 형성된다. 비복근과 가자미근은 주요 족저굴근으로, 족저근 및 후경골근과 아울러 2개의 발가락 굴근인 장지굴근 및 장무지굴근의 도움을 받는다. 종아리의 외측에는 또 다른 3개의 근육(장/단/제3비골근)이 있는데, 이들 근육은 발의 외번에 사용된다. 또한 장/단비골근은 발목의 족저굴곡도 일으킨다.

3개의 전방 종아리 근육(전경골근, 장무지신근과 장지신근)은 발목의 족배굴곡을 일

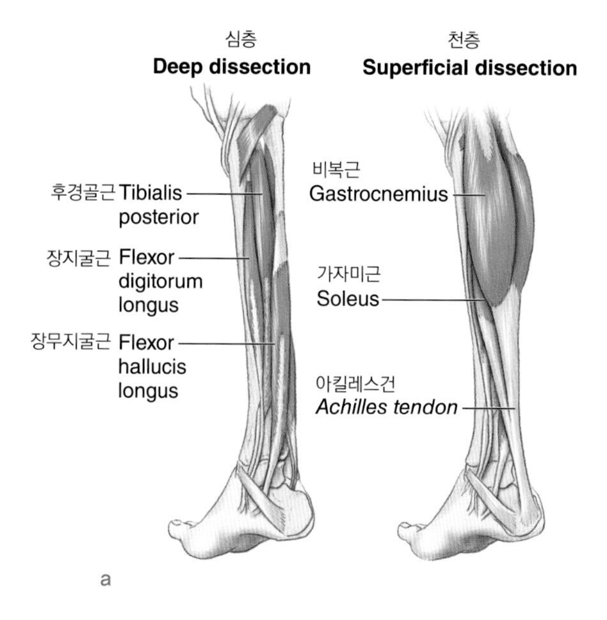

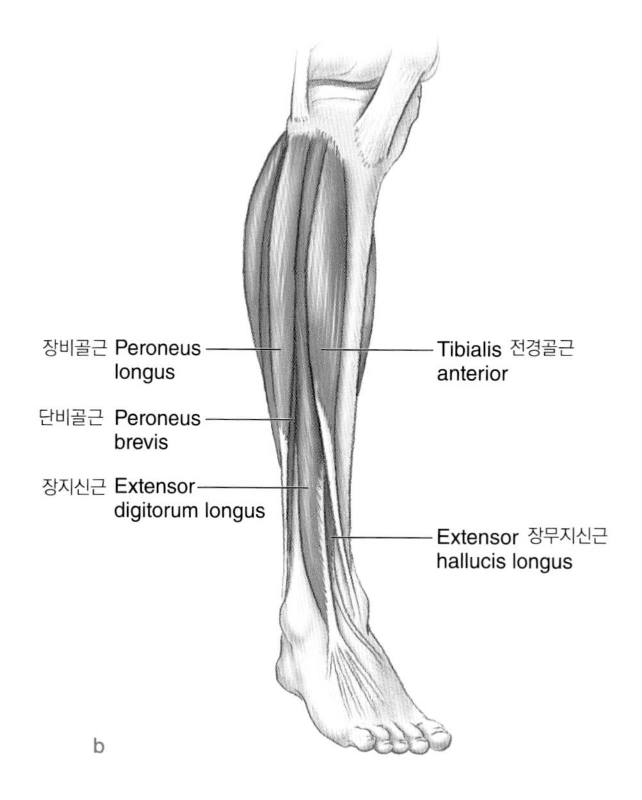

그림 2–1. 종아리와 발의 근육: (a) 후방과 (b) 전방.

으키고 아울러 발과 발가락을 움직인다. 단지신근, 배측골간근과 단무지신근은 발의 배측(발등 쪽)에 위치하고 발가락을 신전시킨다. 발의 저측(발바닥 쪽)에 있는 근육인 단지굴근, 족저방형근, 단무지굴근, 소지굴근, 무지외전근, 소지외전근, 저측골간근과 충양근은 발가락을 굴곡시키고 벌리는 데 사용된다.

발목과 발가락의 가동범위는 주동근의 근력, 길항근의 유연성, 인대의 긴장 및 뼈의 접촉 또는 충돌에 의해 제한된다. 가장 현저한 제한요인의 하나는 족저근막이다. 족저근막의 긴장은 발가락 신전을 제한하며, 족저근막에 염증이 있을 경우에는 족저굴곡도 제한될 것이다. 또한 족저굴곡과 족배굴곡의 가동범위는 골극(bone spur)의 형성에 의해서도 제한될 수 있다. 과도한 스트레스는 골세포를 활성화하여 거골의 전방 및 후방 순(lip)에서 그리고 경골 경부의 상부 배측에서 골극을 형성시킬 수 있다. 이러한 뼈 돌기는 보다 급속한 뼈 접촉을 유발해 움직임을 멈추게 한다. 흥미롭게도 뼈 충돌을 제외한 가동범위 제한요인들은 대부분 스트레칭 운동을 통해 변화시킬 수 있다.

사람들은 줄을 서고 곳곳으로 걷는 것과 같은 보통의 일상 활동 중에 발과 하퇴부의 근육을 집중적으로 사용한다. 하퇴부의 근육조직은 대퇴부의 경우보다 상당히 더 작지만, 전신을 지지하고 위와 같은 활동 중에 가장 무거운 부하를 받는다. 또한 발은 자신이 접촉하고 있는 온갖 표면에 대해 끊임없이 힘을 가하므로, 많은 사람이 하루가 끝나갈 즈음에 하퇴부와 발의 근육에서 결국 경미한 통증, 경련 및 약화를 경험하는 것은 당연하다. 보다 작은 이들 근육군을 스트레칭 하고 강화하면 일상 활동으로 인한 피로 및 통증을 상당히 완화할 수 있다. 하퇴부와 발의 근육을 스트레칭 하면 통증의 감소에 도움이 되는 외에 전반적인 유연성, 근력, 근지구력, 균형 및 스태미나도 향상시킬 수 있다. 이들 근육군에서 근력과 유연성이 향상되면 직장에서나 레크리에이션 활동 중에 더 오래 그리고 더 열심히 활동하는 능력이 증가해 보다 생산적일 수 있다.

발의 족궁과 종아리 근육에서 통증, 경련, 동요 및 약화는 흔한 호소증상이다. 이와 같은 문제들은 흔히 이들 근육에 계속 가해지는 무거운 부하로 인해 발생한다. 또한 이들 근육을 만성적으로 사용하면 근육의 긴장이 증가할 수 있다. 긴장은 건염

(tendinitis)과 정강이통(shin splint) 같은 질환을 초래할 수 있다. 비복근과 가자미근의 과사용 및 긴장과 연관이 있는 아킬레스건의 건염은 사실 꽤 흔하다. 의학용어로 내측 경골 스트레스 증후군(medial tibial stress syndrome)이라고 불리는 정강이통은 경골을 감싸는 결합조직에 염증이 생겨 경골의 내측을 따라 발생하는 통증이다. 이 두 질환의 어느 것도 초기에 치료하지 않으면 몹시 고통스러울 수 있다. 위와 같은 근육군들에 대해 다양한 스트레칭 및 강화 운동을 하면 대부분의 경우에 이들 질환이 개선되고 향후 재발의 방지에 도움이 될 것이다.

또 하나 흔한 질환은 지연성 근육통(delayed-onset muscle soreness, DOMS)이다. 이 질환은 대개 사람들이 흔치 않거나 익숙하지 않은 활동을 한 후 일으키며, 신체의 기타 어느 근육군보다도 종아리 근육에서 더 자주 발생하는 경향이 있다. 가벼운 스트레칭 운동을 하면 이 질환의 개선에 도움이 되고 그에 동반하는 통증이 어느 정도 완화된다.

초급 앉아 발가락 신근 스트레칭
Beginner Seated Toe Extensor Stretch

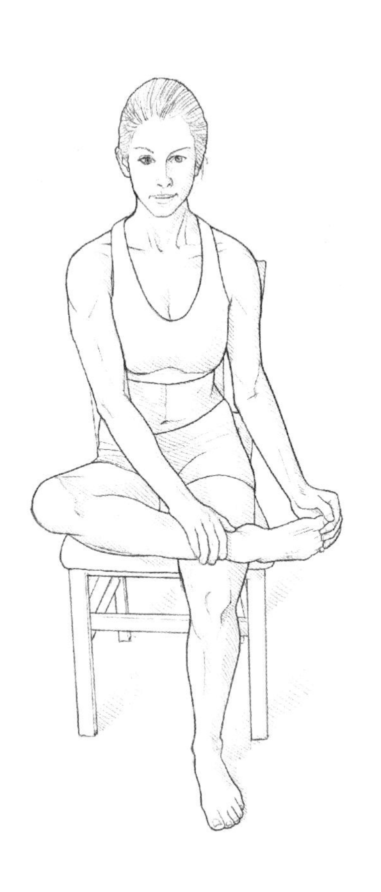

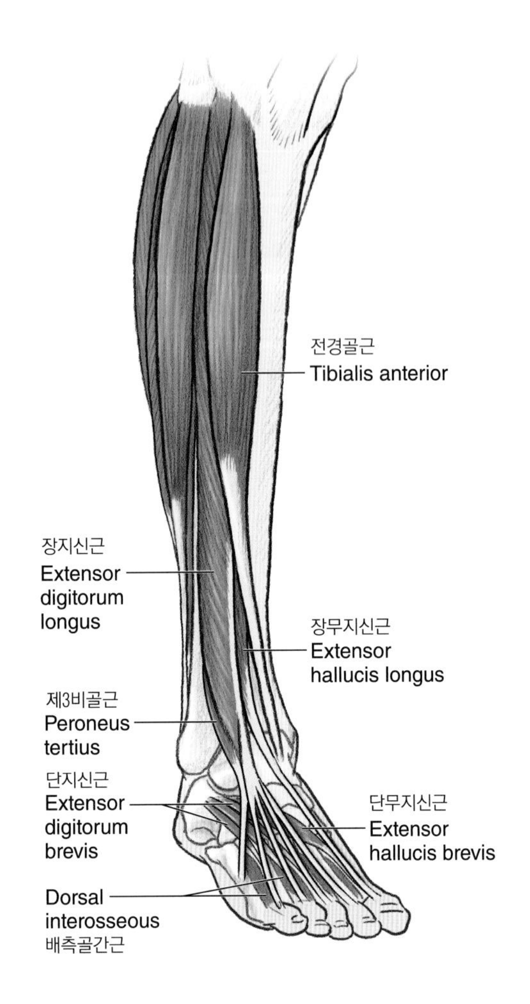

운동

1. 의자에 앉아 왼발을 바닥에 놓은 채 오른쪽 발목을 올려 왼쪽 무릎 위에 얹는다.
2. 오른쪽 발목을 오른손으로 받친 채 왼손의 손가락을 오른쪽 발가락 위에 얹는다.
3. 발가락 끝을 발바닥 쪽으로, 경골의 반대쪽으로 당긴다.

스트레칭 근육

스트레칭이 많은 근육: (우측) 장지신근, 단지신근, 장무지신근, 단무지신근, 전경골근, 제3비골근
스트레칭이 적은 근육: (우측) 배측골간근

스트레칭 지침

이 운동은 발등에 위치한 발가락 신근의 경미한 통증 및 긴장을 완화하는 데 좋은 스트레칭이다. 일반적으로 말해 이들 근육은 발바닥에 위치한 발가락 굴근만큼 강하지 않은데, 달리기와 걷기 같은 일상 활동에서 지면에 힘을 가하지 않기 때문이다. 오히려 이들 근육은 걷거나 달리면서 지면을 지나갈 때(발가락 신전과 족배굴곡) 끊임없이 길항근으로 사용된다. 따라서 이들 근육은 발가락 굴근보다 덜 아프거나 뻣뻣한 경향이 있다.

이 스트레칭은 수행하기가 가장 쉬운 것 중 하나이다. TV를 보며 앉아 있으면서 혹은 이와 비슷하게 앉아서 하는 활동 중에 실시할 수 있기 때문이다. 하루 일을 마치고 휴식을 취할 때 이들 근육을 규칙적으로 스트레칭하면 큰 도움이 될 것이다. 또한 아침에 스트레칭 하는 루틴도 하루를 시작하는 유익한 방법이다. 이 스트레칭 운동 시리즈는 낮에 언제든지 할 수 있다.

발목을 단단히 붙잡아 발목과 발을 안정된 상태로 유지한다. 이 스트레칭을 하면 발등(배측)에서 신장을 느낄 것이다. 발가락 끝을 붙잡고 당길 때 지나친 통증을 일으킬 경우에는 발볼에 압력을 가한다.

상급 서서 발가락 신근 스트레칭
Advanced Standing Toe Extensor Stretch

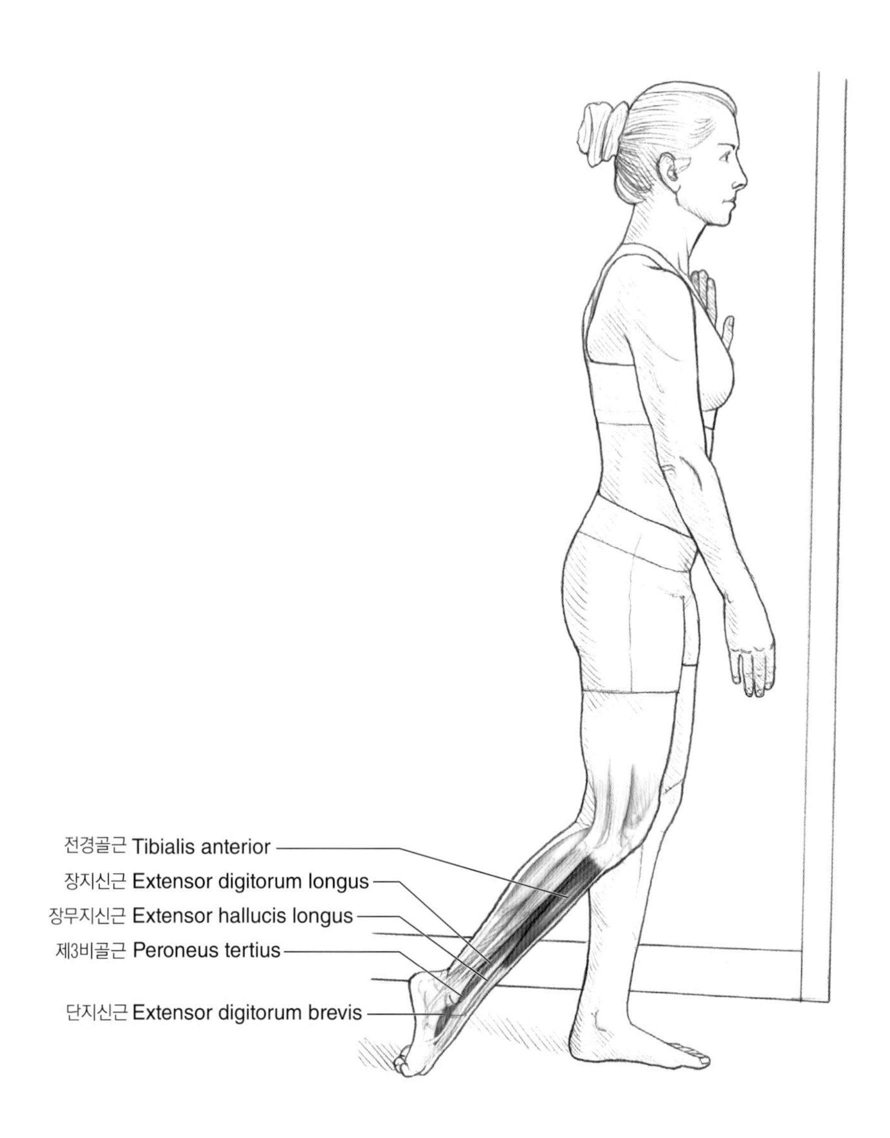

운동

1. 똑바로 서서 균형을 잡기 위해 벽이나 물체로 몸을 받친다.
2. 오른발을 몸에서 반대쪽으로 뒤로 향하게 하고, 발가락의 배측(등 쪽)을 아래로 바닥에 댄다. 발등을 베개나 타월에 얹으면 이 스트레칭이 보다 편안해진다.

3. 발가락의 배측을 바닥으로 누른 상태를 유지하면서, 체중을 오른쪽 다리로 기울이고 발뒤꿈치의 바닥을 지면 쪽으로 내리 누른다.
4. 반대쪽 다리에 대해 이 스트레칭을 반복한다.

스트레칭 근육

스트레칭이 많은 근육: (우측) 장지신근, 단지신근, 장무지신근, 단무지신근, 전경골근, 제3비골근
스트레칭이 적은 근육: (우측) 배측골간근

스트레칭 지침

많은 피트니스 운동자가 경골의 앞쪽에서 정강이통(shin splint)을 경험한다. 이 질환은 운동 중에 심한 통증을 일으키는데, 경골의 전방 구획 주위에 있는 전경골근 및 결합조직의 염증과 연관이 있다. 이 질환은 흔히 전경골근의 과사용이나 긴장에 의해 유발되며, 또한 착용하는 신발의 종류 및 운동하는 표면과도 연관이 있을 수 있다. 이러한 정강이통을 겪는 사람들에게 이 스트레칭은 확실히 유익할 것이다. 아울러 착용하는 신발과 달리고 걷는 표면도 평가해야 한다.

이 스트레칭을 카펫 또는 기타 부드러운 표면에서 수행하면 보다 편안하며, 아니면 발등과 바닥 사이에 베개 또는 타월을 괴어도 된다. 바닥으로 누르는 발을 끌지 않도록 한다. 발뒤꿈치를 내측으로나 외측으로 이동시키면 발의 배내측이나 배외측 부위에 더 큰 스트레칭이 가해질 것이다. 또한 이러한 스트레칭들 각각을 당기는 각도를 달리해 탐구해보도록 권장한다. 이렇게 하면 이들 근육에서 통증이나 긴장이 있는 지점의 위치를 파악할 수 있다. 이 스트레칭은 이전 것보다 더 효과적인데, 이 스트레칭에서는 스트레칭 중에 전신의 체중이 이들 근육에 더 많은 스트레스를 가한다.

초급 앉아 발가락 굴근 스트레칭
Beginner Seated Toe Flexor Stretch

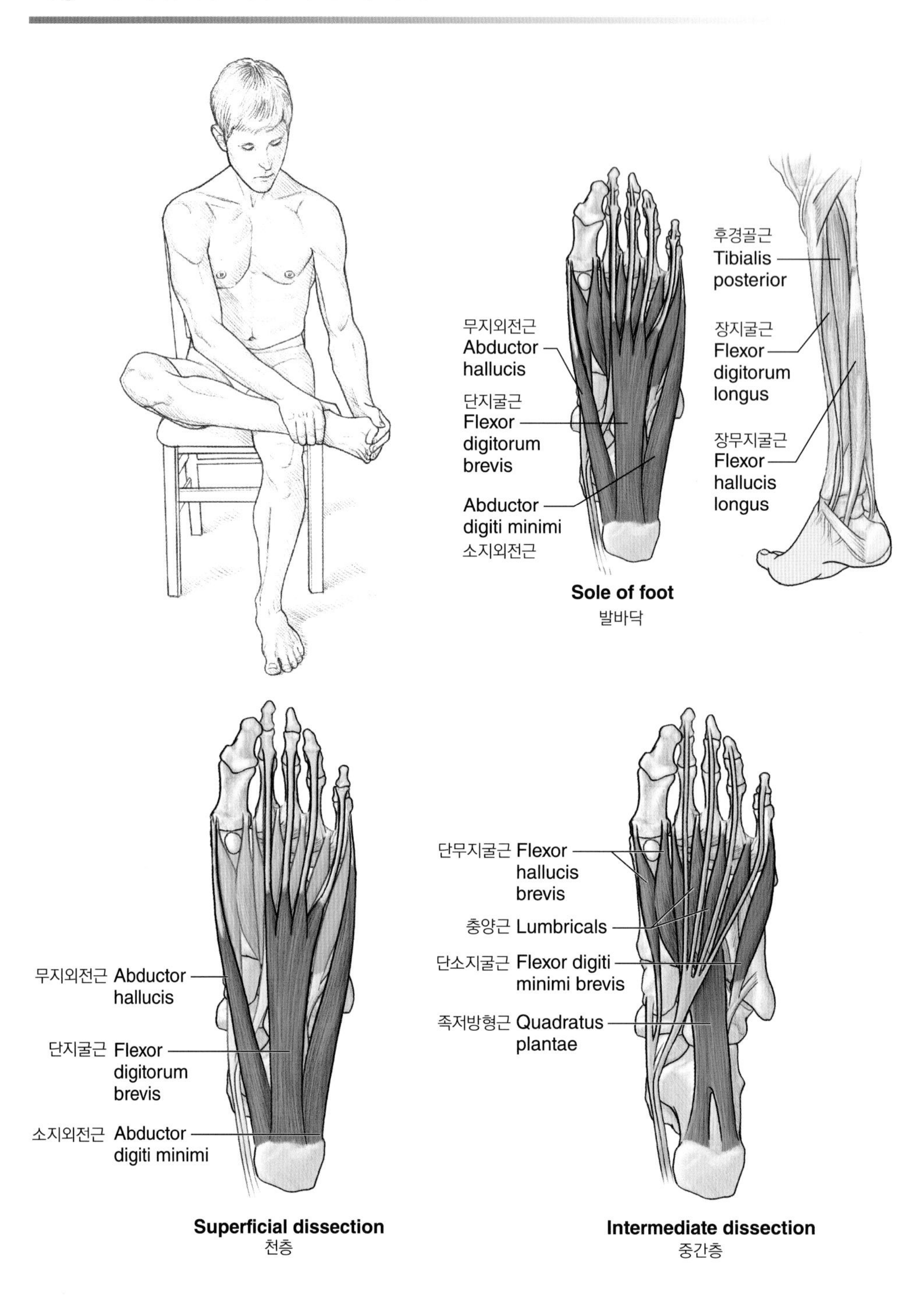

Sole of foot
발바닥

Superficial dissection
천층

Intermediate dissection
중간층

운동

1. 의자에 앉아 왼발을 바닥에 놓은 채 오른쪽 발목을 올려 왼쪽 무릎 위에 얹는다.
2. 오른쪽 발목을 오른손으로 받친 채 왼손의 손가락을 오른쪽 발가락의 바닥을 따라 대고 손가락이 발가락과 동일한 방향을 향하게 한다.
3. 왼손의 손가락을 사용하여 오른쪽 발가락을 오른쪽 무릎 쪽으로 민다.
4. 반대쪽 다리에 대해 이 스트레칭을 반복한다.

스트레칭 근육

스트레칭이 많은 근육: (우측) 단지굴근, 족저방형근, 단소지굴근, 단무지굴근, 충양근, 저측골간근, 무지외전근, 소지외전근

스트레칭이 적은 근육: (우측) 장지굴근, 장무지굴근, 후경골근, 장/단비골근, 족저근, 가자미근, 비복근

스트레칭 지침

족궁에 위치한 발 근육은 일상 활동 중에 끊임없는 스트레스를 받는다. 이러한 스트레스는 서기, 걷기, 점프와 달리기 같은 활동 중에 체중을 지지하는 데서 온다. 또한 발가락 근육은 몸을 움직일 때에는 언제나 지면에 힘을 가한다. 따라서 이들 근육은 하루 중 대부분의 시간에 끊임없이 사용되며, 특히 활동적인 사람인 경우에 그렇다. 오랜 시간 걷고 서 있은 후 발 근육은 흔히 신체의 기타 어느 근육군보다도 더 피로하고 아프며 긴장되어 있다. 하루의 일을 오래 한 후에는 이들 근육에서 경련을 겪을 수도 있다. 하루의 일을 힘들게 한 후 이들 발가락 굴근을 스트레칭 하면 통증의 감소에 도움이 되고 기분이 더 좋아질 것이다. 발바닥의 근육은 매우 민감해 스트레칭 운동에 아주 잘 반응한다. 하루 중 대부분의 시간에 발을 대고 있은 후 가벼운 스트레칭 운동과 함께 가벼운 마사지를 하면 상쾌하게 이완된 느낌이 든다.

발과 발목을 단단히 붙잡아 안정화하도록 한다. 왼쪽 손바닥으로 발가락의 끝부분을 세게 밀면 스트레칭이 훨씬 더 크게 일어날 것이다. 그러면 발바닥 쪽(족저 측)에서 신장을 느낄 것이다.

상급 서서 발가락 굴근 스트레칭
Advanced Standing Toe Flexor Stretch

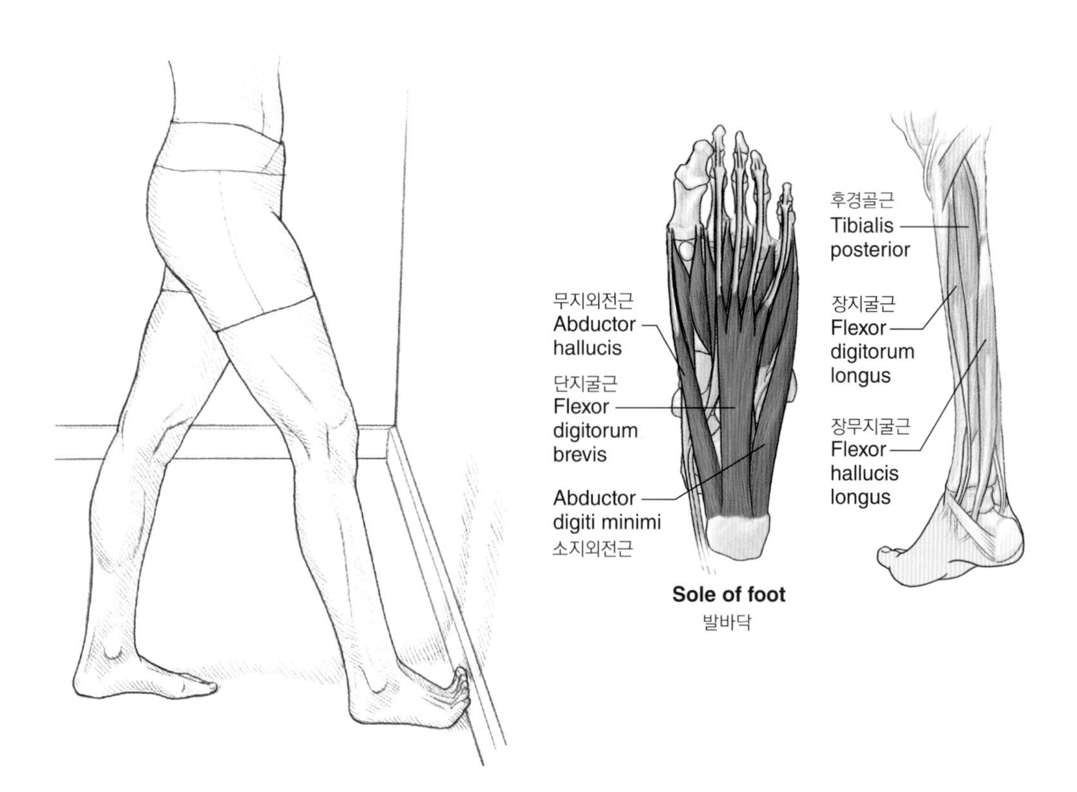

운동

1. 벽에서 30~60cm 거리를 두고 벽을 향한 채 똑바로 선다.
2. 오른발의 발뒤꿈치를 바닥에 댄 상태를 유지하면서, 오른쪽 발가락의 바닥을 벽으로 민다. 발볼은 바닥에서 2cm 이상 위로 있어야 한다.
3. 몸을 앞으로 기울여 오른발의 발볼이 천천히 아래로 밀리게 하되, 발가락을 벽으로 민 상태를 유지한다.
4. 반대쪽 다리에 대해 이 스트레칭을 반복한다.

스트레칭 근육

스트레칭이 많은 근육: (우측) 단지굴근, 족저방형근, 단소지굴근, 단무지굴근, 충양근, 저측골간근, 무지외전근, 소지외전근

스트레칭이 적은 근육: (우측) 장지굴근, 장무지굴근, 후경골근

스트레칭 지침

자동차를 장시간 멈추지 않고 운전해본 적이 있는가? 발이 가속페달을 밟았다 놓았다 하면서 혹은 오랜 시간 동일한 곳에 위치하면서 발이 피로해지는 것을 느낀 적이 있는가? 우리는 대부분 이를 경험한다. 발의 근육은 이러한 장시간 운전에 익숙하지 않아, 그저 피로해지는 것이다. 이 스트레칭 또는 이전 스트레칭들의 어느 것이나 장거리 운전 중에 유익할 것이다.

발볼이 바닥과 평행하도록 한다. 이렇게 하면 발가락이 모두 동등하게 스트레칭 된다. 또한 발볼이 천천히 아래로 밀리게 하여 과다 스트레칭을 방지한다. 오른쪽 무릎을 약간 구부려 무릎을 앞으로 벽 쪽으로 이동시키면 스트레칭에 종아리 근육이 포함될 것이다.

초급 족저 굴근 스트레칭
Beginner Plantar Flexor Stretch

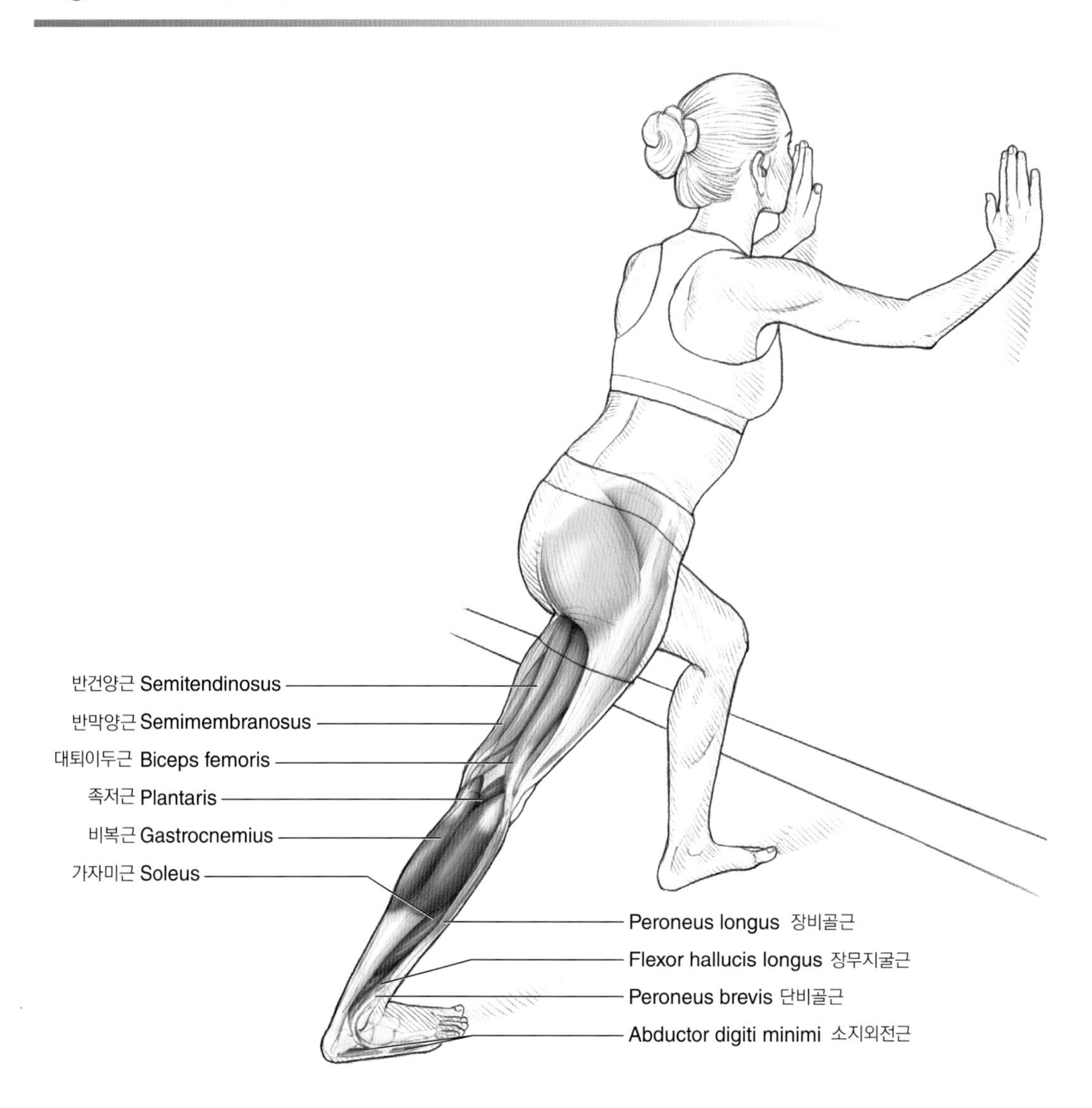

운동

1. 벽을 향해 서서 양손을 벽에 대고 몸을 받친다.
2. 왼발을 벽에서 30~60cm 떨어지게 그리고 오른발을 벽에서 60~120cm 떨어지게 둔다.
3. 오른쪽 발뒤꿈치를 바닥에 댄 상태를 유지하면서, 가슴을 벽 쪽으로 기울인다. 왼쪽 무릎을 약간 구부려 가슴이 벽 쪽으로 이동하는 것을 촉진시켜도 된다.
4. 반대쪽 다리에 대해 이 스트레칭을 반복한다.

스트레칭 근육

스트레칭이 많은 근육: (우측) 비복근, 가자미근, 족저근, 슬와근, 장지굴근, 장무지굴근, 후경골근
스트레칭이 적은 근육: (우측) 장/단비골근, 단지굴근, 족저방형근, 단소지굴근, 단무지굴근, 소지외전근, 무지외전근, 햄스트링(반건양근, 반막양근, 대퇴이두근)

스트레칭 지침

새로운 운동 프로그램을 시작하거나 흔치 않은 또는 익숙하지 않은 활동을 할 때에는 언제나 다음날부터 근육통을 경험할 수 있다. 이는 흔히 지연성 근육통(delayed-onset muscle soreness, DOMS)으로 알려져 있다. 이러한 통증은 종종 운동 24~72시간 후에 느껴진다. 걷거나 오르막 또는 내리막을 달리면 보통 이러한 통증이 발생한다. 이 근육통은 대개 신체의 기타 어느 근육군보다도 종아리 근육에서 더 많이 나타난다. 이들 근육을 며칠 동안 반복해서 스트레칭 하면 지연성 근육통의 통증 완화에 도움이 될 것이다.

가슴이 벽에 더 가까워지면서 오른쪽 무릎을 약간 구부리면 경골이 재정렬되고 근육 부착 지점들 사이의 거리가 증가할 것이다. 이에 따라 후경골근, 장무지굴근과 장지굴근의 스트레칭이 증가하는 반면 동시에 햄스트링의 스트레칭이 감소할 것이다.

상급 족저 굴근 스트레칭
Advanced Plantar Flexor Stretch

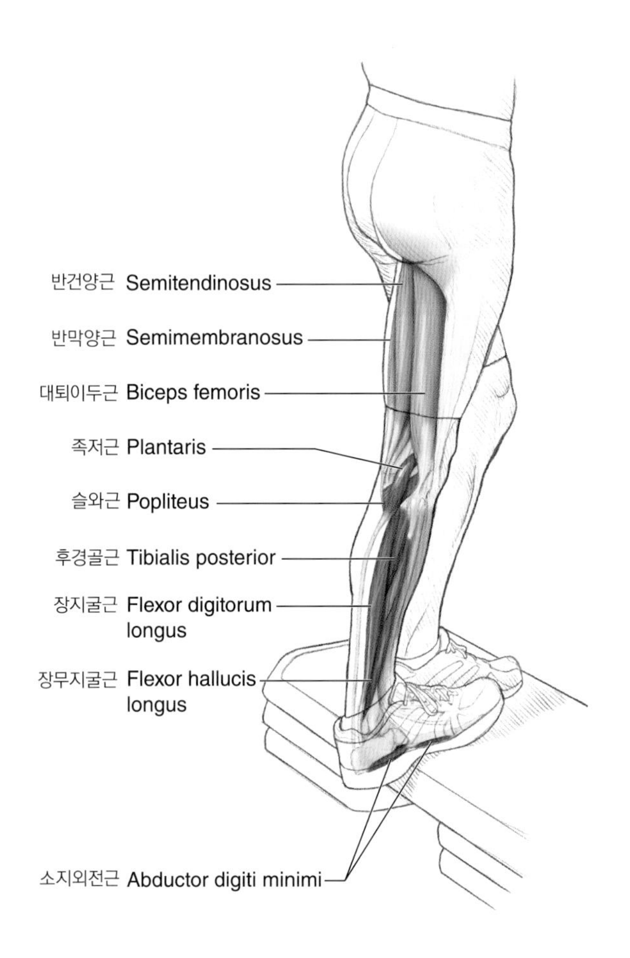

운동

1. 계단 또는 빔의 가장자리에 똑바로 서되, 오른발의 중간 부분을 모서리에 걸친다. 적어도 한 손으로 지지대를 붙잡는다.
2. 오른쪽 무릎을 펴고 왼쪽 무릎을 약간 구부린 상태를 유지한다.
3. 오른쪽 발뒤꿈치를 가능한 한 멀리 내린다.
4. 반대쪽 다리에 대해 이 스트레칭을 반복한다.

스트레칭 근육

스트레칭이 많은 근육: (우측) 비복근, 가자미근, 족저근, 슬와근, 장지굴근, 단지굴근, 장무지굴근, 단무지굴근, 후경골근, 족저방형근, 단소지굴근, 소지외전근, 무지외전근

스트레칭이 적은 근육: (우측) 햄스트링(반건양근, 반막양근, 대퇴이두근)

스트레칭 지침

취미로든 선수로든 달리기를 하는 많은 사람들이 건의 만성 염증인 건염(tendinitis)이란 질환을 앓는다. 건염은 염증이 생긴 건과 관련된 근육의 만성적 과사용 및 긴장에 의해 유발된다. 하퇴부에서 이 질환에 가장 취약한 부위는 아킬레스건이다. 비복근과 가자미근이 이 건에 부착되어 있다. 치료하지 않으면 아킬레스 건염은 몹시 고통스러워지고 거의 모든 스포츠 활동에 대한 참여를 제한할 것이다. 연구에 따르면 대부분의 사람들이 그야말로 이들 근육의 스트레칭에 충분한 시간과 노력을 투자하지 않는다고 한다. 이 건염을 없애려면 흔히 오랜 시간(아마도 수개월)이 걸린다. 그래서 이들 근육에 좋은 스트레칭 프로그램을 전반적인 훈련 프로그램에 포함시켜야 한다.

이 스트레칭은 종아리 근육 전반에 가장 좋다. 신발을 착용한 채 이 스트레칭을 하면 보다 편안하다. 항상 몸을 지지하도록 한다. 몸을 지지하지 않으면 근육의 스트레칭이 아니라 수축을 유발할 수 있다. 발뒤꿈치가 최저점에 이른 후 무릎들을 약간 구부려 더 스트레칭을 가한다. 이는 후경골근, 장무지굴근과 장지굴근을 스트레칭 하는 반면 햄스트링의 스트레칭을 감소시킬 것이다. 계단 또는 빔의 모서리에 발볼을 걸치면 이들 근육의 기시부(꼭대기 부분)에서 스트레칭이 증가할 것이다. 계단 또는 빔의 모서리에 발의 중간 부분을 걸치면 이들 근육의 하부에서 스트레칭이 증가한다. 계단의 모서리가 더 날카로울수록 계단과 발 사이에 더 나은 그립(grip)을 이룰 수 있고 이들 근육에 더 많은 스트레칭을 일으킬 수 있다.

초급 앉아 발가락 신근과 발 외번근 스트레칭
Beginner Seated Toe Extensor and Foot Evertor Stretch

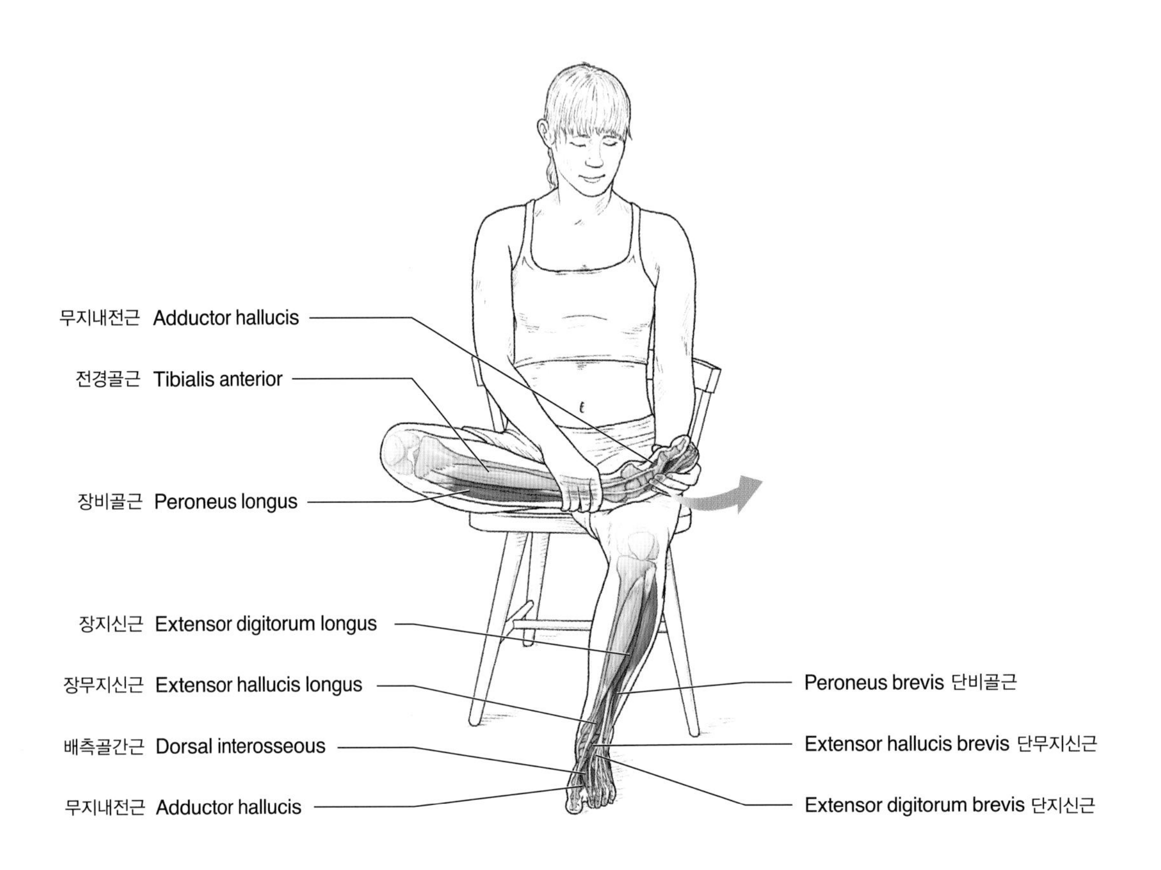

운동

1. 의자에 앉아 왼발을 바닥에 놓은 채 오른쪽 발목을 올려 왼쪽 무릎 위에 얹는다.
2. 오른쪽 발목을 오른손으로 받친 채, 왼손의 엄지손가락을 오른쪽 엄지발가락의 발볼을 따라 대고 왼손의 손가락을 오른발의 발등을 가로질러 둔다.

3. 발가락 끝을 발바닥 쪽으로, 경골의 반대쪽으로 당긴다.
4. 동시에, 발목을 받친 상태를 유지하면서 발을 위쪽으로 꾸준히 당기고 약간 비틀며 회전시킨다.
5. 반대쪽 다리에 대해 이 스트레칭을 반복한다.

스트레칭 근육

스트레칭이 많은 근육: (우측) 소지외전근, 장/단/제3비골근, 장지신근, 단지신근, 장무지신근, 단무지신근, 무지내전근

스트레칭이 적은 근육: (우측) 배측골간근, 전경골근

스트레칭 지침

이 운동은 발등에 위치한 발가락 신근과 아울러 발 및 종아리의 외측에 위치한 발 외번근의 통증과 긴장을 완화하는 데 좋은 초급 스트레칭이다. 이 스트레칭에서는 발가락 신근과 발 외번근에서 동등한 정도의 스트레칭을 느낄 것이다. 이 운동 중에는 소지외전근, 3개의 비골근과 단무지신근이 집중적인 스트레칭을 받게 된다. 아울러 이 운동은 발의 배측과 외측에 위치한 주요 인대를 스트레칭 할 것이다.

이 스트레칭과 기타 발 및 발목 스트레칭들은 하루 내내 다양한 시간 및 장소에서 수행하기가 쉽다. 사무실에서 일하면서, 근무 중 휴식 시간을 가지면서, 집에서 휴식을 취하면서, 그리고 앉아 있는 곳이라면 어디에서나 수행할 수 있다.

이 스트레칭을 수행할 때에는 스트레칭 내내 발과 발목을 단단히 붙잡아 안정화해야 한다. 발가락의 끝을 잡고 위쪽으로 당기고 약간 회전시키면(발가락을 신전시킨 자세로 유지하면서) 보다 효과적인 스트레칭이 될 수 있다.

초급 앉아 발가락 굴근과 발 외번근 스트레칭
Beginner Seated Toe Flexor and Foot Evertor Stretch

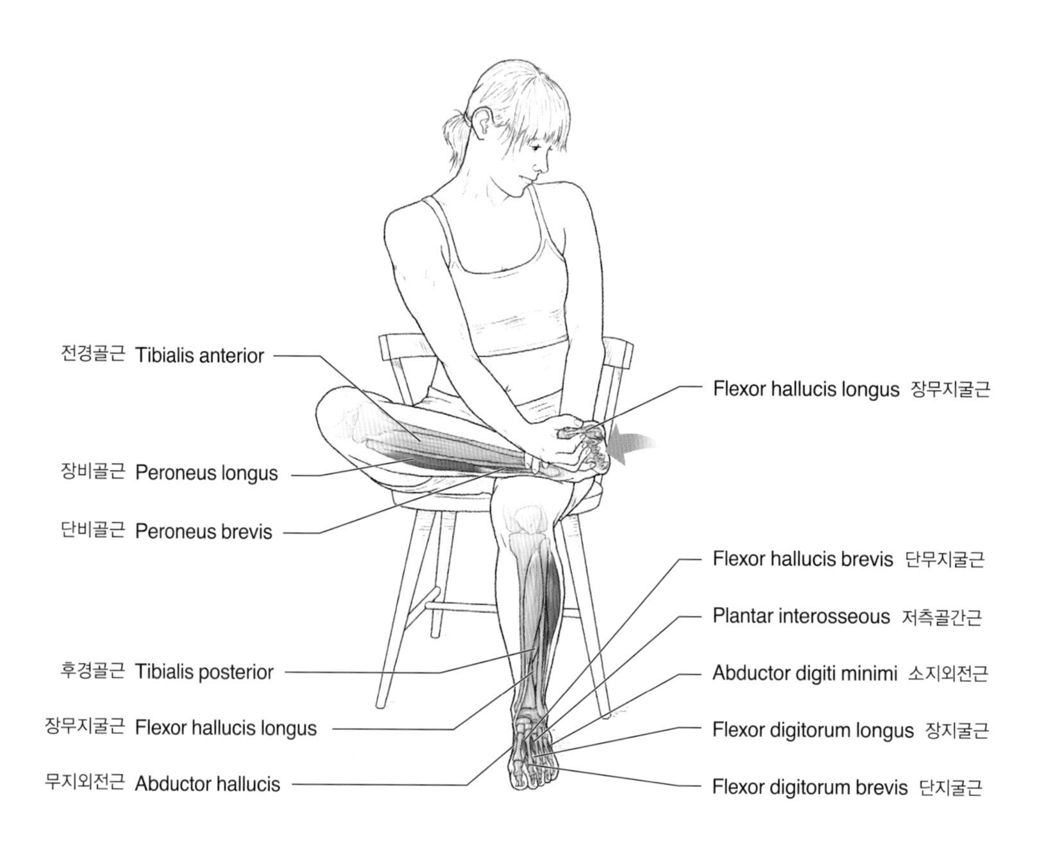

운동

1. 의자에 앉아 왼발을 바닥에 놓은 채 오른쪽 발목을 올려 왼쪽 무릎 위에 얹는다.
2. 오른쪽 발목을 왼손으로 받친 채, 오른손의 엄지손가락을 오른쪽 엄지발가락 아래에 대고 오른손의 손가락을 오른발 발가락의 아래를 가로질러 둔다.
3. 발가락 끝을 발바닥 반대쪽으로, 경골 쪽으로 당긴다.
4. 동시에, 발목을 받친 상태를 유지하면서 발을 위쪽으로 꾸준히 당기고 약간 비틀며 회전시킨다.
5. 반대쪽 다리에 대해 이 스트레칭을 반복한다.

스트레칭 근육

스트레칭이 많은 근육: (우측) 장/단비골근, 소지외전근, 단지굴근, 족저방형근, 단소지굴근, 단무지굴근, 충양근, 저측골간근

스트레칭이 적은 근육: (우측) 장지굴근, 장무지굴근, 후경골근, 족저근, 가자미근, 비복근

스트레칭 지침

발, 발목과 종아리의 근육은 하루 종일 끊임없이 사용된다. 신체에서 이들 부위와 관련된 근육은 각별한 관심과 주의를 필요로 한다. 이들 근육에 대해 스트레칭과 가벼운 마사지를 해주면 통증과 긴장이 크게 완화되고 매일 관리해주면 시원한 기분까지 든다. 이러한 발가락 굴근과 발 외번근을 스트레칭 하면 하루의 힘든 일과를 마친 후 통증을 경감시키고 기분이 나아지게 하는 데 도움이 될 것이다. 발바닥의 근육은 민감해 스트레칭 운동에 아주 잘 반응한다. 하루 중 대부분의 시간을 발을 대고 있은 후 가벼운 스트레칭 운동과 함께 가벼운 마사지를 하면 상쾌하게 이완된 느낌이 든다.

이 스트레칭을 수행할 때에는 스트레칭 내내 발과 발목을 단단히 붙잡아 안정화해야 한다. 오른쪽 손가락 및 엄지로 발가락의 끝을 잡고 위쪽으로 당기고 약간 회전시키면 스트레칭이 증가한다. 그러면 발의 바닥과 발, 발목 및 종아리의 외측에서 근육이 당겨지는 것을 느끼게 된다. 아울러 이 운동은 발의 저측(발바닥 쪽)과 외측에 위치한 주요 인대를 스트레칭 할 것이다.

상급 족저 굴근과 발 외번근 스트레칭
Advanced Plantar Flexor and Foot Evertor Stretch

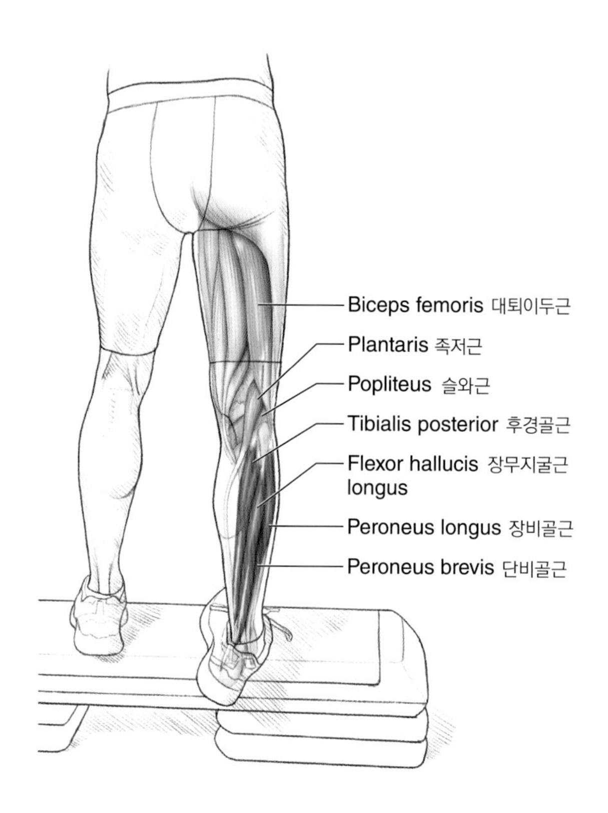

운동

1. 계단 또는 빔의 가장자리에 똑바로 서되, 오른발의 중간 부분을 모서리에 걸친다. 적어도 한 손으로 지지대를 붙잡는다.
2. 오른발의 외측으로 섬으로써 발을 내번된 자세로 둔다.
3. 오른쪽 무릎을 펴고 왼쪽 무릎을 약간 구부린 상태를 유지한다.
4. 발을 내번된 자세로 유지하면서, 오른쪽 발뒤꿈치를 가능한 한 멀리 내린다.
5. 반대쪽 다리에 대해 이 스트레칭을 반복한다.

스트레칭 근육

스트레칭이 많은 근육: (우측) 장/단/제3비골근, 소지외전근, 가자미근의 외측, 비복근의 외측, 장무지굴근, 후경골근

스트레칭이 적은 근육: (우측) 슬와근, 족저근, 비복근의 내측두, 대퇴이두근, 단지굴근, 족저방형근, 단소지굴근, 단무지굴근

스트레칭 지침

간혹 종아리 근육의 외측에서 통증 및 긴장을 경험하는 사람이 많다. 이는 잔디나 해변 모래처럼 평탄하지 않거나 불안정한 표면에서 또는 내리막에서 걷거나 달릴 때 언제든지 발생할 수 있다. 흔히 이러한 통증은 활동 후 다음날부터 느껴진다. 이를 지연성 근육통이라고 한다. 이와 같은 통증이 나타나면 특히 통증이 느껴지는 부위의 근육을 대상으로 하는 스트레칭 프로그램을 시작하도록 적극 권장한다. 족저 굴근과 발 외번근 스트레칭은 하퇴부의 외측에 유용하다.

신발을 착용한 채 이 스트레칭을 하면 보다 편안하다. 이 운동은 하퇴부의 외측과 발에 위치한 장/단비골근과 소지외전근에 아주 좋은 스트레칭이다. 발을 내번 자세로 둘 때에는 각별히 주의해야 하며, 이 스트레칭 운동을 천천히 진행하도록 한다. 오른쪽 발뒤꿈치가 바닥 또는 최저점에 이른 후 오른쪽 무릎을 약간 구부려 스트레칭을 증가시킨다. 이는 햄스트링에서 조금의 스트레칭도 제거하나, 종아리 근육을 더욱 스트레칭 한다.

초급 앉아 발가락 신근과 발 내번근 스트레칭
Beginner Seated Toe Extensor and Foot Invertor Stretch

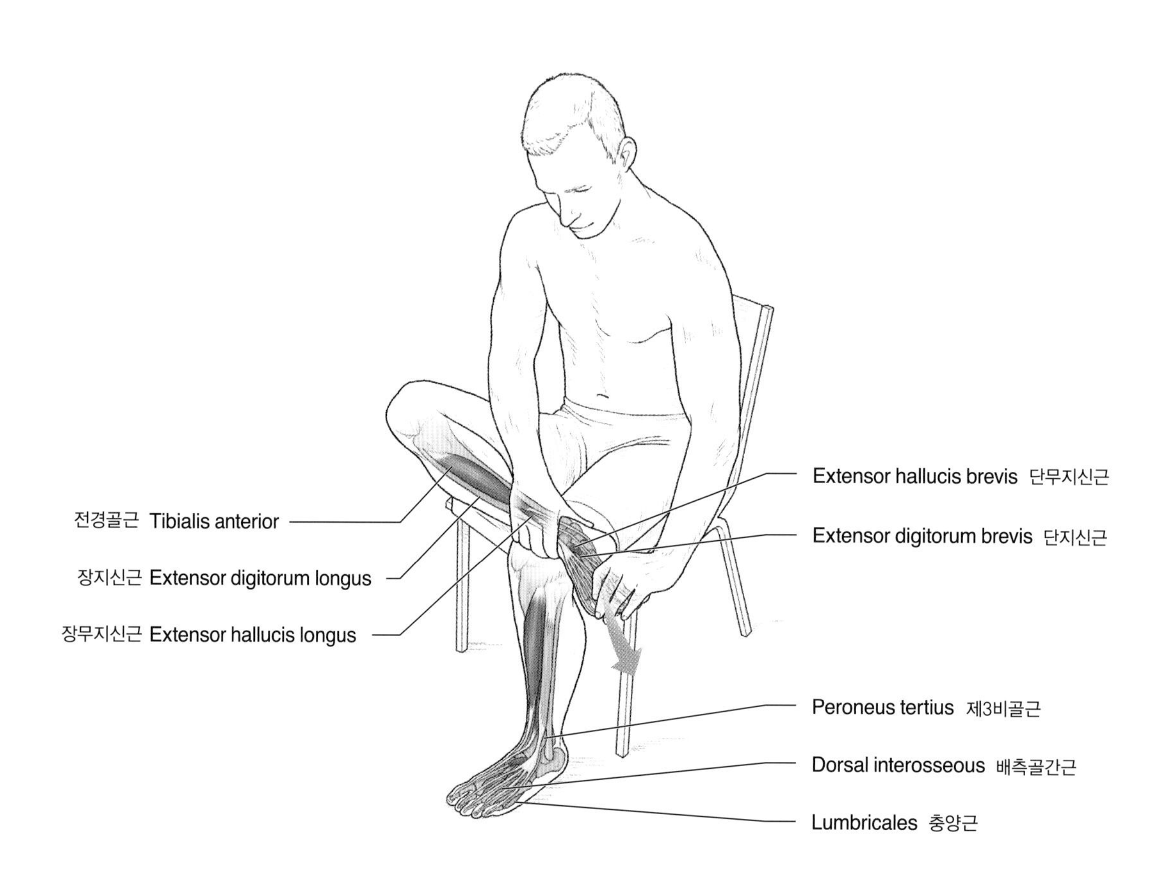

운동

1. 의자에 앉아 왼발을 바닥에 놓은 채 오른쪽 발목을 올려 왼쪽 무릎 위에 얹는다.
2. 오른쪽 발목을 오른손으로 받친 채, 왼손의 엄지손가락을 오른쪽 엄지발가락의 발볼을 따라 대고 왼손의 손가락을 오른발의 발등을 가로질러 둔다.
3. 발가락 끝을 발바닥 쪽으로, 경골의 반대쪽으로 당긴다.
4. 동시에, 발목을 받친 상태를 유지하면서 발을 아래쪽으로 꾸준히 밀고 약간 비틀며 회전시킨다.
5. 반대쪽 다리에 대해 이 스트레칭을 반복한다.

스트레칭 근육

스트레칭이 많은 근육: (우측) 무지외전근, 전경골근, 장지신근, 단지신근, 장무지신근, 단무지신근
스트레칭이 적은 근육: (우측) 배측골간근, 후경골근, 장무지굴근, 장지굴근

스트레칭 지침

이 운동은 초보자에게 좋은 스트레칭으로, 발의 등에 위치한 발가락 신근과 아울러 발과 종아리의 내측에 위치한 발 내번근의 경미한 통증 및 긴장을 완화하는 데 도움이 될 것이다. 이 스트레칭에서는 발의 배측에서 근육이 더 스트레칭 되고 발, 발목 및 종아리 부위의 내측에서 근육이 덜 당겨지는 것을 느끼게 된다. 이 운동 중에는 무지외전근, 단지신근과 단무지신근이 집중적인 스트레칭을 받게 된다. 아울러 이 운동은 발의 배측과 내측에 위치한 주요 인대를 스트레칭 할 것이다.

이 스트레칭을 수행할 때에는 스트레칭 내내 발과 발목을 단단히 붙잡아 안정화해야 한다. 발가락의 끝을 잡고 아래쪽으로 밀고 약간 회전시키면(발가락을 신전시킨 자세로 유지하면서) 이 스트레칭으로부터 원하는 결과를 얻을 수 있다.

초급 앉아 발가락 굴근과 발 내번근 스트레칭
Beginner Seated Toe Flexor and Foot Invertor Stretch

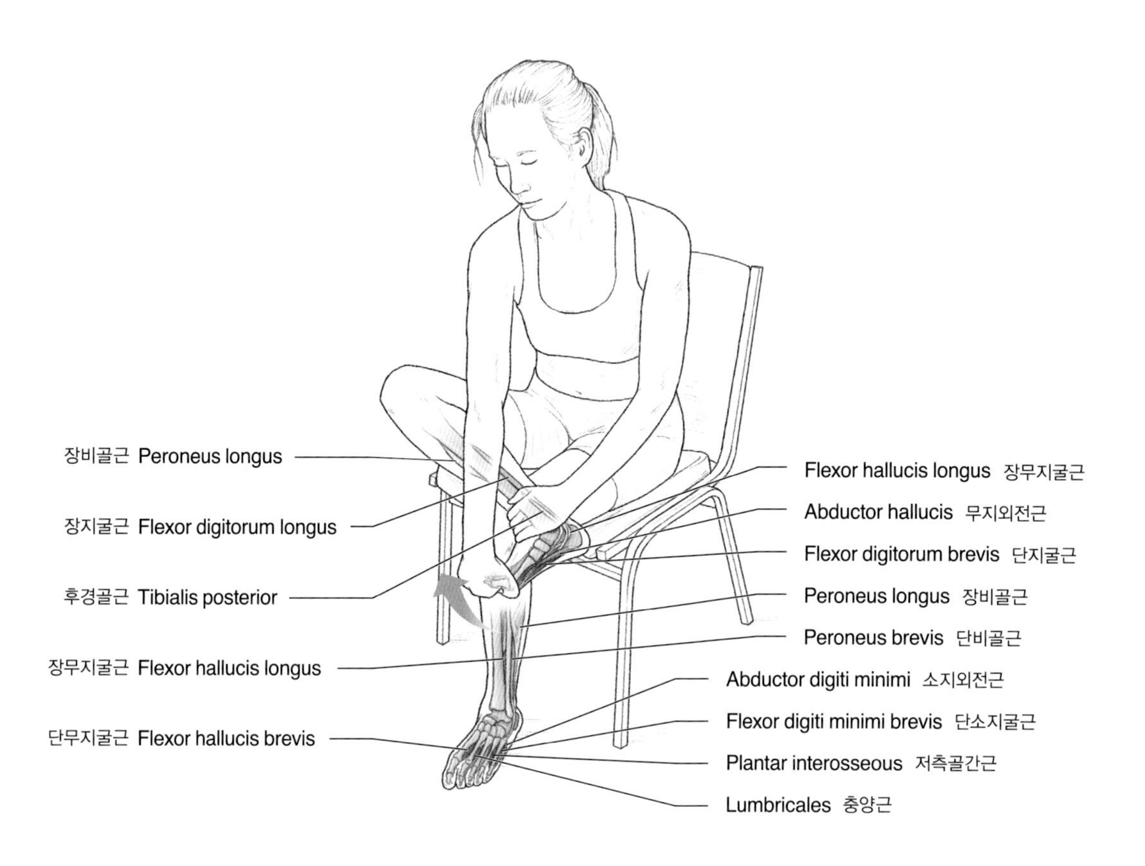

운동

1. 의자에 앉아 왼발을 바닥에 놓은 채 오른쪽 발목을 올려 왼쪽 무릎 위에 얹는다.
2. 오른쪽 발목을 왼손으로 받친 채, 오른손의 엄지손가락을 오른쪽 엄지발가락 아래에 대고 오른손의 손가락을 오른발 발가락의 아래를 가로질러 둔다.
3. 발가락 끝을 발바닥 반대쪽으로, 경골 쪽으로 당긴다.
4. 동시에, 발목을 받친 상태를 유지하면서 발을 아래쪽으로 꾸준히 밀고 약간 비틀며 회전시킨다.
5. 반대쪽 다리에 대해 이 스트레칭을 반복한다.

스트레칭 근육

스트레칭이 많은 근육: (우측) 단지굴근, 족저방형근, 단소지굴근, 단무지굴근, 충양근, 저측골간근, 무지외전근, 소지외전근

스트레칭이 적은 근육: (우측) 장지굴근, 장무지굴근, 후경골근, 장/단비골근, 족저근, 가자미근, 비복근

스트레칭 지침

발, 발목과 종아리의 근육은 이들 근육에 가해지는 끊임없는 스트레스로 인해 흔히 긴장되고 경직된다. 이는 다시 만성 근육 통증 또는 손상을 초래할 수 있는데, 걷거나 달리면서 신체의 한 쪽을 다른 쪽보다 선호하는 경향이 있기 때문이다. 이를 방지하는 최선의 방법 중 하나는 규칙적인 스트레칭 프로그램을 시작하는 것이다.

발, 발목과 하퇴부의 근육은 민감해 스트레칭 운동에 아주 잘 반응한다. 모든 발 및 하퇴부 스트레칭은 하루 중 앉아 있는 동안에 수행하기가 쉽다. 5~10분 지속되는 세션들로 이루어진 이들 스트레칭은 하루 내내 반복 수행할 수 있다. 하루 중 대부분의 시간을 발을 대고 있은 후 가벼운 스트레칭 운동과 함께 가벼운 마사지를 하면 상쾌하게 이완된 느낌이 든다.

이 스트레칭을 수행할 때에는 스트레칭 내내 발과 발목을 단단히 붙잡아 안정화해야 한다. 오른쪽 손가락 및 엄지로 발가락의 끝을 잡고 위쪽으로 당기고 약간 회전시키면 스트레칭이 증가한다. 그러면 발의 바닥과 발, 발목 및 종아리의 내측에서 스트레칭을 느끼게 된다. 아울러 이 운동은 발의 저측(발바닥 쪽)과 내측에 위치한 주요 인대를 스트레칭 할 것이다.

상급 족저 굴근과 발 내번근 스트레칭
Advanced Plantar Flexor and Foot Invertor Stretch

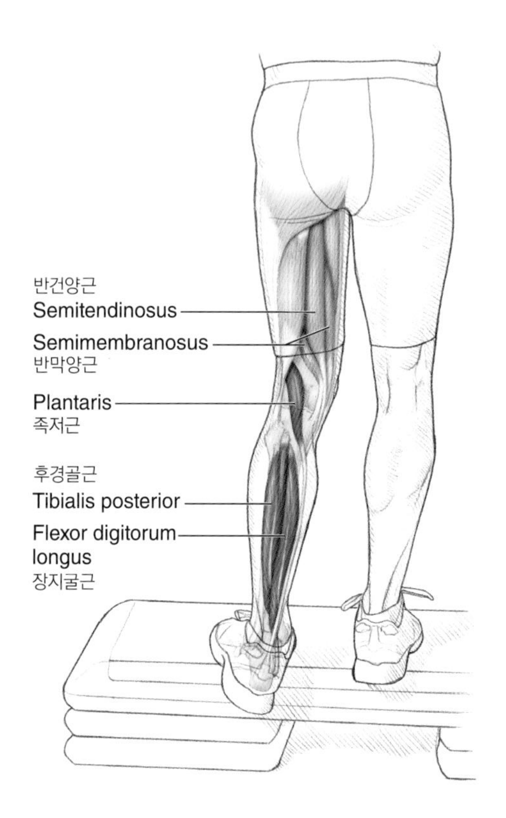

운동

1. 계단 또는 빔의 가장자리에 똑바로 서되, 왼발의 중간 부분을 모서리에 걸친다. 적어도 한 손으로 지지대를 붙잡는다.
2. 왼발의 내측으로 섬으로써 발을 외번된 자세로 둔다.
3. 왼쪽 무릎을 몸의 중간 부분 쪽으로(내측 방향으로) 약간 구부리고, 오른쪽 무릎을 약간 구부린다.
4. 발을 외번된 자세로 유지하면서, 왼쪽 발뒤꿈치를 가능한 한 멀리 내린다.
5. 반대쪽 다리에 대해 이 스트레칭을 반복한다.

스트레칭 근육

스트레칭이 많은 근육: (좌측) 장지굴근, 무지외전근, 가자미근의 내측, 후경골근, 족저근
스트레칭이 적은 근육: (좌측) 단지굴근, 족저방형근, 단무지굴근, 단소지굴근, 내측 비복근, 반건양근, 반막양근

스트레칭 지침

정강이통(shin splint)은 많은 지구력 운동자에게 골칫거리이다. 이 질환은 흔히 족저 굴근 및 내번근의 과사용 또는 긴장에 의해 유발된다. 정강이통으로 인해 끊임없이 통증을 겪는 상태에서는 스포츠 활동에 참여하기가 힘들다. 이 스트레칭은 특히 장지굴근과 내측면의 가자미근을 스트레칭 한다. 정강이통이 있는 사람들에게 이 스트레칭은 확실히 유익할 것이다. 또한 신발과 함께 달리고 걷는 표면도 평가해야 한다. 아울러 어느 재활 프로그램이든 철저한 스트레칭 프로그램을 포함시켜야 한다.

신발을 착용한 채 이 스트레칭을 하면 보다 편안하다. 이 운동은 하퇴부의 내측과 발에 위치한 장지굴근, 내측 가자미근 및 무지외전근에 아주 좋은 스트레칭이다. 발을 외번 자세로 둘 때에는 각별히 주의해야 하며, 이 스트레칭 운동을 천천히 진행하도록 한다. 왼쪽 발뒤꿈치가 바닥 또는 최저점에 이른 후 왼쪽 무릎을 약간 구부리면 스트레칭을 증가시킬 수 있다. 이는 햄스트링의 스트레칭을 감소시키나, 장지굴근, 내측 가자미근 및 무지외전근의 스트레칭을 증가시킨다.

3 무릎과 넓적다리

KNEES AND THIGHS

다리와 무릎의 골격 구조는 경골 및 비골(하퇴부), 대퇴골(대퇴부), 이 두 부위 사이의 슬개골로 구성되어 있다. 하퇴부와 대퇴부에 있는 이들 긴 뼈는 주요 지레 체계를 형성해 신체가 모든 이동 움직임에 이 부위의 근육들을 사용할 수 있도록 한다.

슬관절은 하퇴부와 대퇴부의 뼈들 사이에 있는 유일의 주요 관절이다. 이 관절은 경첩관절(hinge joint)로 분류되며, 오직 굴곡과 신전이란 2가지 주요 동작만 허용한다. 가동범위, 즉 이 관절을 움직이는 자유의 정도는 골격 구조 그리고 근육조직과 이 관절을 둘러싼 건 및 인대의 유연성에 달려 있다. 일반적으로 슬관절은 신체의 기타 일부 관절들에 비해 움직임이 꽤 제한되나, 슬관절과 고관절의 조합으로 우리는 많은 복잡한 움직임을 수행할 수 있고 그러한 조합은 다양한 스포츠 및 레저 활동을 향상시킬 수 있다. 이들 근육이 더 유연할수록 움직임의 자유가 더 많아질 수 있다.

무릎은 안정성을 증가시키는 여러 인대와 건으로 둘러싸여 있다(그림 3-1). 추가로 지지해주는 이들 구조물에도 불구하고 무릎은 여전히 손상에 매우 취약하다. 무릎 주위에서 가장 중요한 인대의 하나는 슬개인대(patellar ligament)이다. 이 인대는 슬개골에서 상부 전방 경골까지 걸쳐 있다. 대퇴부의 앞쪽에 위치한 대퇴사두근의 건들은 슬개인대와 합쳐지며, 슬개인대는 이들 근육을 경골에 부착한다. 내측측부인대는 무릎의 내측을 지지하며, 무릎의 외측은 외측측부인대의 지지를 받는다. 전방 및 후방 십자인대는 경골 위에서 대퇴골의 전방 및 후방 전위를 방지하는 데 도움을 준다. 이들 인대

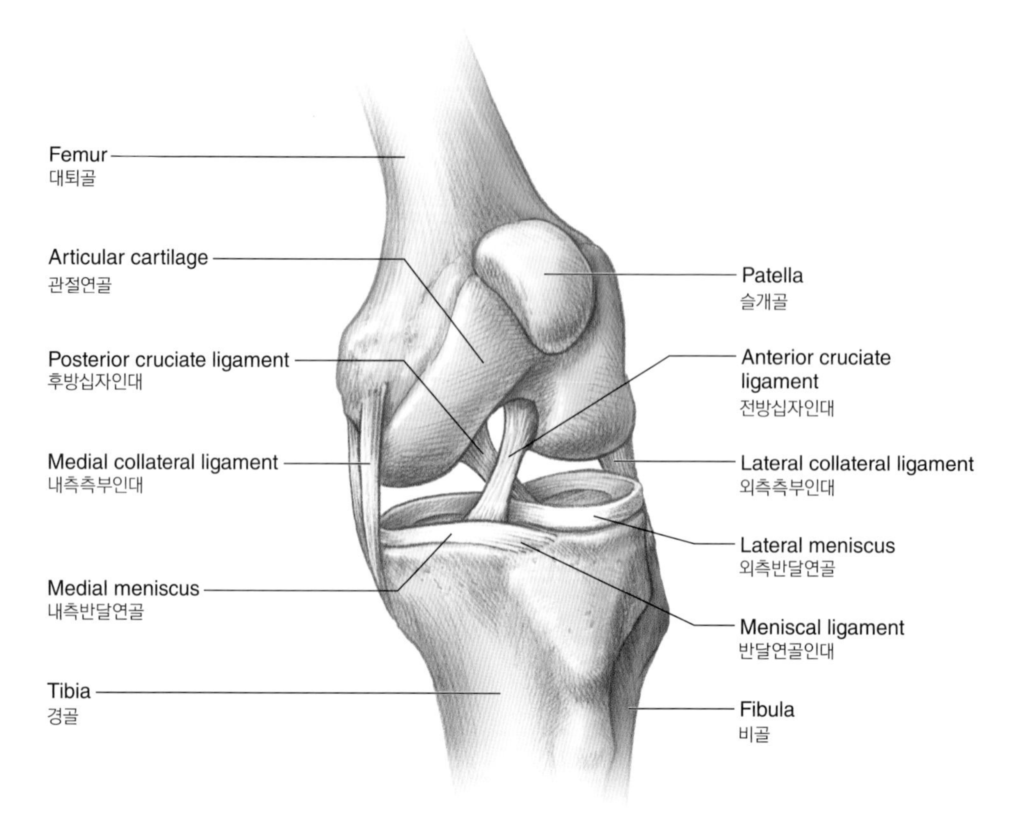

그림 3-1. 무릎의 인대와 조직

는 무릎의 안쪽에 위치하고 경골과 대퇴골을 결합시킨다. 경사 및 궁상 슬와인대(oblique and arcuate popliteal ligaments)는 무릎의 외측 후방 부위를 추가로 지지한다.

아울러 내측 및 외측 슬개지지대(patellar retinacula, 슬개지지띠)가 대퇴사두근 건에서 나와 무릎의 전방 지지에 기여한다. 마지막으로 반달연골(반월판, 반월연골판, 반월상 연골, 반월상 연골판으로도 불린다.)이 경골의 꼭대기에 자리하는데, 반달연골은 무릎에 추가로 안정성을 제공하고 걷고 달리며 점프할 때 뼈들을 완충한다. 이들 반달연골이 마모되면 흔히 슬관절의 내측에 통증이 나타난다.

무릎의 움직임을 제어하는 근육들은 대부분 넓적다리에 있다. 그러나 일부 종아리 근육도 관여한다. 일반적으로 무릎을 움직이는 대퇴부 근육은 2개의 근육군으로 분류된다. 4개의 큰 전방 대퇴부 근육(대퇴직근, 중간광근, 외측광근과 내측광근)은 합쳐서 대퇴사두근이라고 하며, 이들 근육은 주요 무릎 신근이다. 3개의 큰 후방 대퇴부 근육(대퇴이두근, 반막양근과 반건양근)은 합쳐서 햄스트링이라고 하며, 이들 근육은 주요 무릎 굴근이다. 햄스트링은 무릎 굴곡 시에 대퇴부의 내측에 있는 박근과 봉공근 그리고 하퇴부의 후방에 있는 비복근, 슬와근과 족저근의 보조를 받는다.

굴곡과 신전은 무릎의 2가지 주요 동작이다. 신체의 근육들은 대부분 여러 관절을 지나가므로 이들 중 많은 근육이 여러 동작을 일으킬 수 있다. 대퇴사두근의 3개 근육, 즉 광근들은 하나의 관절만 지나간다. 이러한 근육 배치로 인해 이들 근육은 무릎 신전만 수행할 수 있다. 이들 3개의 광근은 강한 신근이고 때로 슬개골이 위치한 무릎 앞쪽에서 아프고 긴장될 수 있다. 대퇴사두근의 스트레칭 결여로 인한 근육 긴장이 흔히 이와 같은 문제의 원인이다. 무릎 신근은 걷기, 달리기와 점프에서 햄스트링보다 움직임을 덜 일으키는 경향이 있다. 반면 햄스트링은 2가지 주요 동작(무릎 굴곡과 엉덩이 신전)을 일으키고 신체의 이동 움직임이 있으면 활성화된다. 따라서 전체 부하가 대퇴사두근보다 햄스트링에 더 많이 가해지는 듯하다. 이러한 요인 때문에 햄스트링은 일상 활동에서 대퇴사두근보다 더 피로해지고 아픈 경향이 있다.

무릎을 제어하는 넓적다리의 근육은 모든 운동 움직임에 중요하다. 종아리와 발의 근육보다 훨씬 더 크므로 넓적다리 근육은 근육 스트레스를 더 잘 견뎌낼 수 있다. 따라서 이들 근육군에서는 근육통이 덜 자주 일어난다. 그러나 넓적다리의 대립근군들 사이에 근력 및 유연성의 적절한 균형이 이루어지도록 하는 것이 중요하다. 대부분의 사람들은 대퇴사두근이 햄스트링보다 더 강하지만 덜 유연하다. 사람들은 대퇴사두근보다 햄스트링을 훨씬 더 많이 스트레칭 하는 경향이 있다. 이는 두 근육군 사이에 불균형을 일으킨다. 햄스트링을 만성적으로 과도하게 스트레칭 하면서 상응해서 대퇴사두근을 스트레칭 하지 않으면 득보다는 실이 많을 수 있다. 이는 햄스트링이 대퇴사두근보다 더 자주 통증을 일으키는 이유이다. 또한 과도한 스트레칭은 햄스트링에서 만성 피로와 근력 감소를 초래할 수 있다. 이러한 불균형을 교정하기 위해서는 대퇴사두근의 스트레칭에 더 강조점을 두고 햄스트링의 스트레칭에 두는 강조점을 낮춰야 한다.

사람들은 흔히 한 자세로 오랫동안 앉아 있으며, 특히 차 안에나 책상 앞에 있을 때 또는 비행기를 타고 있을 때 그렇다. 따라서 수 시간 앉아 있은 후 사람들이 일어나 스트레칭 할 필요를 느끼는 것은 놀라운 일이 아니다. 사람들은 오랫동안 앉아 있다가 서면 대개 관절과 근육이 일시적으로 뻣뻣하다는 점을 안다. 흔히 슬관절에서 보다 뻣뻣함을 느끼며, 오래 앉아 있다가 일어나는 것은 꽤 고통스러운 경험일 수 있다. 이 때문에 오랜 시간 앉아 있는 동안에 자주 일어나 돌아다니도록 권장한다. 이들 근육을 스트레칭 하는 것은 자연 요법이다. 많은 사람이 다리 근육을 스트레칭 하고 움직이면 근육과 관절의 긴장 및 통증이 완화된다고 한다. 근육 통증 및 긴장은 넓적다리 근육에서 흔하므로, 매일 스트레칭 루틴을 하면 일시적이면서도 지속적인 완화를 성취할 수 있다. 이러한 루틴은 피트니스 프로그램에 일관되게 포함된다.

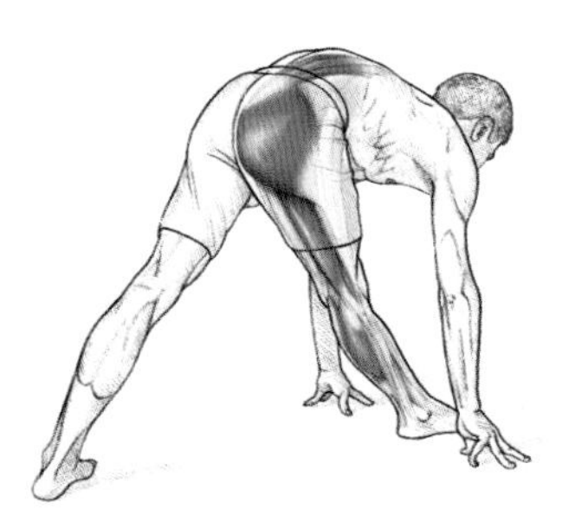

초급 앉아 무릎 굴근 스트레칭

Beginner Seated Knee Flexor Stretch

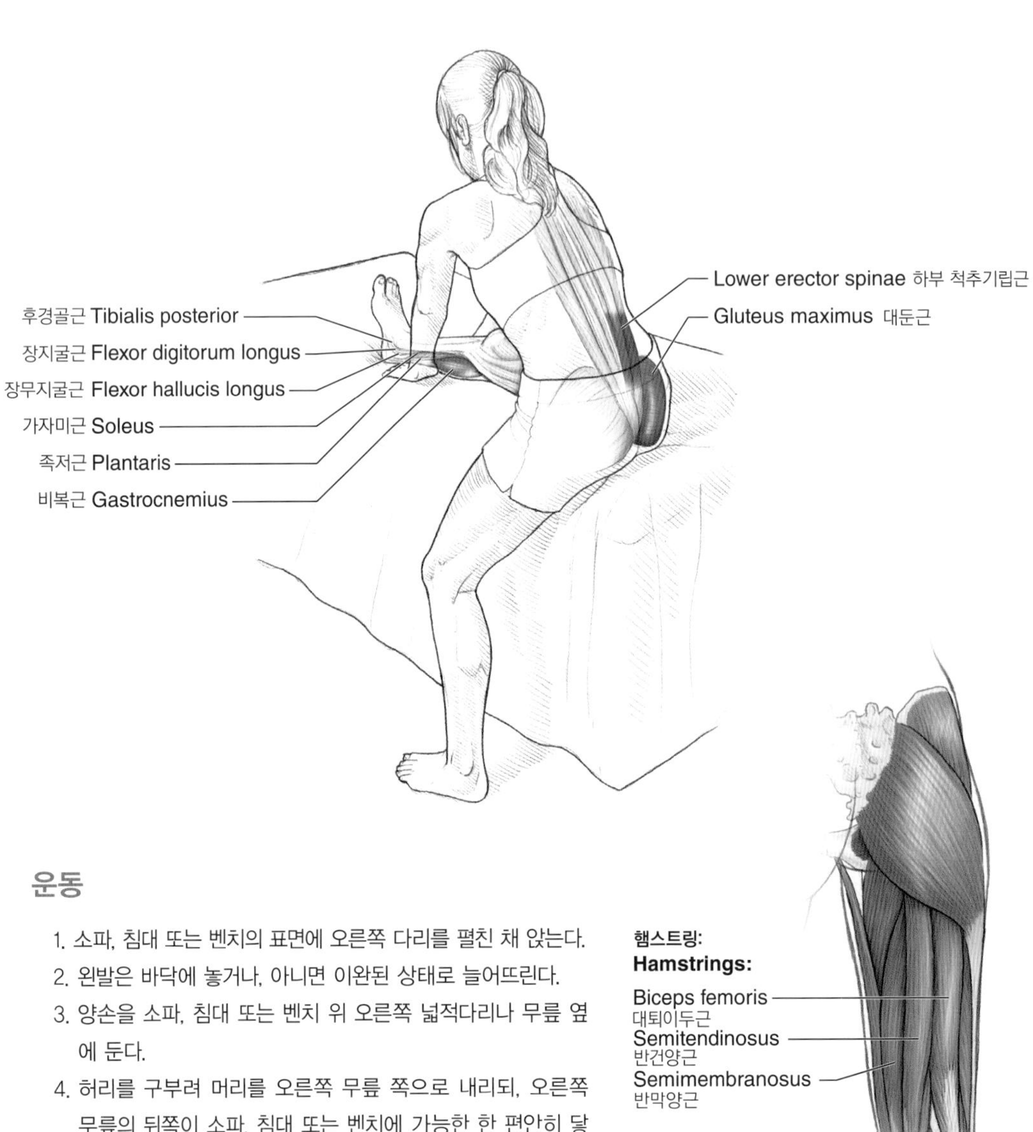

운동

1. 소파, 침대 또는 벤치의 표면에 오른쪽 다리를 펼친 채 앉는다.
2. 왼발은 바닥에 놓거나, 아니면 이완된 상태로 늘어뜨린다.
3. 양손을 소파, 침대 또는 벤치 위 오른쪽 넓적다리나 무릎 옆에 둔다.
4. 허리를 구부려 머리를 오른쪽 무릎 쪽으로 내리되, 오른쪽 무릎의 뒤쪽이 소파, 침대 또는 벤치에 가능한 한 편안히 닿은 상태를 유지한다.
5. 몸통을 앞으로 구부리면서, 양손을 오른발 쪽으로 미끄러트리되 하퇴부와 나란한 상태를 유지한다.
6. 반대쪽 다리에 대해 이 스트레칭을 반복한다.

스트레칭 근육

스트레칭이 많은 근육: (우측) 햄스트링(반건양근, 반막양근, 대퇴이두근), 대둔근, 비복근, 하부 척추기립근(장늑근, 최장근, 극근)

스트레칭이 적은 근육: (우측) 가자미근, 족저근, 슬와근, 장지굴근, 장무지굴근, 후경골근

스트레칭 지침

무릎 굴근, 즉 햄스트링의 긴장은 자세에 그리고 운동 중 신체가 움직이는 방식에 영향을 미친다. 이들 근육이 긴장되어 있으면 골반과 엉덩이가 그 자연스런 정렬에서 당겨져 등이 펴지고 자연스런 만곡이 소실된다. 등 하부가 더 펴지면 다리를 따라 주행하는 좌골신경(sciatic nerve)에 가해지는 압력이 증가하고 근육이 보다 긴장될 수 있다. 근육은 긴장되면 또한 단축되고 무릎 굴근의 단축은 하부 몸통 신근의 긴장을 증가시키는데, 특히 허리를 앞으로 구부릴 때 그렇다. 이렇게 증가된 긴장은 하부 몸통 신근을 손상시키며, 이는 등 하부 통증의 가장 흔한 원인들 중 하나이다. 또한 무릎 굴근의 유연성이 부족하면 갑자기 움직임의 속도를 증가시키거나 더 큰 작업부하를 경험할 때 하부 몸통 신근이 손상을 입기가 보다 쉽다.

활동적이지 않은 사람에서 무릎 굴근이 단축될 수도 있는 이유는 많다. 첫째, 선천적으로 햄스트링이 짧은 사람이 있다. 둘째, 오랫동안 앉아 있으면 햄스트링이 짧아질 수 있다. 이유가 무엇이든 규칙적으로 스트레칭 운동을 수행하면 햄스트링이 보다 길어질 수 있다.

한 번에 한쪽 다리의 무릎 굴근을 스트레칭 하면 다리와 등에 가해지는 스트레스가 감소한다. 무릎 굴근 스트레칭은 부드러운 소파 혹은 기타 부드러운 표면에서 수행할 수 있고 언제든지, 즉 소파에 앉아 TV를 보면서 혹은 긴 하루 일을 마친 후 느긋이 쉬면서 할 수 있다. 이 스트레칭 운동을 앉은 자세에서 한쪽 다리를 소파 표면에 얹고 다른 쪽 다리를 늘어뜨린 채 하면 오로지 무릎 굴근의 스트레칭에 집중할 수 있고 신체의 기타 근육은 이완되도록 할 수 있다. 유연하지 않거나 스트레칭 프로그램을 시작하는 사람은 아마도 오른쪽 무릎을 약간 구부린 채 이 스트레칭을 시작한 다음 유연성이 향상되면서 점진적으로 무릎을 펴서 운동하는 편이 보다 좋을 것이다. 무릎 굴근의 스트레칭을 극대화하고자 하면 무릎을 편 자세로 운동을 시작한다. 이 스트레칭을 수행하는 동안 골반을 전방으로 경사시키거나 등이 휘어지게 하지 않도록 한다. 또한 몸통이 오른쪽 넓적다리의 위나 측면 옆으로 중심이 잡힌 상태를 유지하면서 몸통을 일체로 앞으로 구부리면 유익하다.

중급 서서 무릎 굴근 스트레칭
Intermediate Standing Knee Flexor Stretch

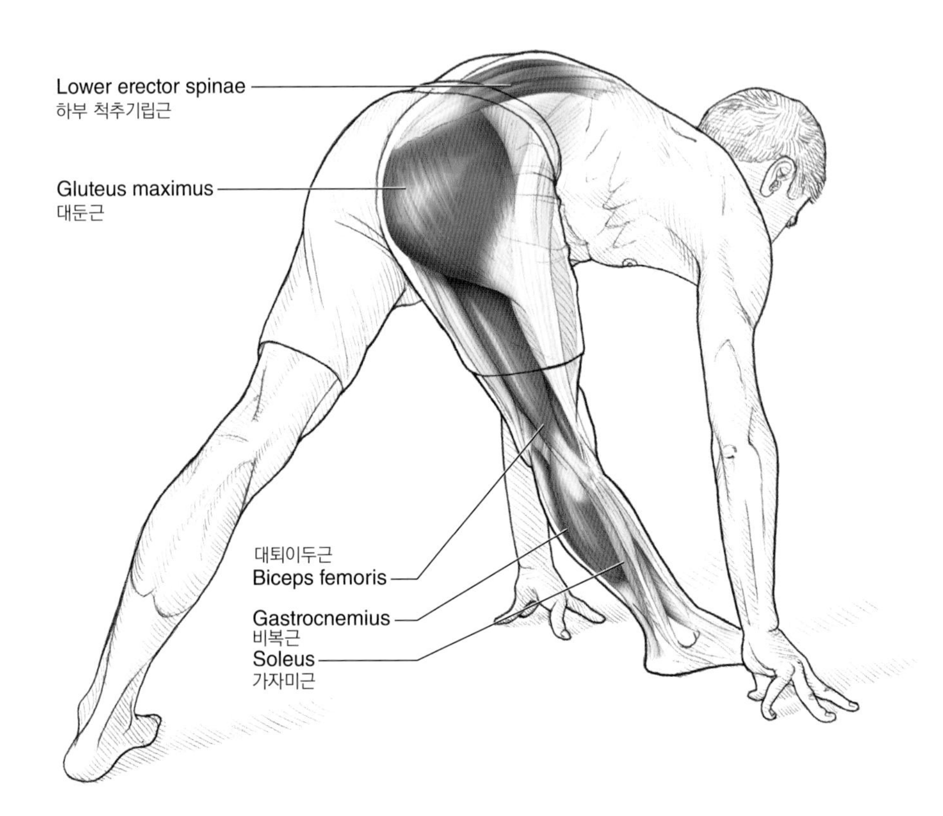

운동

1. 똑바로 서서 오른쪽 발뒤꿈치를 왼쪽 발가락 앞으로 편안한 거리에 둔다.
2. 오른쪽 무릎을 펴고 왼쪽 무릎을 약간 구부린 상태를 유지하면서, 몸통을 오른쪽 무릎 쪽으로 구부린다.
3. 양손을 오른발 쪽으로 뻗는다.
4. 반대쪽 다리에 대해 이 스트레칭을 반복한다.

스트레칭 근육

스트레칭이 많은 근육: (우측) 햄스트링(반건양근, 반막양근, 대퇴이두근), 대둔근, 비복근, 하부 척추기립근(장늑근, 최장근, 극근)

스트레칭이 적은 근육: (우측) 가자미근, 족저근, 슬와근, 장지굴근, 장무지굴근, 후경골근

스트레칭 지침

스포츠 활동을 하기 시작하면서 적절히 스트레칭을 하지 않는 사람은 햄스트링이 긴장을 일으킬 가능성이 더 높다. 햄스트링의 긴장은 속도, 달리는 거리 또는 고개 오르기의 비중을 현저히 증가시킨 장거리주자 및 단거리주자들 사이에서 흔하다. 근육의 긴장은 운동 중 근육이 더 따뜻해지면서 완화될 수 있으나, 운동을 마친 후 되돌아갈 수 있다. 또한 긴장은 주로 운동 후 흔히 발생하는 경미한 또는 주요한 근육 좌상의 지표인 경우가 흔하다. 아울러 햄스트링보다 무릎 신근이 더 강하거나 둔근이 더 약한 근력 불균형도 긴장을 유발할 것이다. 따라서 운동 후 적절히 스트레칭 하는 것이 특히 중요한데, 이때가 바로 근육이 따뜻하고 스트레칭에 보다 수용적인 시점이기 때문이다.

이 운동은 햄스트링을 위해 가장 흔히 사용되는 스트레칭으로, 햄스트링을 스트레칭 해야 할 필요를 느낄 때에는 언제나 쉽게 할 수 있다. 어떤 종류든 피트니스 활동을 한 후에는 햄스트링에서 경미한 통증 및 긴장을 일으킬 가능성이 있다. 거의 모든 운동 세션 후 그러한 불편을 경험하는 것은 특이한 일이 아니다. 이때가 바로 이들 근육을 가볍게 스트레칭하기에 최적인 시점이다. 대부분의 경우에 이 스트레칭은 그런 불편 증상을 완화시켜 줄 것이며, 그러면 근육 상태에 대해 걱정 없이 자신의 기타 일상 루틴을 계속해나갈 수 있을 것이다.

이 스트레칭에서 최선의 결과를 얻으려면 오른쪽 무릎을 편 상태를 유지하고 몸통을 바로 엉덩이에서 구부리도록 한다. 또한 이 스트레칭을 수행할 때에는 등을 가능한 한 곧게 편 상태를 유지하는 것도 중요하다. 오른발을 약간 바깥으로 돌리고 머리와 몸통을 보다 오른쪽 무릎의 내측으로 구부리면 넓적다리의 후방 외측에 위치한 대퇴이두근의 스트레칭이 증가할 것이다. 반면 오른발을 약간 안으로 돌리고 머리와 몸통을 보다 오른쪽 무릎의 외측으로 구부리면 넓적다리의 후방 내측에 위치한 반건양근과 반막양근의 스트레칭이 증가할 것이다.

상급 앉아 무릎 굴근 스트레칭
Advanced Seated Knee Flexor Stretch

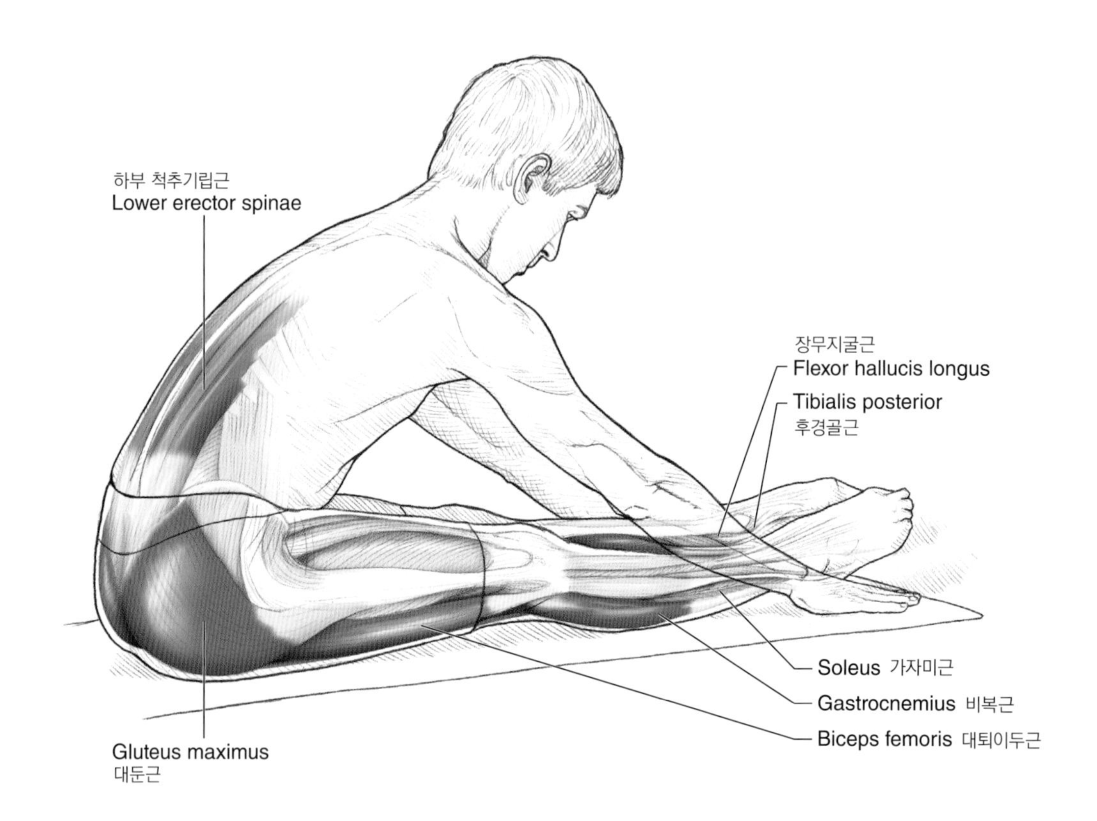

운동

1. 바닥, 깔개 또는 운동 매트에 앉아 양쪽 다리를 펴고 양쪽 발목의 내측을 가능한 한 가까이 모은다.
2. 양발을 자연스런 자세로 이완시킨 상태를 유지한다.
3. 양손을 넓적다리 옆 바닥에 둔다.
4. 허리를 구부려 머리를 다리 쪽으로 내린다. 가능하다면 무릎의 뒤쪽이 바닥에 닿은 상태를 유지한다.
5. 몸통을 앞으로 구부리면서, 양손을 발 쪽으로 미끄러트리되 다리와 나란한 상태를 유지한다.

스트레칭 근육

스트레칭이 많은 근육: 햄스트링(반건양근, 반막양근, 대퇴이두근), 대둔근, 비복근, 하부 척추기립근(장늑근, 최장근, 극근)

스트레칭이 적은 근육: 가자미근, 족저근, 슬와근, 장지굴근, 장무지굴근, 후경골근

스트레칭 지침

햄스트링이 긴장되어 있으면 골반과 엉덩이가 그 자연스런 정렬에서 당겨져 등이 펴지고 자연스런 만곡이 소실된다. 등 하부가 더 펴지면 다리를 따라 주행하는 좌골신경에 가해지는 압력이 증가하고 근육이 보다 긴장될 수 있다. 근육은 긴장되면 또한 단축되고 무릎 굴근의 단축은 하부 몸통 신근의 긴장을 증가시키는데, 특히 허리를 앞으로 구부릴 때 그렇다. 이렇게 증가된 긴장은 하부 몸통 신근을 손상시키며, 이는 등 하부 통증의 가장 흔한 원인들 중 하나이다. 긴장된 근육은 그 근육 내에 있는 혈관을 압박할 수 있으며, 그러면 감소된 혈류로 인해 햄스트링과 등 하부 신근이 더 긴장되고 피로해질 수 있다.

이 스트레칭은 유연성을 증가시켜 문제의 완화를 돕지만, 햄스트링의 유연성이 이미 증가되어 있지 않은 사람에게는 권장되지 않는다. 햄스트링과 등 하부 신근이 긴장되어 있는 상태에서 이 운동을 하면 등 하부에 손상을 일으킬 위험이 있다. 이는 햄스트링이 대개 더 크고 보다 강하므로 더 약한 연결 부위에서 먼저 힘이 빠지기 때문이다.

이 운동에서는 양쪽 다리를 동시에 스트레칭 할 수 있다. 더 잘 스트레칭 하고 유연성을 향상시키려면 무릎을 편 상태를 유지하기 위해 최선을 다하도록 한다. 또한 등을 곧게 편 상태를 유지하는 것도 중요하다. 몸통을 앞으로 구부릴 때에는 몸통을 일체로 움직이고 몸통이 다리 사이로 중심이 잡힌 상태를 유지하도록 한다. 이러한 절차를 따르면 햄스트링을 보다 효과적으로 스트레칭 할 수 있고, 더 즐겁고 보다 신속하며 더 좋은 결과를 얻게 된다.

이 스트레칭은 카펫, 운동 매트 또는 기타 부드러운 표면에서 수행하면 대개 보다 편안하다. 이 운동을 앉은 자세로 하면 신체의 기타 근육을 이완시킬 수 있다. 이 스트레칭은 그저 TV를 보며 앉아 있거나, 책을 읽거나, 아니면 무엇이든 앉은 자세의 레저 활동을 하면서 쉽게 수행할 수 있다. 사람들은 하루에 앉아서 많은 시간을 보내기 때문에, 이 스트레칭은 언제든지 하고 하루 내내 반복할 수 있다. 이 스트레칭을 매일 수행하도록 스스로 상기하는 집중적인 노력을 기울이면 그러한 목표의 성취에 매우 도움이 될 수 있다.

응용운동 앉아 무릎, 발목, 어깨와 등 스트레칭 Seated Knee, Ankle, Shoulder, and Back Stretch

양손을 다리와 나란히 두는 대신 발가락을 붙잡아 무릎 쪽으로 천천히 당기면(족배굴곡 자세), 이 스트레칭에 종아리 근육이 추가된다. 아울러 이러한 손 자세로 변화시키면 등, 어깨 및 팔 근육이 스트레칭 된다. 그저 앞서 설명한 대로 단계 1~4를 따른다. 일단 단계 4 자세가 되었으면, 양발의 발가락 또는 발볼을 붙잡고 양발을 무릎 쪽으로 당긴다.

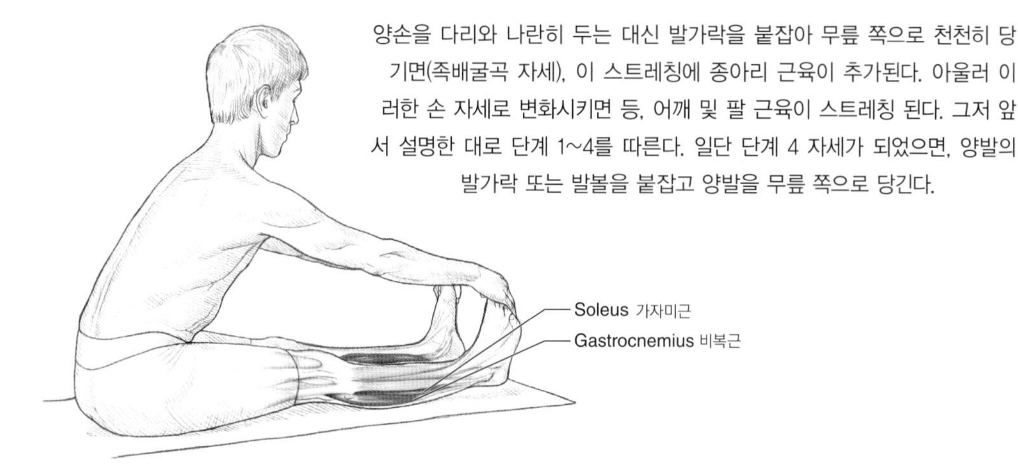

전문가급 다리 올려 무릎 굴근 스트레칭
Expert Raised-Leg Knee Flexor Stretch

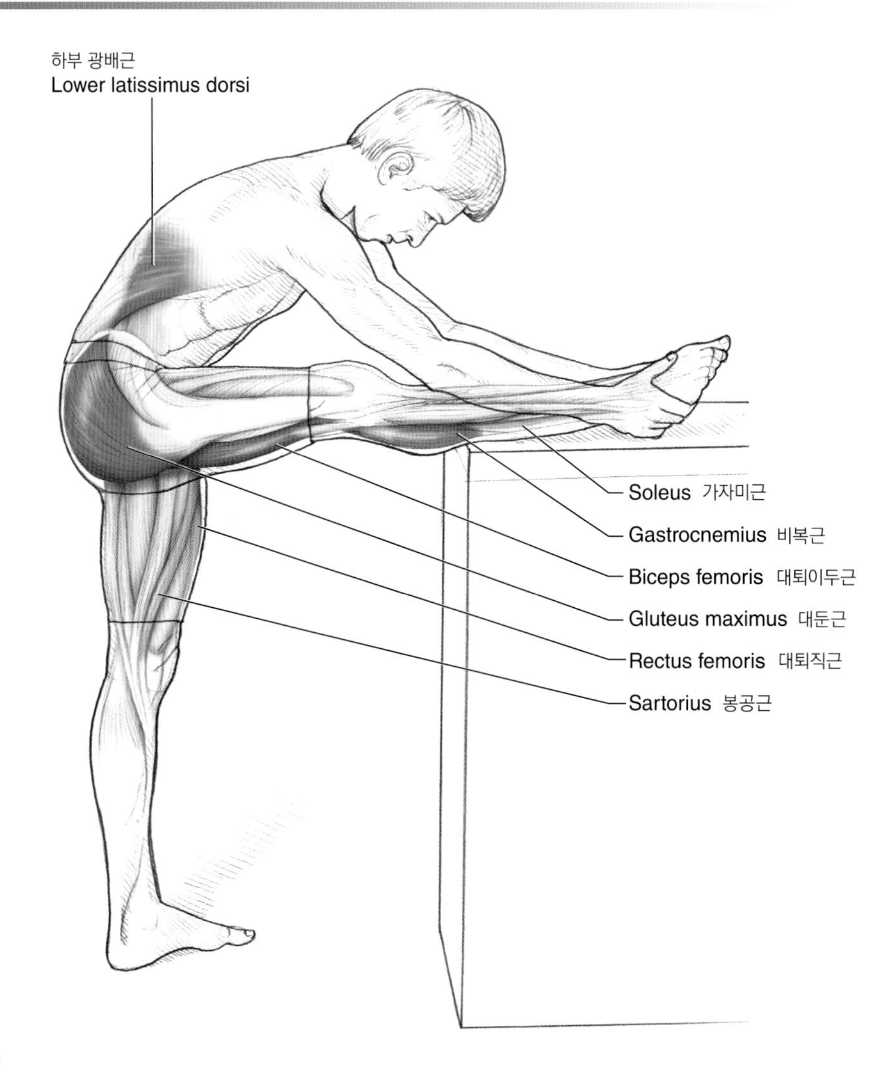

운동

1. 똑바로 서서 왼쪽 다리로 체중의 균형을 잡는다.
2. 우측 엉덩이를 굴곡시켜 무릎을 편 채 오른쪽 다리를 엉덩이 높이보다 더 높은 테이블, 벤치, 또는 기타 안정적인 물건에 얹는다.
3. 허리를 구부리고, 양팔을 오른쪽 하퇴부 위로 뻗으며, 머리를 오른쪽 다리 쪽으로 내리되, 오른쪽 무릎을 가능한 한 편 상태를 유지한다.
4. 왼쪽 무릎을 펴고 왼발이 오른쪽 다리와 같은 방향을 향하게 한 상태를 유지한다.
5. 반대쪽 다리에 대해 이 스트레칭을 반복한다.

스트레칭 근육

스트레칭이 많은 근육: (우측) 대둔근, 햄스트링(반건양근, 반막양근, 대퇴이두근), 척추기립근(장늑근, 최장근, 극근), 하부 광배근, 비복근

스트레칭이 적은 근육: (우측) 가자미근, 슬와근, 족저근, 장지굴근, 장무지굴근, 후경골근, (좌측) 봉공근, 대퇴직근

스트레칭 지침

이는 무릎 굴근이 이미 평균적인 운동선수보다 더 유연한 사람들에게 권장되는 보다 상급의 스트레칭이다. 적절한 시작 높이를 감안해 다리를 올려놓을 테이블, 벤치, 소파, 또는 기타 안정적인 물건을 선택하도록 한다. 스트레칭 프로그램을 시작할 때에는 자신의 유연성 상태에 기초해 더 낮은 높이에서 시작하고 유연성이 향상되면서 그에 맞게 표면의 높이를 주기적으로 올리도록 권장한다. 유연성이 향상되면서 표면의 높이를 엉덩이 위로 30~60cm 올리면 이들 근육군의 스트레칭이 증가할 것이다. 또한 테이블을 최고의 가능한 높이로 올려가는 이 시점에서 왼쪽 다리 전방 근육(봉공근, 대퇴직근과 중간/외측/내측광근)의 일부분에서 스트레칭을 느끼기 시작할 것이다.

무릎 굴근의 스트레칭을 극대화하려면 무릎을 구부리거나, 골반을 전방으로 경사시키거나, 혹은 등이 휘어지게 해서는 안 된다. 아울러 몸통이 오른쪽 다리의 위로 중심이 잡힌 상태를 유지하면서 몸통을 일체로 곧장 앞으로 구부린다.

응용운동 다리 올려 무릎, 발목, 어깨와 등 스트레칭
Raised-Leg Knee, Ankle, Shoulder, and Back Stretch

발가락을 붙잡아 당기면 스트레칭 과정에 더 많은 근육이 추가된다. 이 복합운동은 신체의 후방 근육 대부분을 동시에 스트레칭 한다. 이는 운동 시간이 제한되어 있는 사람에게 자연스레 시간을 절약해준다. 단계 1~3을 따른다. 일단 단계 4 자세가 되었으면, 발가락 또는 발볼을 붙잡고 발을 무릎 쪽으로 당긴다.

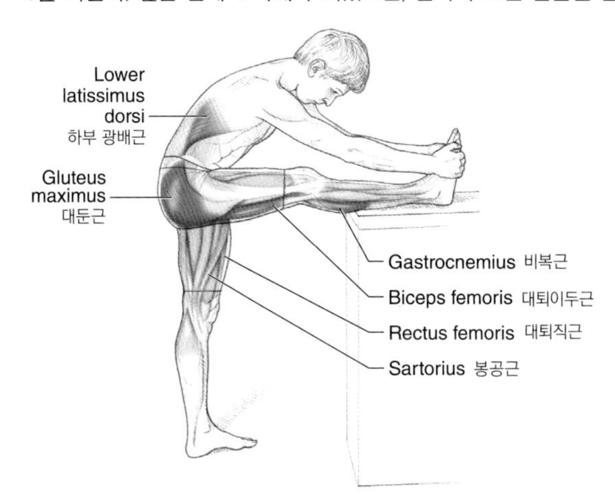

누워 무릎 굴근 스트레칭
Recumbent Knee Flexor Stretch

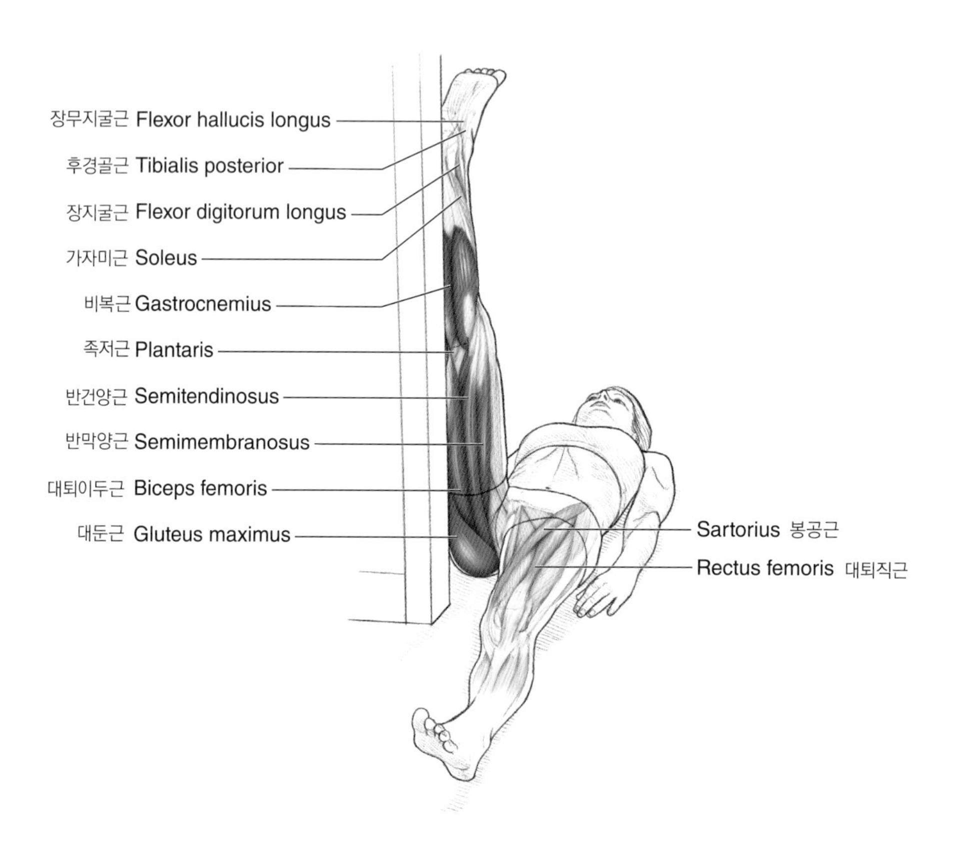

운동

1. 문간에서 등을 평평하게 대고 누워 엉덩이를 문틀의 앞쪽에 둔다.
2. 오른쪽 다리를 올려 문틀에 얹는다. 오른쪽 무릎을 펴고 왼쪽 다리를 바닥에 평평하게 댄 상태를 유지한다.
3. 양손을 손바닥이 아래로 향하게 하여 둔부의 양측에 둔다.
4. 오른쪽 다리를 편 상태를 유지하면서, 양손을 사용하여 천천히 둔부를 문틀로 움직여 다리의 뒤쪽에서 스트레칭을 느낀다.
5. 반대쪽 다리에 대해 이 스트레칭을 반복한다.

스트레칭 근육

스트레칭이 많은 근육: (우측) 대둔근, 햄스트링(반건양근, 반막양근, 대퇴이두근), 비복근
스트레칭이 적은 근육: (우측) 가자미근, 슬와근, 족저근, 장지굴근, 장무지굴근, 후경골근, (좌측) 봉공근, 대퇴직근

스트레칭 지침

무릎 굴근을 스트레칭 할 때에는 등 하부에 주의를 기울여야 한다. 등 하부 신근이 긴장되어 있으면 대부분의 무릎 굴근 스트레칭을 수행하는 능력이 제한될 것이다. 그 결과 많은 사람이 등에 과도한 스트레스를 가한다. 또한 골반을 전방으로 경사시키거나 등이 휘어지게 하기가 쉽다. 이렇게 하면 등 하부 근육에 더욱 해로울 수 있다. 등을 대고 누워 있을 때에는 올바른 등 자세를 유지하기가 보다 쉬우며, 바닥이 등을 추가로 지지해준다. 따라서 이 운동은 등에 문제가 있는 사람이 하기에 가장 좋은 무릎 굴근 스트레칭이다.

이 스트레칭을 위해 몸을 적절한 자세로 잡는 데에는 약간의 시간과 노력이 추가로 소요될 수 있으나, 일단 적절한 자세를 찾을 수 있으면 아주 좋은 스트레칭이 된다. 무릎 굴근의 스트레칭을 극대화하려면 무릎을 구부리거나, 골반을 전방으로 경사시키거나, 혹은 등을 구부려서는 안 된다. 스트레칭을 증가시키거나 감소시키려면 둔부와 문틀 사이의 거리를 조정한다. 둔부가 문틀에 가까울수록 스트레칭은 커진다. 둔부를 문틀에 조금도 더 가까이 위치시킬 수 없을 경우에 오른쪽 다리를 엉덩이에서 구부려 머리 쪽으로 가져가면 스트레칭이 증가할 수 있다. 또한 이 스트레칭에서 최대의 효과를 얻기 위해서는 왼쪽 다리를 자신의 앞쪽으로 펴서 바닥에 댄 상태를 유지하는 것이 중요하다. 최대의 스트레칭 한계에 도달하면 왼쪽 다리의 대퇴사두근도 스트레칭 된다는 점을 알 것이다.

응용운동 누워 무릎, 발목, 어깨와 등 스트레칭
Recumbent Knee, Ankle, Shoulder, and Back Stretch

타월을 사용하여 발가락을 아래로 당기면 스트레칭 되는 근육의 수가 증가한다. 단계 1~4를 따른다. 일단 햄스트링이 스트레칭 되는 것을 느끼면, 타월을 사용하여 발가락과 발을 바닥 쪽으로 당긴다. 이 복합운동은 신체의 후방에 있는 근육의 대부분을 동시에 스트레칭 한다. 다시 말해 종아리, 햄스트링, 등, 어깨 및 팔 근육을 포함해 많은 근육군을 스트레칭 할 수 있다. 이는 운동 시간이 제한되어 있는 사람에게 자연스레 시간을 절약해준다.

초급 앉아 무릎 신근 스트레칭
Beginner Seated Knee Extensor Stretch

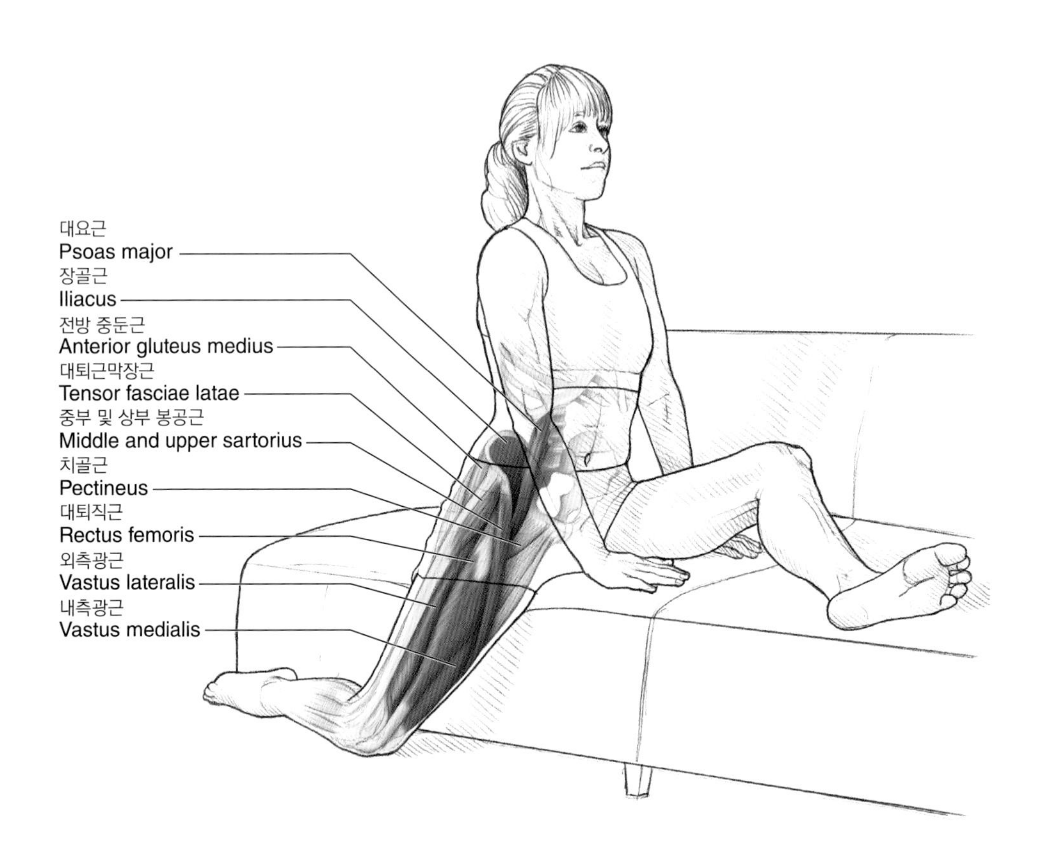

운동

1. 소파 또는 침대에 똑바로 앉아 왼쪽 무릎을 몸의 앞쪽으로 90도 이하로 구부린다. 왼쪽 다리의 외측을 표면에 평평하게 대고 좌측 엉덩이를 소파 또는 침대의 가장자리 가까이에 둔다.
2. 좌측 엉덩이 위로 체중의 균형을 잡는다.
3. 오른쪽 다리를 몸통 뒤로 뻗고 오른쪽 무릎을 바닥에 댄다. 오른쪽 하퇴부는 바닥에 놓인다.
4. 양손을 소파 또는 침대에 얹어 균형을 유지한다.
5. 필요하다면 더 많은 스트레칭을 위해 엉덩이를 천천히 앞으로 움직인다.
6. 반대쪽 다리에 대해 이 스트레칭을 반복한다.

스트레칭 근육

스트레칭이 많은 근육: (우측) 대퇴사두근(대퇴직근, 내측/중간/외측광근), 중부 및 상부 봉공근, 대요근, 장골근, 대퇴근막장근

스트레칭이 적은 근육: (우측) 치골근, 전방 중둔근

스트레칭 지침

무릎 신근인 대퇴사두근은 서기, 앉기, 걷기, 달리기와 점프 같은 흔한 동작에 사용된다. 대퇴사두근과 그 건의 좌상 및 손상은 폭발적인 활동을 하는 15~30세 사이의 운동선수들에서 흔하다. 반면 일상 활동을 하는 사람들인 경우에 이들 근육에 손상을 입는 평균 연령은 65세이다. 근육 좌상 및 파열은 대개 근육이 그 한계 이상으로 신장되어 근섬유가 찢겨질 때 일어나며, 근육이 건과 이어지는 지점 근처에서 자주 발생한다. 대퇴사두근 손상의 4가지 주요 원인은 근육 긴장, 근육 불균형, 형편없는 컨디셔닝과 근육 피로이다. 이 초급 스트레칭은 수행하기가 쉽기에 독서를 하거나, TV를 보거나, 혹은 그저 느긋하게 쉬면서 실시할 수 있다.

이는 대퇴사두근을 위한 초급 스트레칭이다. 이 스트레칭은 소파 또는 침대의 가장자리에 앉은 채 수행할 수 있다. 앉은 자세는 이 스트레칭의 수행을 보다 편안하고도 느긋하게 해주는 데 도움이 된다. 더욱 편안해지려면 오른쪽 무릎 아래에 베개를 고인다. 왼쪽 다리를 몸의 앞쪽으로 구부린 자세로 두면 스트레칭이 오른쪽 다리의 대퇴사두근에 초점을 둘 수 있다. 오른쪽 다리는 몸통에서 뒤로 뻗는다.

엉덩이를 천천히 앞으로 움직이면 대퇴사두근에 가하는 스트레칭의 정도를 모니터링 할 수 있다. 이 스트레칭은 필요에 따라 혹은 요구에 따라 강도를 증가시킬 수 있다. 엉덩이를 전방으로 움직이면서 그저 등이 약간 아치를 이루도록 해본다. 이 레벨의 스트레칭을 극대화한 후에는 이 장에 소개된 보다 상급의 스트레칭들을 하기 시작한다.

중급 누워 무릎 신근 스트레칭
Intermediate Lying Knee Extensor Stretch

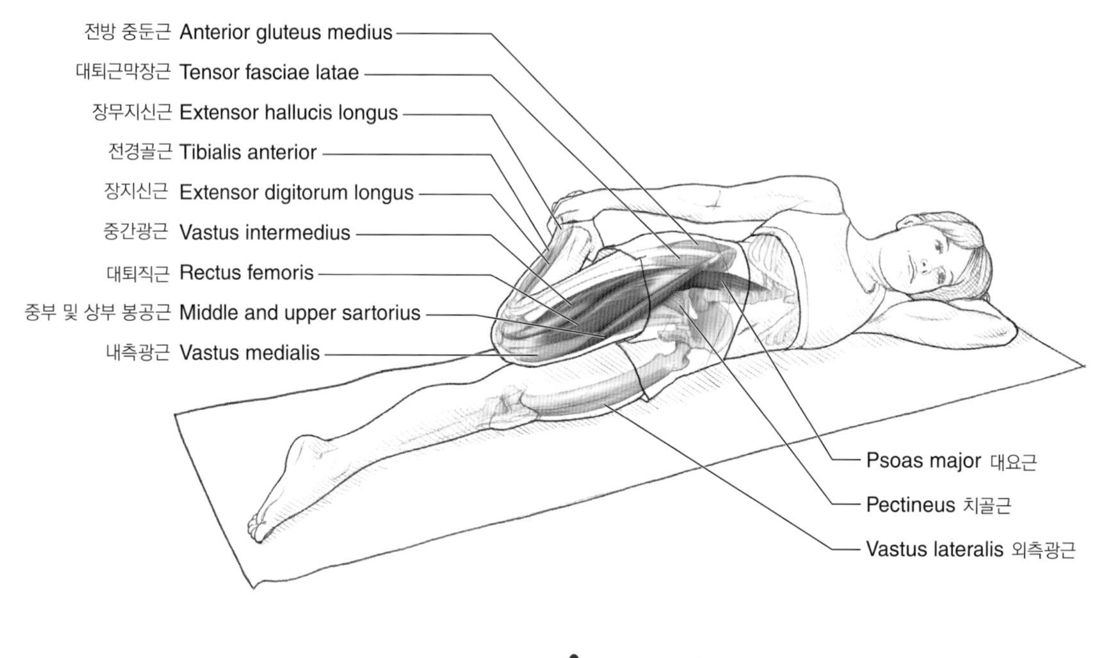

안전수칙

발뒤꿈치를 둔부로 끝까지 가져가서는 안 된다.

운동

1. 신체의 좌측으로 눕는다.
2. 오른쪽 무릎을 구부려 발뒤꿈치를 둔부에서 10~15cm 이내로 가져간다.
3. 오른쪽 발목을 단단히 붙잡고 다리를 뒤로 둔부 가까이로 당긴다. 그러나 오른쪽 발목의 발뒤꿈치를 둔부로 끝까지 가져가서는 안 된다.
4. 동시에 엉덩이를 앞으로 민다.
5. 반대쪽 다리에 대해 이 스트레칭을 반복한다.

스트레칭 근육

스트레칭이 많은 근육: (우측) 중간광근, 대퇴직근, 대요근, 중부 및 상부 봉공근

스트레칭이 적은 근육: (우측) 내측광근, 외측광근. 대퇴근막장근, 치골근, 장골근, 전방 중둔근, 전경골근, 장지신근, 장무지신근

스트레칭 지침

대퇴사두근의 손상은 대개 전력질주, 점프 또는 차기와 같은 활동 중에 일어나며, 특히 근육이 긴장되어 있거나 활동을 위한 준비가 되어 있지 않을 때 그렇다. 이 운동은 전방 대퇴부 근육을 스트레칭 하는 또 하나의 효과적인 방법이다. 이전의 초급 앉아 무릎 신근 스트레칭보다 약간 더 어렵지만, 이 스트레칭은 여전히 진전된 초급 또는 중급 범주로 분류된다.

이 스트레칭은 이완된 자세를 취한 채 수행하기 때문에, 스트레칭의 정도에 대한 제어를 대퇴사두근으로 최대한 돌리게 된다. 다시 말해 이 스트레칭에서는 오로지 이들 넓적다리 근육에 집중하면서 기타 근육들은 가능한 한 이완되게 할 수 있다.

천천히 발목을 위쪽보다는 뒤쪽 방향으로 당기면서 또한 엉덩이를 앞으로 움직이도록 한다. 무릎의 굴곡(발목을 둔부 쪽으로 당기는 동작)보다는 엉덩이의 전방 움직임에 더 집중해야 한다. 여느 대퇴사두근 스트레칭에서처럼 무릎을 과굴곡시켜 무릎 구조물에 좌상을 초래하지 않도록 각별히 주의해야 한다.

상급 무릎 꿇어 무릎 신근 스트레칭
Advanced Kneeling Knee Extensor Stretch

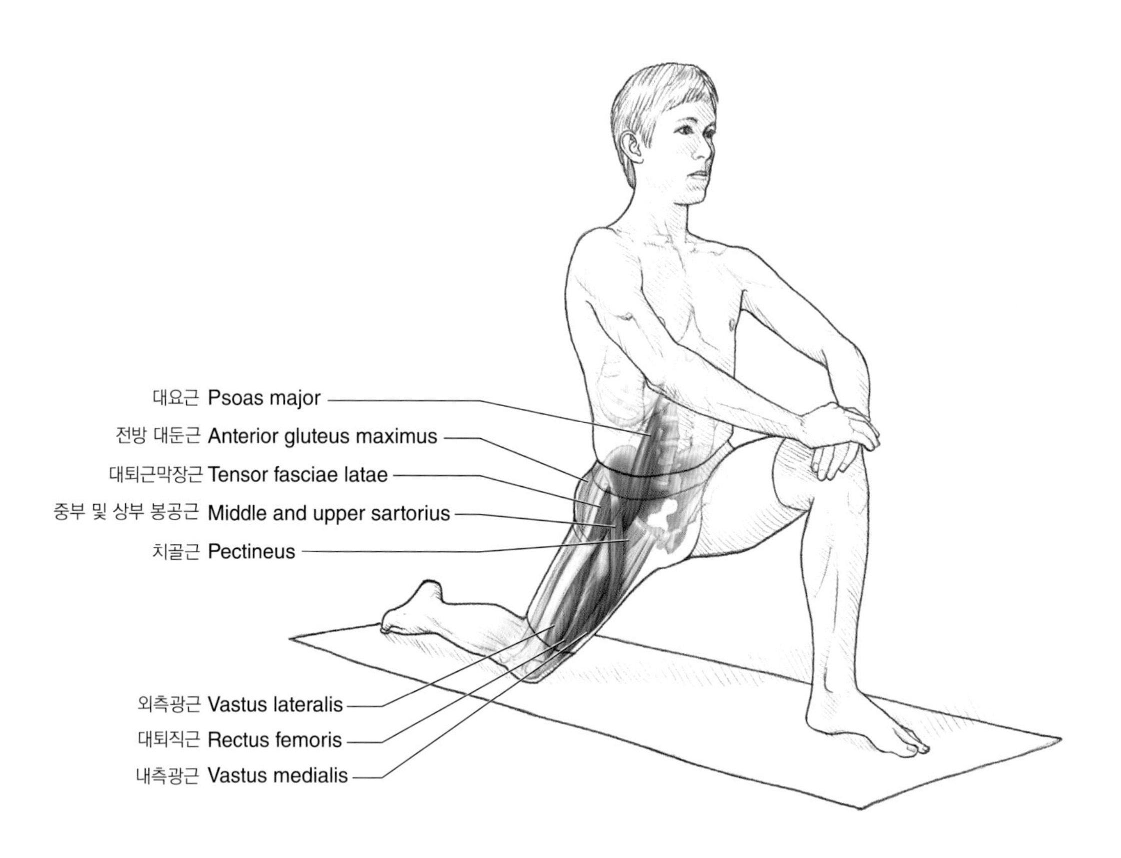

안전수칙

초급 및 중급 무릎 신근 스트레칭을 통과할 때까지는 이 스트레칭을 시도해서는 안 된다.

운동

1. 왼쪽 다리를 앞으로 내딛고 무릎을 약 90도로 구부린다.
2. 왼쪽 무릎을 발목 위로 둔 상태를 유지한다.
3. 오른쪽 다리를 몸통 뒤로 뻗고 무릎을 바닥에 댄다. 오른쪽 하퇴부는 바닥에 놓인다.
4. 물체를 붙잡거나 양손을 왼쪽 무릎에 얹어 균형을 유지한다.
5. 엉덩이를 앞으로 움직이면서, 왼쪽 무릎을 발목의 앞쪽으로 밀고 발목을 족배굴곡 시킨다.
6. 반대쪽 다리에 대해 이 스트레칭을 반복한다.

스트레칭 근육

스트레칭이 많은 근육: (우측) 대퇴사두근(대퇴직근, 내측/중간/외측광근), 중부 및 상부 봉공근, 대요근, 장골근, 대퇴근막장근

스트레칭이 적은 근육: (우측) 치골근, 전방 대둔근

스트레칭 지침

이 운동은 운동선수와 일반인이 모두 가장 흔히 하는 대퇴사두근 스트레칭이다. 대부분의 사람들은 대퇴사두근이 햄스트링보다 더 강하지만 덜 유연한 경향이 있는데, 대퇴사두근보다 햄스트링을 한층 더 스트레칭 하는 경향 때문이다. 이는 두 근육군 사이에 근력 및 유연성의 불균형을 초래한다. 이러한 불균형을 교정하기 위해서는 대퇴사두근을 일상적으로 스트레칭 하는 데 보다 강조점을 두어야 한다.

오른쪽 무릎을 몸통 뒤로 바닥으로 뻗을 때에는 무릎 밑이 부드러운 표면이도록 한다. 이는 운동 매트, 잔디, 혹은 베개가 될 수 있다. 이렇게 하면 무릎의 불편이 최소화될 것이다. 천천히 스트레칭 자세로 들어갈 때 왼쪽 무릎이 앞으로 향한 상태를 유지한다. 왼쪽 무릎이 한쪽 측면으로 향하게 하거나 오른쪽 무릎이 바닥의 표면을 따라 움직이게 해서는 안 된다. 엉덩이를 전방으로 둔 상태에서 등이 아치를 이루게 하면 근육에 가해지는 스트레칭을 증가시킬 수 있다. 이는 대퇴사두근뿐만 아니라 골반 부위의 앞쪽에 위치한 엉덩이 굴근도 스트레칭 할 것이다.

상급 지지형 서서 무릎 신근 스트레칭
Advanced Supported Standing Knee Extensor Stretch

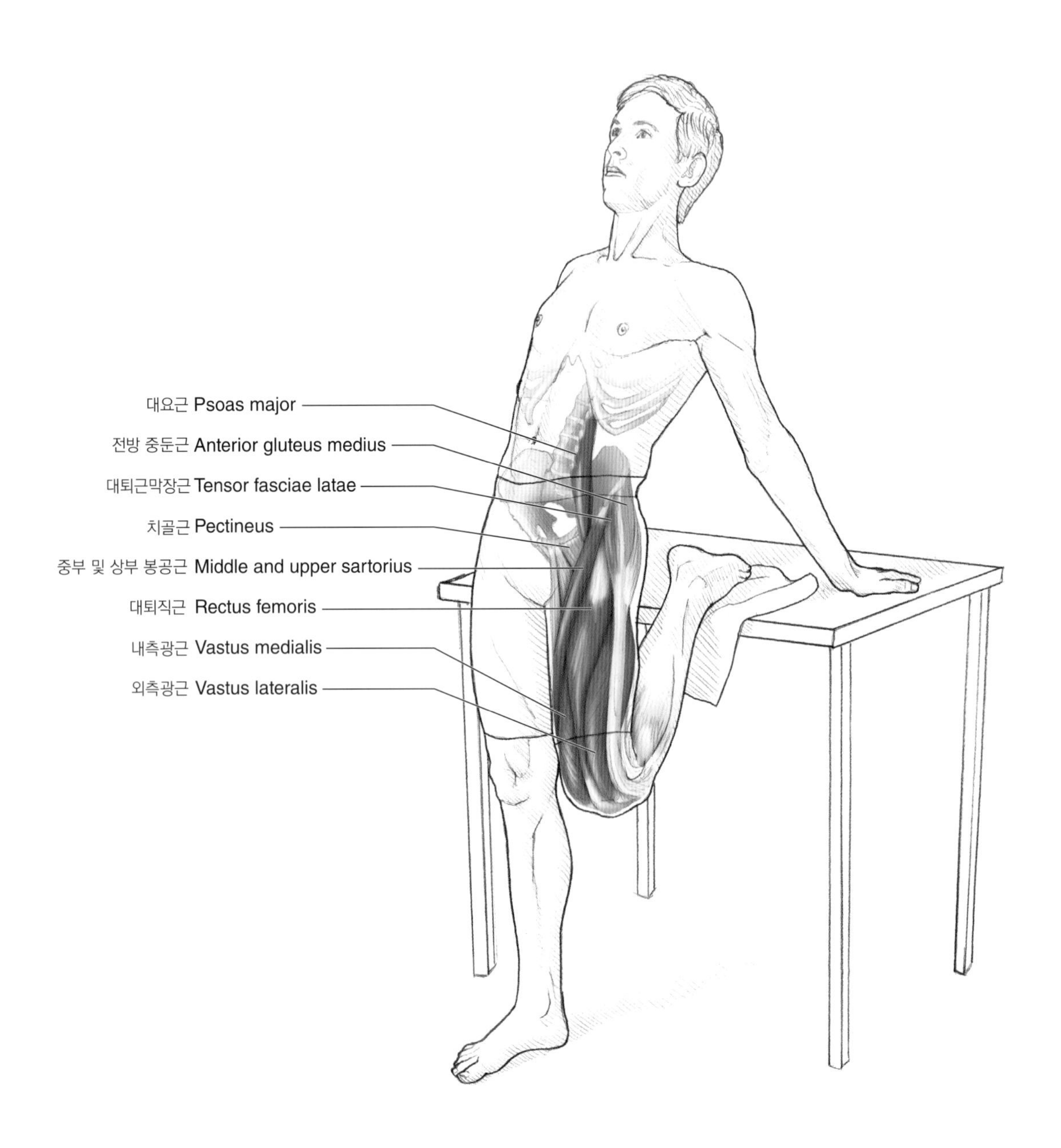

운동

1. 등이 엉덩이 높이 아래인 패드를 댄 테이블, 침대, 또는 부드러운 단상을 향하게 한 채 선다.
2. 오른쪽 다리로 체중의 균형을 잡고 무릎을 약간 구부린다.
3. 왼쪽 무릎을 구부려 발목을 뒤의 지지대 표면에 걸친다.
4. 양손을 둔부에서 15~30cm 거리를 두어 뒤의 지지대 표면에 얹는다.
5. 몸통을 뒤로 천천히 움직여 왼발의 발뒤꿈치가 가능한 한 둔부에 가까워지도록 한다. 발목과 무릎이 편안하도록 한다.
6. 엉덩이를 앞으로 밀고 동시에 어깨를 둔부 쪽으로 구부려 등이 아치를 이루게 한다.
7. 반대쪽 다리에 대해 이 스트레칭을 반복한다.

스트레칭 근육

스트레칭이 많은 근육: (좌측) 대퇴사두근(대퇴직근, 내측/중간/외측광근), 중부 및 상부 봉공근, 대요근, 장골근, 대퇴근막장근

스트레칭이 적은 근육: (좌측) 치골근, 전방 중둔근

스트레칭 지침

무릎이 뻣뻣하면 무릎과 대퇴사두근 및 건의 손상을 초래할 수 있다. 이 운동은 대퇴사두근을 위한 가장 상급의 스트레칭이며, 스트레칭을 시도할 때 각별히 주의해야 한다. 무릎을 과굴곡시킬 가능성이 높기 때문에, 이 스트레칭은 근육이 매우 유연한 경우에만 한다. 다음과 같은 안전을 위한 예방 조치를 지키면 이 스트레칭을 손상 없이 안전하게 수행할 수 있다.

발목이 위쪽보다는 뒤쪽 방향으로 천천히 당겨지게 하면서 또한 엉덩이가 앞으로 움직이도록 하는 데 집중한다. 이러한 이중 동작은 대퇴사두근은 물론 골반 부위의 앞쪽에 위치한 엉덩이 굴근도 스트레칭 한다. 전방 대퇴부의 외측이나 내측에서 통증 또는 긴장을 경험할 경우에는 몸을 뒤로 구부릴 때 상체를 내측 근육(내측광근과 치골근) 반대쪽으로 회전시켜(우측을 시계 방향으로 회전시켜) 스트레칭의 강조점을 대부분 내측 근육에 두는 방안을 고려한다. 스트레칭의 강조점을 대부분 외측 근육(외측광근과 대퇴근막장근)에 두려면 몸을 뒤로 구부릴 때 상체를 외측 근육 반대쪽으로 회전시킨다(우측을 반시계 방향으로 회전시킨다).

최적의 결과를 위해서는 등을 지지하는 표면에 양손을 받치는 것이 중요하다. 아울러 엉덩이를 앞으로 움직이면서 주의해서 등이 아치를 이루게 해야 한다. 이렇게 하면 이들 근육에 가해지는 스트레칭의 정도를 더 잘 제어할 수 있다. 이러한 절차를 따르면 대퇴사두근은 물론 골반 부위의 앞쪽에 위치한 엉덩이 굴근에 대한 스트레칭이 극대화된다. 안전과 아울러 편안함을 위한 또 하나의 예방 조치는 지지대에서 발목이 얹히는 부분에 패드를 대는 것이다.

또한 발등 부위를 패드를 댄 지지대의 가장자리로 내리 누르는 방안을 고려할 수도 있다. 이는 총 스트레칭 면에서 추가 효과를 낼 것인데, 하퇴부에서 경골 전방 부분에 있는 근육도 스트레칭 되기 때문이다. 이는 다중 스트레칭의 강력한 결합이다.

아울러 이 스트레칭에서는 몸통의 자세를 변화시킬 수 있어, 몸통을 외측이나 내측 방향으로 움직이면 넓적다리의 내측 또는 외측을 스트레칭 하게 된다.

4 엉덩이 HIPS

골반 뼈와 대퇴골이 엉덩이 부위의 골격 구조를 이룬다. 대퇴골두(femoral head)가 골반의 소켓인 비구와(acetabular fossa, 절구오목)에 끼워져 고관절을 형성한다. 고관절은 이렇게 볼-소켓관절(ball-and-socket joint)이라 신체에서 가동범위가 가장 넓다. 이 관절에서 가능한 동작은 엉덩이의 굴곡, 신전, 외전, 내전 및 내/외회전이다. 고관절의 주위에는 크고 강한 여러 근육군이 있어 우리의 일상 활동에 필요한 하지의 주요 움직임을 가능하게 한다.

고관절 주위의 여러 근육과 아울러 여러 중요한 인대가 강한 지지를 제공한다. 원인대(ligamentum teres)가 대퇴골두와 비구 절흔(acetabular notch, 절구 패임)을 연결하여 이들을 결합한다. 장골대퇴인대, 좌골대퇴인대와 치골대퇴인대가 추가로 지지를 해주어 대퇴골두는 비구와에서 모든 일상 활동 중에 단단히, 꼭 맞게, 그리고 팽팽하게 고정되어 있다. 비구순(acetabular labrum, 비구 테두리)이 비구와의 테두리를 따라 주행하여 고관절강이 깊어지게 하므로, 고관절에 추가로 지지를 해준다. 이 모든 구조물이 함께 고관절을 보호하고 매우 강하게 하며 근육이 끊임없이 요구하는 움직임을 감당할 수 있게 한다.

엉덩이의 근육(그림 4-1)은 2개를 제외한 모두가 골반 뼈와 대퇴골 사이를 주행한다. 2가지 예외는 대요근과 이상근으로, 이들 근육은 하부 척주와 대퇴골 사이를 주행한다. 고관절을 움직이는 근육은 신체에서 가장 큰 근육의 일부이자(대내전근과 대둔

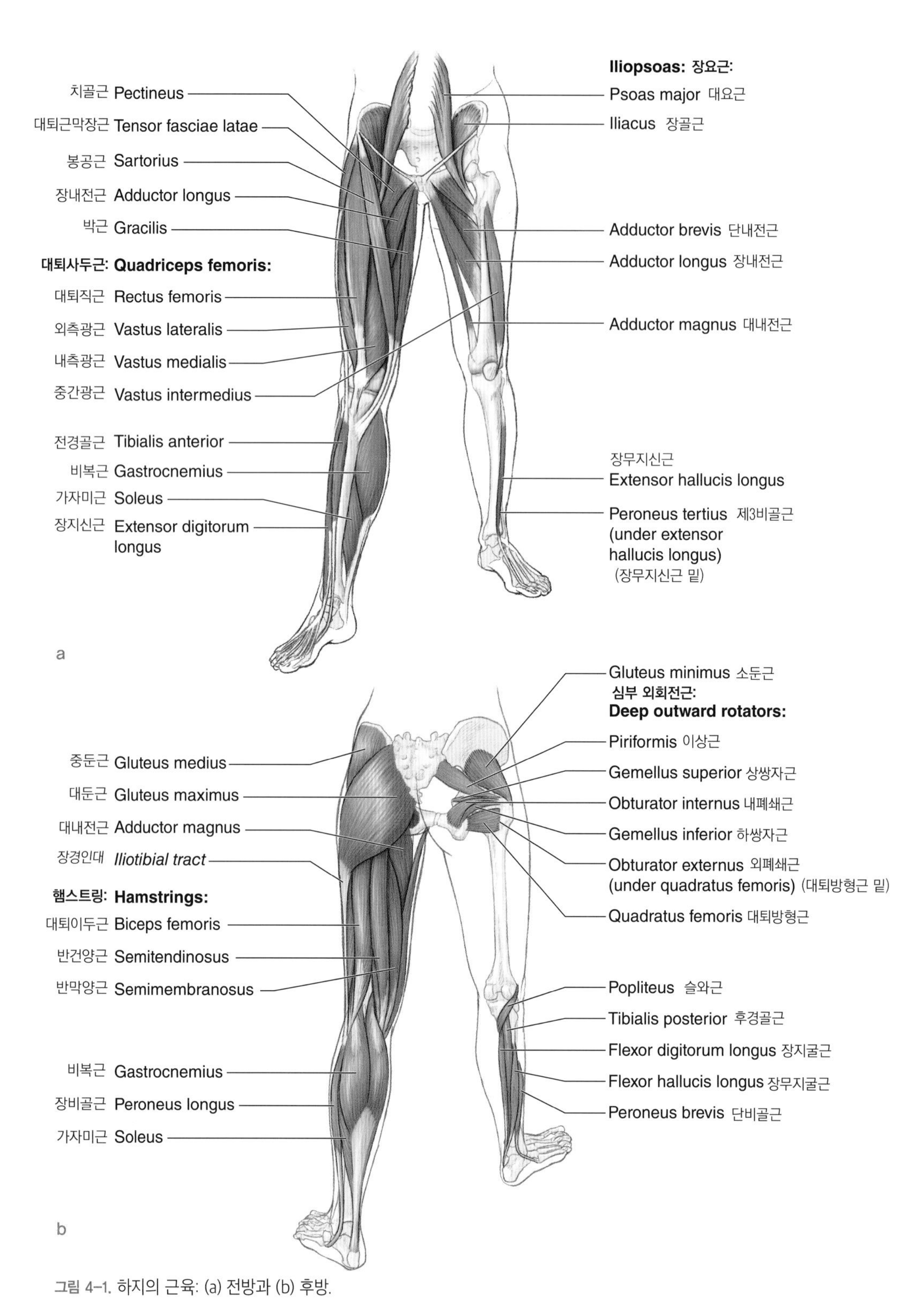

그림 4-1. 하지의 근육: (a) 전방과 (b) 후방.

근) 가장 작은 근육의 일부이다(상/하쌍자근). 전방 근육(대요근, 장골근, 대퇴직근과 봉공근)은 엉덩이를 굴곡시키고 보행 중에 다리를 앞으로 이동시키는 데 사용된다. 후방 근육(대둔근, 대퇴이두근, 반막양근과 반건양근)은 보행을 위해 다리를 뒤로 이동시키는 움직임을 제공한다. 내측 대퇴에 있는 큰 근육군(대/장/단내전근, 박근과 치골근)은 다리가 몸통 아래에서 중심을 잡도록 한다. 외측 대퇴에 있는 작은 근육군(중/소둔근, 이상근, 상/하쌍자근, 내/외폐쇄근, 대퇴방형근과 대퇴근막장근)은 다리를 측면으로 벌린다. 엉덩이 근육의 75% 이상을 이루는 또 다른 근육군이 엉덩이 외회전근인데, 대/중/소둔근, 이상근, 상/하쌍자근, 내/외폐쇄근, 대퇴방형근, 대요근, 장골근, 대퇴직근, 봉공근, 대/장/단내전근과 치골근으로 구성되어 있다.

가동범위, 즉 고관절을 움직이는 자유의 정도는 여러 요인에 의존하는데, 뼈 구조물, 근력, 근육조직, 건 및 인대의 뻣뻣함, 해부학적 제한 등이 있다. 엉덩이 굴곡의 경우에 가동범위는 엉덩이 굴근의 근력, 햄스트링의 뻣뻣함과 다리가 배와 이루는 접촉에 의해 제한된다. 엉덩이 신전은 엉덩이 신근의 근력과 볼-소켓관절을 둘러싸고 있는 엉덩이 굴근 및 인대의 뻣뻣함에 의해 영향을 받는다. 엉덩이 외전은 외전근의 근력 및 내전근의 뻣뻣함뿐만 아니라 치골대퇴인대와 장골대퇴인대의 뻣뻣함 그리고 대퇴 경부가 비구 테두리와 이루는 뼈 접촉에 의해 제한된다. 반면 엉덩이 내전은 내전근의 근력, 외전근의 뻣뻣함과 아울러 장골대퇴인대와 대퇴골두인대의 뻣뻣함에 의해 제한된다. 주동근의 근력과 길항근의 뻣뻣함 외에, 내회전 움직임은 장골대퇴인대와 좌골대퇴인대의 긴장에 의해 억제되는 반면 외회전은 장골대퇴인대의 긴장에 의해 제한된다.

유연성은 이전에 생각한 것보다 더 전반적인 신체 기능과 관련이 있다. 예를 들어 유연성의 감소는 신체 노화의 한 가지 지표이다. 또한 신체 활동의 저하도 유연성의 감소를 초래한다. 나이가 들고 신체 활동이 저하되면서 사람들은 가동성과 관절의 가동범위를 유지하기 위해 계속해서 근육군을 스트레칭 해야 한다. 엉덩이 부위는 신체의 중간에 위치하므로, 이 부위에서 문제가 생기면 신체의 기타 부위들로 방사되고 그들 부위에 영향을 미치는 경향이 있다. 근력과 관절의 유연성에 보다 주의를 기울이면 엉덩이에서 발생하는 많은 문제를 감소시키거나 심지어 방지할 수 있다.

예를 들어 엉덩이 또는 둔부 부위에서 느끼는 통증은 흔히 형편없는 엉덩이 유연성과 연관이 있다. 이는 가파른 오르막 또는 내리막을 따라 혹은 심지어 비스듬히 기운 표면에서 달리거나 하이킹을 한 후 특히 그렇다. 엉덩이 외회전근을 집중적으로 사용하는 활동을 하고 하루나 이틀 후에 나타나는 엉덩이 통증은 근육과 근육 안 및 주위의 결합조직에 가해진 손상에 의해 유발된다. 불행히도 엉덩이 외회전근은 작고 대개 약하기 때문에 통상적인 근력 훈련 활동 중에 강화되지 않는다. 그러므로 활동 전후에 이들 근육을 스트레칭 하면 이러한 통증을 감소시키고 근력을 증가시키는 데 도움이 될 수 있다. 아울러 엉덩이 외회전근은 하체에서 가장 덜 스트레칭 되는 근육인데, 아마도 이들 근육군이 스트레칭 하기가 가장 어렵기 때문일 것이다. 우리는 모두 신체에서 흔히 가장 많은 문제가 생기는 그러한 부위들을 무시하는 경향이 있다. 긍정적으로 보면 뻣뻣하고 아픈 그런 근육군들의 스트레칭에 보다 집중하기가 쉽다.

이 장에서 소개하는 엉덩이 스트레칭들은 스트레칭 되는 근육군들에 따라 묶여 있다. 아울러 가장 쉬운 것에서 가장 어려운 것 순으로 나열되어 설명된다. 스트레칭 프로그램이 생소한 사람들은 유연성이 떨어지는 경향이 있으므로 가장 쉬운 레벨의 스트레칭으로 시작해야 한다. 자신이 다음 레벨로 나아갈 수 있다는 확신이 들면 이 프로그램에서 보다 어려운 스트레칭으로 진행해야 한다. 자세한 지침에 대해서는 제10장에 실려 있는 스트레칭 프로그램에 관한 정보를 참조한다.

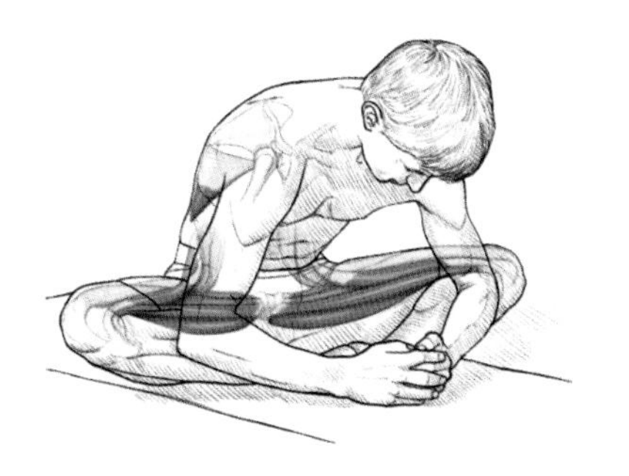

엉덩이와 등 신근 스트레칭
Hip and Back Extensor Stretch

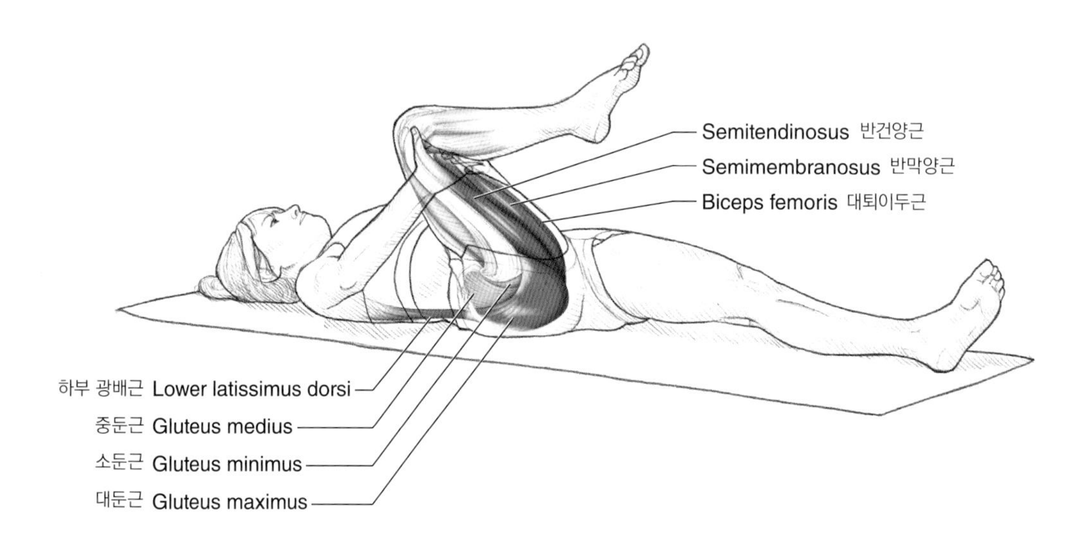

운동

1. 편안한 바닥에 등을 대고 눕는다.
2. 오른쪽 무릎을 구부려 가슴 쪽으로 가져간다.
3. 왼쪽 다리를 평평하게 유지하면서, 양손으로 오른쪽 무릎을 붙잡고 가슴 쪽으로 가능한 한 멀리 아래로 당긴다.
4. 반대쪽 다리에 대해 이상의 단계를 반복한다.

스트레칭 근육

스트레칭이 많은 근육: (우측) 대둔근, 척추기립근(장늑근, 최장근, 극근), 하부 광배근, 햄스트링(반건양근, 반막양근, 대퇴이두근)

스트레칭이 적은 근육: (우측) 중/소둔근

스트레칭 지침

이 운동은 등 하부, 골반 또는 엉덩이에서 통증을 겪는 사람들에게 유용하고 효과적인 또 하나의 스트레칭이다. 골반 부위의 통증은 흔히 근육통으로 인해 나타나며, 근육통이 있으면 종종 뻐뻐한 느낌도 든다. 이러한 상태에 있는 사람은 통증을 피하기 위해 통증이 있는 근육의 운동범위를 제한하는 경향이 있다. 그러므로 통증의 중증도에 따라 정상적인 일상 활동이 현저한 영향을 받을 수 있다. 이런 상태를 겪는 사람은 움직임을 피하기보다는 손상된 근육을 특정적으로 움직이고 스트레칭 하도록 해야 한다. 엉덩이와 등 신근 스트레칭을 수행하면 이들 근육군의 유연성과 근력이 증가하고, 이는 다시 향후 손상 가능성(또는 중증도)의 경감에 도움이 될 것이다.

준비운동의 목적으로 우선 양쪽 다리를 동시에 사용하도록 권장한다. 일단 준비운동이 되었으면, 한 번에 한쪽 무릎을 가슴으로 가져간다. 아울러 무릎을 겨드랑이 쪽으로 당겨 올리면 이 스트레칭의 효과가 극대화될 것이다.

초급 앉아 엉덩이 외회전근 스트레칭
Beginner Seated Hip External Rotator Stretch

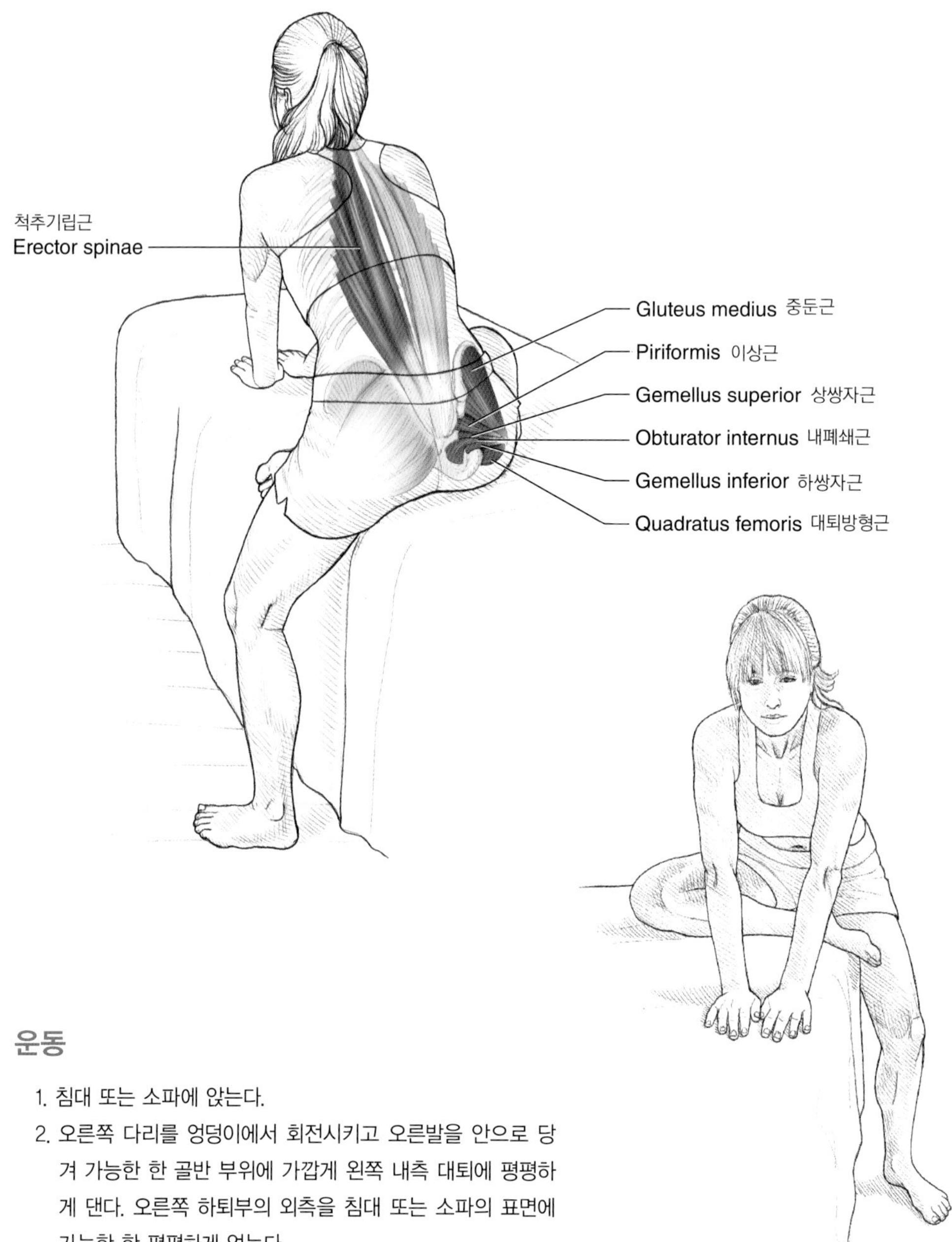

운동

1. 침대 또는 소파에 앉는다.
2. 오른쪽 다리를 엉덩이에서 회전시키고 오른발을 안으로 당겨 가능한 한 골반 부위에 가깝게 왼쪽 내측 대퇴에 평평하게 댄다. 오른쪽 하퇴부의 외측을 침대 또는 소파의 표면에 가능한 한 평평하게 얹는다.

3. 몸통을 굽혀진 오른쪽 무릎 쪽으로 가능한 한 멀리 구부려 약간의 스트레칭(가벼운 통증)을 느끼기 시작하도록 한다. 몸통을 구부리면서 가능하다면 왼쪽 무릎을 아래로 둔 상태를 유지한다.
4. 몸통을 구부리면서, 양팔을 오른발 위로 내뻗는다.
5. 반대쪽 다리에 대해 이 스트레칭을 반복한다.

스트레칭 근육

스트레칭이 많은 근육: (우측) 대/중/소둔근, 이상근, 상/하쌍자근, 내/외폐쇄근, 대퇴방형근
스트레칭이 많은 근육: (좌측) 척추기립근(장늑근, 최장근, 극근), 하부 광배근

스트레칭 지침

이 스트레칭은 엉덩이 외회전근 스트레칭들 가운데 스트레스가 가장 낮은 형태이므로, 먼저 하기가 가장 좋은 스트레칭이다. 엉덩이의 작은 외회전근은 엉덩이의 외측 후방 대둔근 아래에 위치한다. 특히 걷기, 달리기 또는 등반 활동 후 이 부위에서 경미한 긴장이나 통증을 느끼는 사람이라면, 이러한 저강도 스트레칭을 하여 위와 같은 활동 중 엉덩이 외회전근에 가해진 스트레스를 완화시키도록 한다. 이들 근육은 걷기와 달리기에서처럼 엉덩이가 바깥쪽으로 회전할 때에는 언제나 사용된다. 엉덩이 외회전근은 충분히 강하거나 유연하지 않으면 아주 쉽게 아프고 긴장될 수 있다.

이 특별한 스트레칭은 소파나 침대에 앉은 채 쉽게 할 수 있으며, 엉덩이 외회전근을 위해 수행하기가 가장 쉬운 스트레칭의 하나이다. 오른쪽 다리를 90도나 그 이하로 구부린 다음 소파 표면에 올려 평평하게 놓고 왼쪽 다리를 늘어뜨린 채 앉은 자세에서 이 스트레칭 운동을 하는 것은 이완시키는 자세이다. 유연성이 떨어지거나 스트레칭 프로그램을 시작하는 사람이라면 아마도 오른쪽 무릎을 90도 이상의 각도로 구부린 자세로 이 스트레칭을 시작한 다음 유연성이 향상되면서 점진적으로 무릎을 더 구부려 운동하는 편이 보다 좋을 것이다. 몸통은 엉덩이에서 앞으로 구부리도록 한다. 또한 등을 곧게 유지하는 것이 유익하며, 스트레칭을 수행하면서 등을 감거나 구부려서는 안 된다.

중급 앉아 엉덩이 외회전근과 신근 스트레칭
Intermediate Seated Hip External Rotator and Extensor Stretch

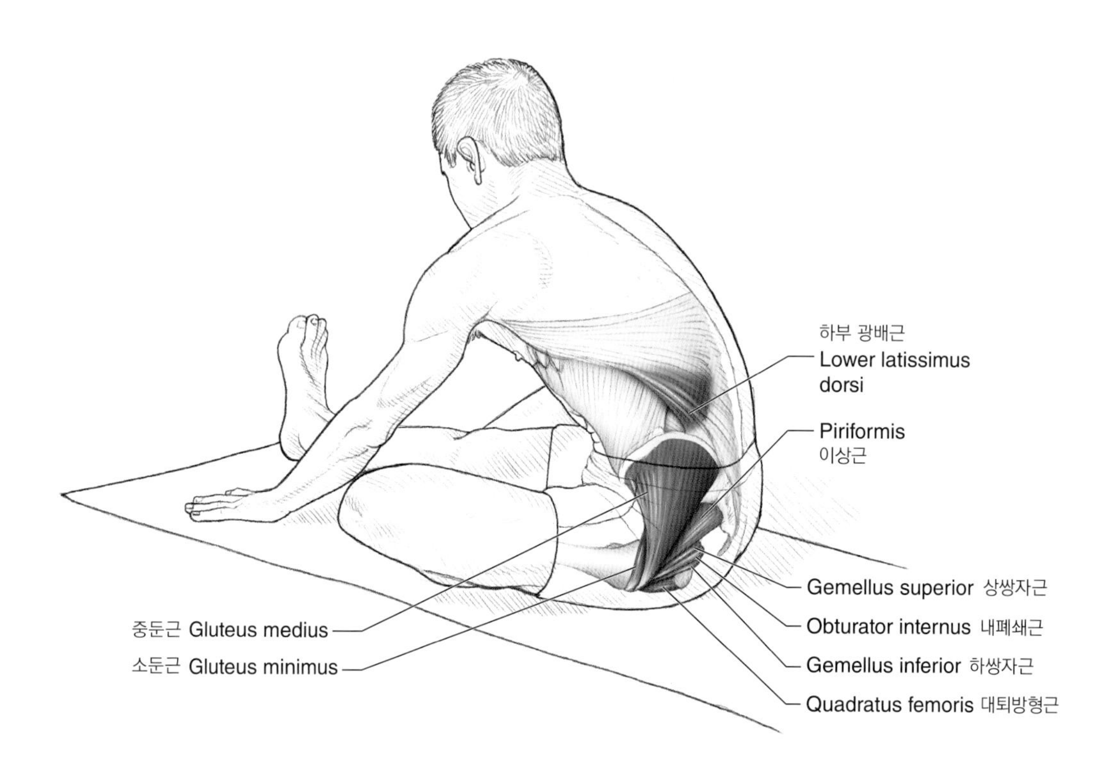

운동

1. 앉아 오른쪽 다리를 앞쪽으로 똑바로 내뻗는다. 왼쪽 무릎을 구부려 왼발을 가능한 한 골반 부위에 가깝게 오른쪽 내측 대퇴에 평평하게 댄다. 양손을 넓적다리 옆 바닥에 둔다.
2. 몸통을 편 상태를 유지하면서, 몸통을 고관절에서 앞으로 구부려 가능한 한 멀리 오른쪽(펴진) 무릎 쪽으로 가져가 약간의 스트레칭(가벼운 통증)을 느끼기 시작한다. 몸통을 구부리면서 가능하다면 오른쪽 무릎이 아래로 바닥에 닿은 상태를 유지한다. 양팔을 오른발 쪽으로 내뻗는다.
3. 반대쪽 다리에 대해 이 스트레칭을 반복한다.

스트레칭 근육

스트레칭이 많은 근육: (좌측) 중/소둔근, 이상근, 상/하쌍자근, 내/외폐쇄근, 대퇴방형근, 척추기립근(장늑근, 최장근, 극근), 하부 광배근

스트레칭이 많은 근육: (우측) 햄스트링(반건양근, 반막양근, 대퇴이두근), 대둔근, 비복근

스트레칭이 적은 근육: (우측) 가자미근, 족저근

스트레칭 지침

엉덩이 외회전근은 스트레칭 루틴에서 흔히 무시된다. 농구, 축구와 하키 같은 활동에서 이들 근육의 과사용은 이 부위에 통증, 긴장과 심지어 손상을 초래할 수 있다. 아울러 유연성이 나쁘면 대개 경기력의 저하를 야기한다. 선수들은 옆으로 스텝을 많이 밟으면서 엉덩이를 바깥으로 회전시킬 때에는 언제나 다수의 이들 근육을 사용한다. 이 스트레칭을 규칙적으로 활용하면 유연성과 근력이 길러질 것이다.

응용운동 중급 앉아 엉덩이 신근과 외회전근 스트레칭
Intermediate Seated Hip Extensor and External Rotator Stretch

몸통을 오른쪽 무릎 대신 왼쪽 무릎 쪽으로 구부리면 신체 좌측에서 스트레칭이 많이 되는 근육의 스트레칭이 감소하고 신체 우측에서 스트레칭이 많이 되는 근육의 스트레칭이 증가한다. 앉아 오른쪽 다리를 앞쪽으로 똑바로 내뻗는다. 왼쪽 무릎을 구부려 왼발을 가능한 한 골반 부위에 가깝게 오른쪽 내측 대퇴에 평평하게 댄다. 몸통을 가능한 한 멀리 왼쪽(구부린) 무릎 쪽으로 구부려 약간의 스트레칭(가벼운 통증)을 느끼기 시작한다. 반대쪽 다리에서 반복한다.

반건양근 Semitendinosus
반막양근 Semimembranosus
비복근 Gastrocnemius

응용운동 중급 앉아 엉덩이 외회전근 및 신근, 무릎 굴근과 족저 굴근 스트레칭
Intermediate Seated Hip External Rotator, Extensor, Knee Flexor, and Plantar Flexor Stretch

앞의 본 운동을 복합 스트레칭으로 변경시켜 하퇴부의 가자미근, 슬와근, 장지굴근, 장무지굴근, 후경골근, 비복근과 족저근을 포함시킨다. 앉아 오른쪽 다리를 앞쪽으로 똑바로 내뻗는다. 왼쪽 무릎을 구부려 왼발을 가능한 한 골반 부위에 가깝게 오른쪽 내측 대퇴에 평평하게 댄다. 몸통을 가능한 한 멀리 오른쪽(편) 무릎 쪽으로 구부려 약간의 스트레칭(가벼운 통증)을 느끼기 시작한다. 몸통을 앞으로 구부리면서, 오른팔을 뻗어 오른발을 붙잡고 발가락을 천천히 무릎 쪽으로 당긴다(족배굴곡 된 자세).

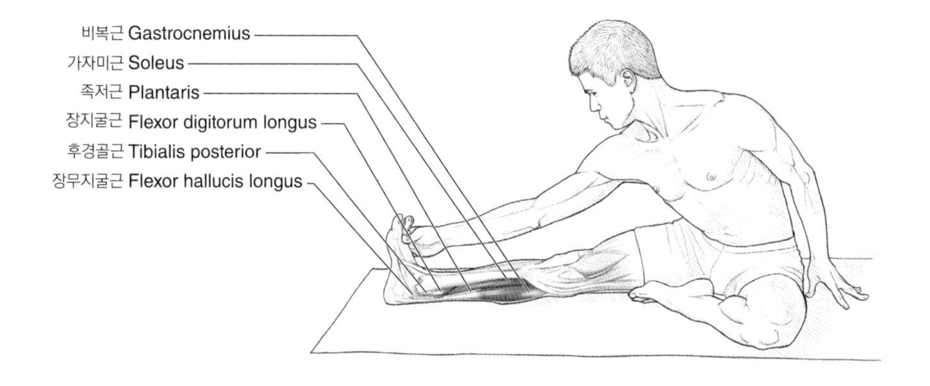

상급 서서 엉덩이 외회전근 스트레칭
Advanced Standing Hip External Rotator Stretch

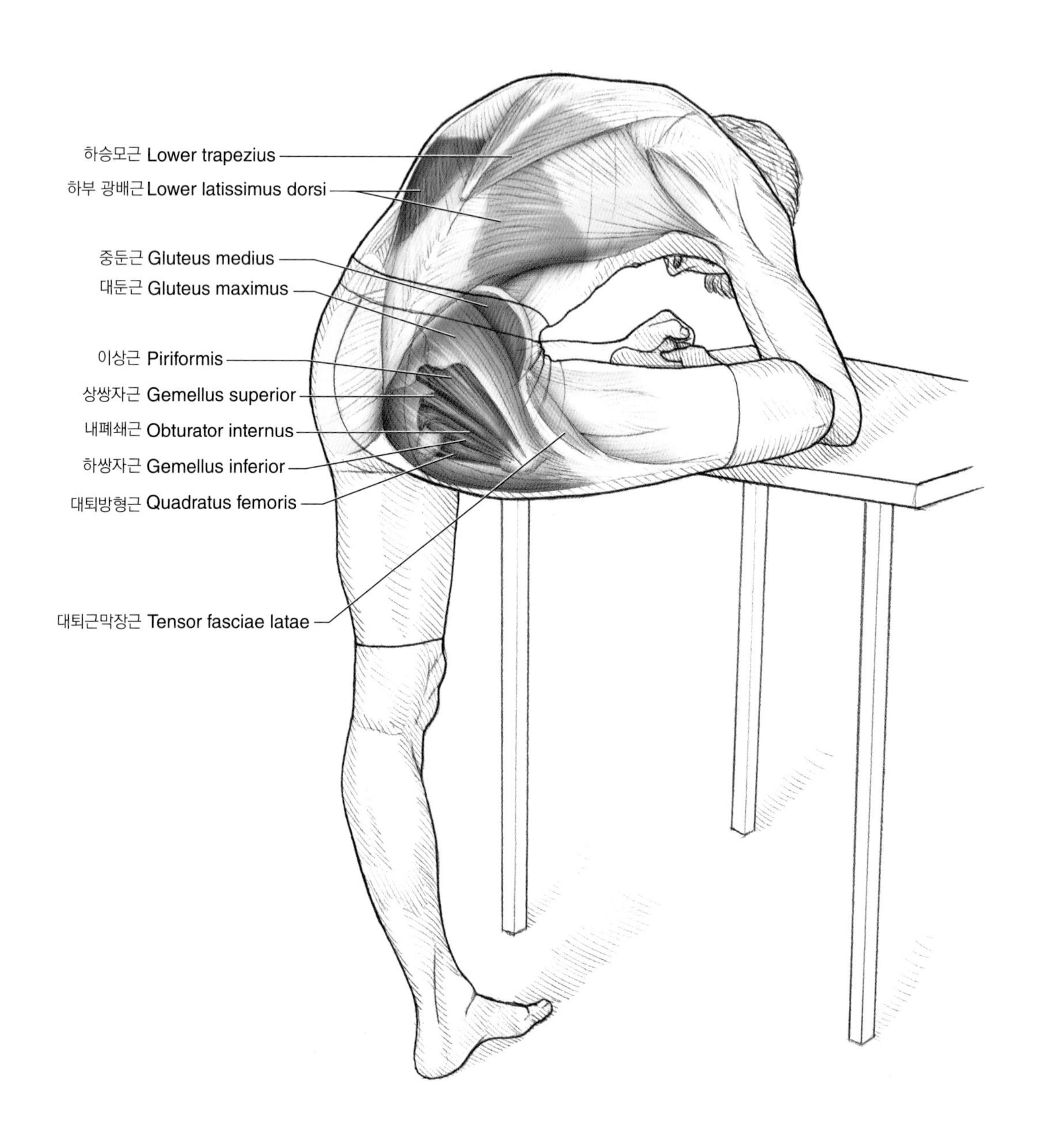

운동

1. 무릎을 편 채 왼쪽 다리로 똑바로 선다. 엉덩이 높이이거나 그보다 조금 낮은 테이블, 소파 등과 같은 지지대를 마주한다.
2. 오른쪽 다리를 엉덩이에서 약 90도로 구부리고 지지대 표면에 얹는다. 오른쪽 하퇴부의 외측을 표면에 가능한 한 평평하게 댄다. 완충을 위해 발밑에 타월이나 베개를 고여 오른쪽 다리를 낮춰도 된다.
3. 몸통을 오른발 쪽으로 가능한 한 멀리 내리되, 오른쪽 무릎을 표면에 가능한 한 평평하게 댄 상태를 유지한다.
4. 반대쪽 다리에 대해 이 스트레칭을 반복한다.

스트레칭 근육

스트레칭이 많은 근육: (우측) 대/중/소둔근, 이상근, 상/하쌍자근, 내/외폐쇄근, 대퇴방형근, (좌측) 하부 척추기립근(장늑근, 최장근, 극근), 하부 광배근

스트레칭이 적은 근육: (우측) 대퇴근막장근, 하부 광배근, 하승모근

스트레칭 지침

일부 유형의 운동 움직임으로 인해 엉덩이 부위에서 주기적으로 광범위한 통증 또는 긴장을 경험하는 경우가 드물지 않다. 흔히 이는 빙상 스케이트, 인라인 스케이트와 스케이트 스타일의 크로스컨트리 스키 같은 활동에서 엉덩이 외회전근의 광범위한 사용에 기인한다. 이들 근육은 대둔근 바로 아래 엉덩이의 심부 조직에 위치한다.

이 스트레칭은 이 장에서 앞서 소개한 스트레칭들보다 더 상급에 속하며, 엉덩이 외회전근에 가장 좋은 스트레칭의 하나이다. 구부린 오른쪽 다리를 지지대의 표면에 얹을 때에는 하퇴부 전체가 얹히도록 한다. 이렇게 하면 하퇴부를 슬관절에 최소한의 스트레스를 가하는 자세로 두는 데 도움이 된다. 아울러 구부린 다리 밑에 추가로 쿠션을 고이면 이 스트레칭이 보다 편안해질 것이다.

몸통을 고관절에서 앞으로 가능한 한 멀리 내리도록 한다. 몸통을 펴진 일체의 단위로 유지해야 하며, 등이 휘어지게 해서는 안 된다. 몸통을 왼쪽 무릎 대신 오른쪽 무릎 쪽으로 구부리면 신체 우측에서 스트레칭이 많이 되는 근육의 스트레칭이 감소하고 신체 좌측에서 스트레칭이 많이 되는 근육의 스트레칭이 증가한다.

아울러 오른쪽 다리의 거치에 있어 서서히 높이를 올리면(아마도 2~4주마다 2.5~5cm씩) 이 스트레칭은 한층 더 힘들어진다. 테이블, 벤치 또는 기타 지지대의 표면 높이를 엉덩이 위로 최대 30cm까지 올리면 이들 근육군에 대한 스트레칭으로는 최고의 레벨이 될 것이다.

누워 엉덩이 외회전근과 신근 스트레칭
Recumbent Hip External Rotator and Extensor Stretch

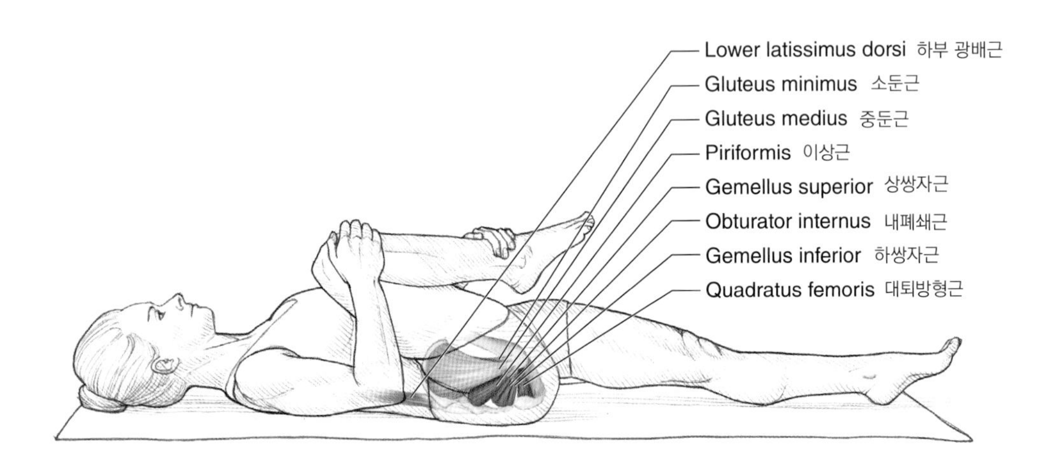

운동

1. 편안한 표면에 등을 대고 눕는다.
2. 오른쪽 다리를 바깥쪽으로 회전시키면서, 오른쪽 무릎을 구부려 오른발을 신체의 정중선으로 가져간다. 무릎을 가슴의 외측과 정렬하고 외측을 향하게 한다. 왼쪽 다리를 평평하게 유지하면서, 오른손으로 오른쪽 무릎을 그리고 왼손으로 오른쪽 발목을 붙잡는다. 하퇴부를 일체로 가슴 쪽으로 가능한 한 멀리 당긴다.
3. 반대쪽 다리에 대해 이 스트레칭을 반복한다.

스트레칭 근육

스트레칭이 많은 근육: (우측) 대둔근, 이상근, 상/하쌍자근, 내/외폐쇄근, 대퇴방형근, 하부 광배근, 척추기립근(장늑근, 최장근, 극근)

스트레칭이 적은 근육: (우측) 중/소둔근

스트레칭 지침

이는 엉덩이 외회전근 및 신근에 스트레스가 낮은 또 다른 형태의 스트레칭이다. 이들 특정 근육은 일상적인 일에 흔치 않은 활동을 한 후 또는 그들 근육에 비정상적인 스트레스가 가해질 때 아프거나 긴장될 수 있다. 예를 들어 아이들이나 친구들과 즉흥적인 축구 게임을 하면서 전력질주, 점프와 갑작스런 방향 전환을 해야 할 경우에 나중에 쉽게 근육이 불편하거나 아플 수 있다. 또한 통증을 경험하지만 어느 동작 또는 움직임이 그러한 근육통을 초래하였는지 기억하기 어려울 때가 있다. 어느 경우든 통증이나 긴장이 있으면 그러한 근육의 스트레칭을 시작할 시점이다. 스트레칭 루틴이 생소하거나 비교적 생소한 사람인 경우에 이 스트레칭으로 시작하면 아주 좋다. 이 책에 소개된 많은 스트레칭처럼 앉거나 누워 루틴을 시작하기가 가장 쉽다.

이 스트레칭의 효과를 극대화하려면 발목을 머리 쪽으로 그리고 머리 위로 가능한 한 멀리 가져가는 것이 최선이다. 이는 표적 근육을 최대 수준으로 스트레칭 할 것이다. 또한 발목을 몸의 우측이나 좌측으로 약간 이동시키면 엉덩이 회전근의 여러 근육을 추가로 당길 것이다. 이 스트레칭의 응용운동처럼 새롭거나 익숙하지 않은 움직임을 시도할 때에는 언제나 안전을 위한 예방 조치를 고려하도록 한다. 이 경우에 왼쪽 무릎 뒤를 타월 등으로 고여 추가로 지지를 한다. 이 스트레칭에서처럼 구부린 자세에서 무릎은 손상에 취약하며, 특히 새로운 움직임을 실험할 때 그렇다.

엉덩이 외회전근과 등 신근 스트레칭
Hip External Rotator and Back Extensor Stretch

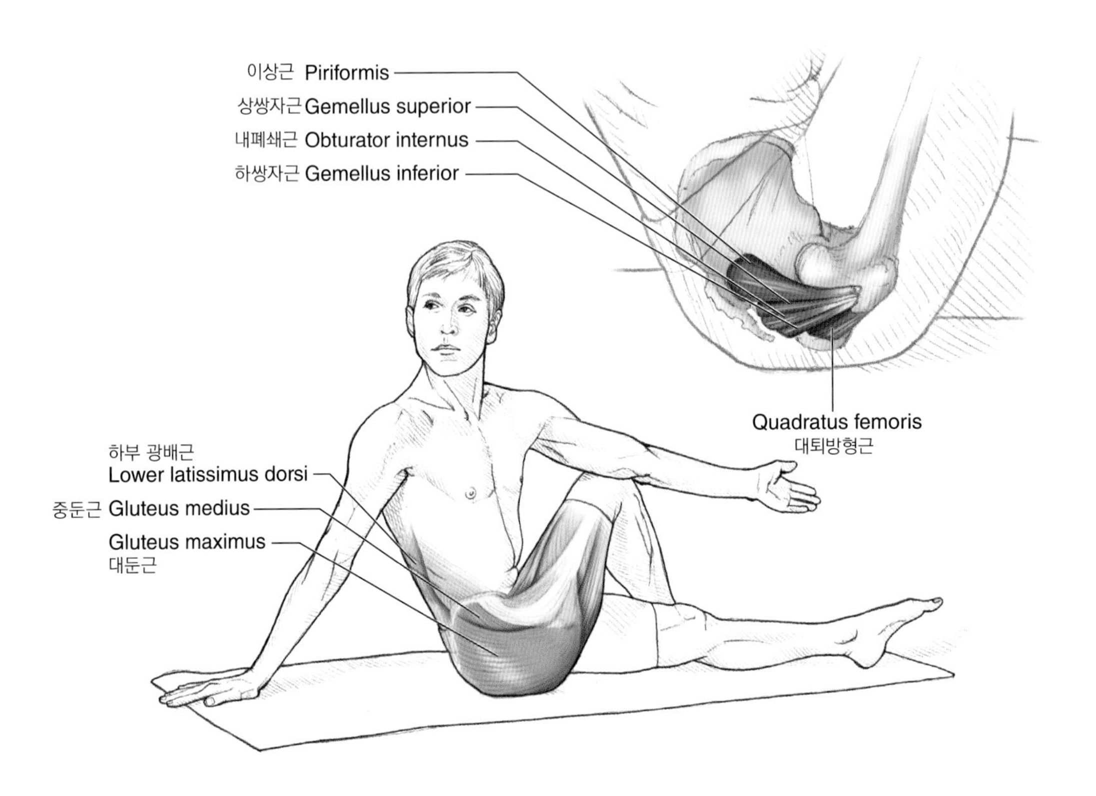

운동

1. 바닥에 앉아 왼쪽 다리를 편다.
2. 오른쪽 다리를 구부려 오른발을 왼쪽 무릎의 외측에 둔다.
3. 왼팔을 구부려 왼쪽 팔꿈치의 외측을 들어 올린 오른쪽 무릎의 외측에 댄다.
4. 오른팔을 우측 엉덩이 근처 바닥에 대어 받친다.
5. 왼쪽 팔꿈치를 오른쪽 무릎에 대고 밀면서, 몸통을 우측으로 가능한 한 멀리 비튼다. 왼쪽 팔꿈치로 충분한 압력을 유지하여 오른쪽 무릎이 안정적인 자세로 있도록 한다.
6. 반대쪽 다리에 대해 이 스트레칭을 반복한다.

스트레칭 근육

스트레칭이 많은 근육: (우측) 대/중/소둔근, 이상근, 상/하쌍자근, 내/외폐쇄근, 대퇴방형근, 하부 광배근, 척추기립근(장늑근, 최장근, 극근)

스트레칭이 적은 근육: (좌측) 대/중둔근, 척추기립근(장늑근, 최장근, 극근), 하부 광배근

스트레칭 지침

이 저강도 스트레칭은 등 하부와 엉덩이에 통증이 있는 사람들에게 아주 적합하다. 등 하부의 문제는 성인 인구에서 매우 흔할 수 있지만 나이가 들면서 문제를 일으킬 위험이 더 높아지는 경향이 있다. 이 부위의 통증은 특정한 손상에 기인하거나 등 근육의 사용으로 시간이 흐르면서 그저 축적될 수 있다. 등 하부 통증 및 불편의 또 다른 원인은 등 및 배 근육의 약화 또는 이들 두 근육군 사이의 근육 불균형이다. 또한 이러한 상태는 통증 감각을 골반 부위로 방사시키는 경향이 있어, 일상적인 일을 편안하게 성취하는 능력을 제한할 가능성이 있다. 이와 같은 통증 및 불편의 완화를 돕기 위해서는 이 저강도 스트레칭을 수행하기 시작하면 매우 유익할 것이다. 이 스트레칭을 규칙적으로 하면 이 부위가 강화되고 통증의 향후 재발을 감소시키는 데 도움이 될 것이다.

이 스트레칭를 수행하는 동안에는 몸통을 똑바로 세운 상태를 유지하도록 한다. 등이 아치를 이루게 하거나 앞으로 구부려서는 안 된다. 몸통을 느린 동작으로 비틀도록 주의한다. 이렇게 하면 표적 근육으로 스트레칭의 양을 제어하는 데 도움이 된다. 왼쪽 팔꿈치를 오른쪽 무릎에 대어 받침으로써 자세를 유지한다.

초급 서서 무릎 구부려 엉덩이 내전근 스트레칭
Beginner Standing Bent-Knee Hip Adductor Stretch

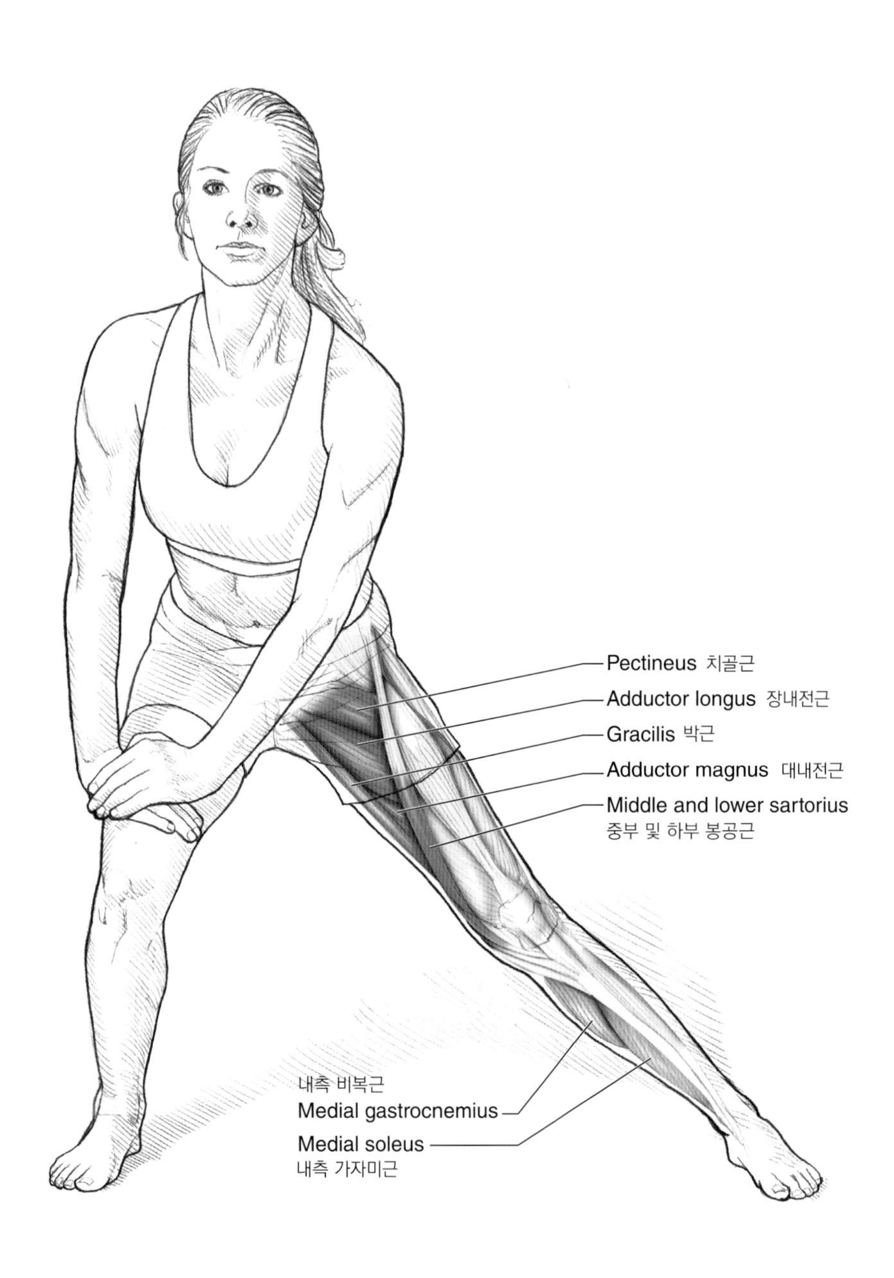

운동

1. 똑바로 서서 다리를 어깨너비보다 더 벌리고 왼발이 바깥으로 향하게 한다.
2. 엉덩이를 내려 반쯤의 스쿼트 자세를 취하면서, 오른쪽 무릎을 구부리고 왼발을 왼쪽으로 바깥으로 미끄러트려 왼쪽 무릎이 펴진 상태를 유지한다.
3. 지지와 균형을 위해 양손을 오른쪽 무릎의 꼭대기에 얹거나, 아니면 균형을 위해 어떤 물체를 붙잡는다.
4. 반대쪽 다리에 대해 이 스트레칭을 반복한다.

스트레칭 근육

스트레칭이 많은 근육: (좌측) 박근, 대/장/단내전근, 치골근, 중부 및 하부 봉공근, 반건양근, 반막양근
스트레칭이 적은 근육: (좌측) 내측 비복근, 내측 가자미근, 장지굴근

스트레칭 지침

이는 내측 대퇴 근육을 위한 가장 쉬운 스트레칭의 하나이다. 많은 사람이 보통의 일상 활동 중에 내측 대퇴 근육을 많이 사용하지 않는다. 따라서 이들 근육은 넓적다리와 엉덩이 부위에 있는 기타 근육들보다 더 약한 경향이 있고, 그 결과 더 빨리 피로해질 수 있다. 언덕 지형에서 걷기나 달리기, 계단 오르기와 내려가기, 혹은 친구들과 동네 농구 게임을 하는 것과 같이 가끔 하는 활동이 때로 내측 대퇴에 피로의 징후인 근육 경련 감각을 초래할 수 있다. 이럴 경우에 경련을 일으킨 근육을 1~2분 스트레칭 하여 풀어주도록 권장한다. 그러면 대부분의 경우에 스트레칭 후 활동을 재개할 수 있다. 어떠한 종류든 운동, 스포츠 또는 격렬한 활동을 시작하기 전에 일련의 가벼운 스트레칭을 수행하면 항상 유익하다는 점을 알아야 한다. 이는 어느 근육군에서든 손상 또는 불편의 가능성을 감소시킨다.

이 스트레칭을 수행하는 동안에는 몸통을 가능한 한 곧게 편 상태를 유지한다. 왼발의 내측에 체중이 걸리도록 하면 보다 편안하다. 스트레칭을 증가시키려면 몸통을 우측으로 구부리고 오른쪽 넓적다리를 양손으로 동시에 내리 누른다.

상급 앉아 엉덩이 내전근 스트레칭
Advanced Seated Hip Adductor Stretch

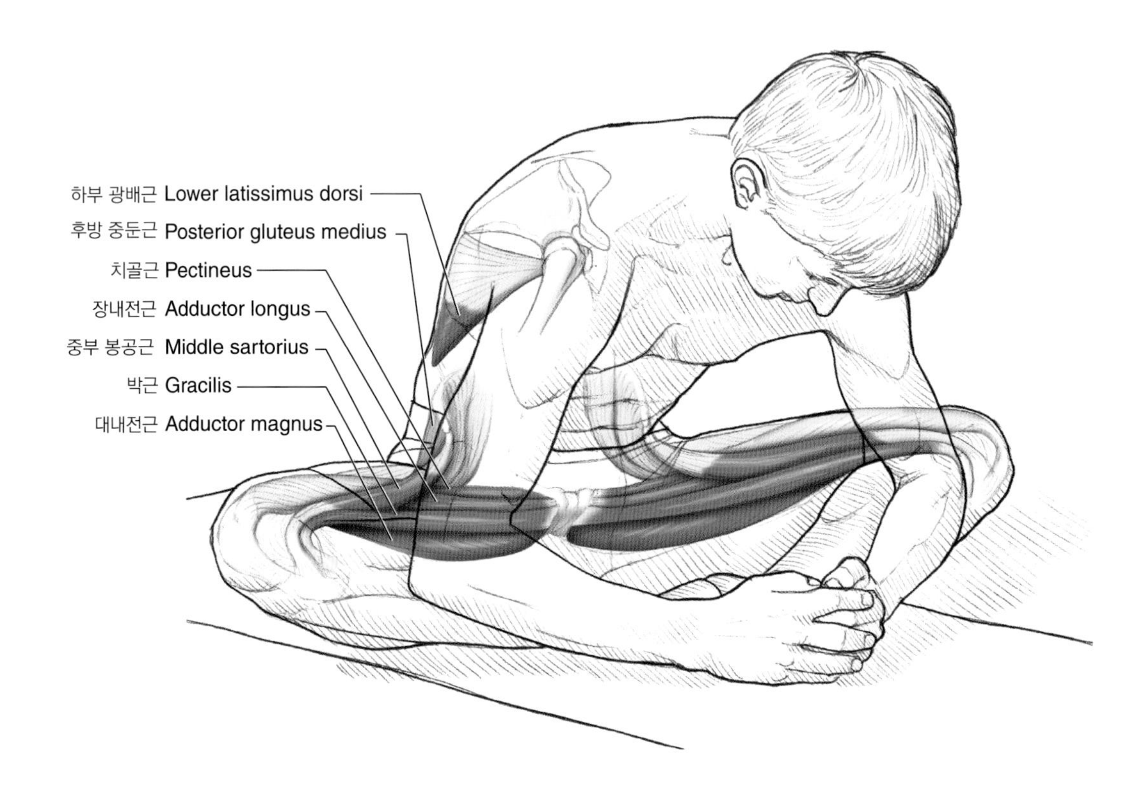

운동

1. 접영 자세로 바닥에 앉는다. 즉 양쪽 무릎을 구부리고 발바닥이 서로 닿게 양발을 모은다.
2. 양발의 발뒤꿈치를 둔부로 가능한 한 가까이 가져간다. (거리는 자신의 유연성이 어느 정도인지에 달려 있다.)
3. 손으로 양발 또는 발목 바로 위 부분을 붙잡고 팔꿈치를 측면으로 벌려 무릎 바로 아래 다리에 닿게 한다.
4. 몸통을 양발 쪽으로 구부리고, 스트레칭 하면서 팔꿈치로 넓적다리 하부와 무릎을 내리 누른다.

스트레칭 근육

스트레칭이 많은 근육: 박근, 대/장/단내전근, 치골근, 중부 봉공근, 하부 척추기립근(장늑근, 최장근, 극근), 하부 광배근

스트레칭이 적은 근육: 대둔근, 후방 중둔근

스트레칭 지침

이 스트레칭의 표적 근육(대/장/단내전근, 박근, 봉공근과 치골근)은 엉덩이와 넓적다리의 내측에 위치한다. 이들 근육은 꽤 크고 엉덩이 내전(즉 다리를 신체의 정중선 쪽으로 움직이는 동작)을 일으킨다. 엉덩이 내전의 광범위한 사용은 빙상 스케이트, 인라인 스케이트 및 스케이트 스타일의 크로스컨트리 스키와 같은 경기 또는 레크리에이션 활동에서 일반적이다. 대부분의 사람들은 간혹 또는 계절적으로 그러한 활동을 한다. 규칙적인 루틴으로 트레이닝이나 컨디셔닝을 하지 않고 산발적으로 그런 활동을 하는 사람에게 활동 후 통증 또는 긴장이 발생하는 경우가 드물지 않다. 이러한 증상이 보다 심해지지 않도록 하기 위해서는 이들 근육을 활동 전, 활동 중(필요하다면), 활동 후에 스트레칭 해야 한다.

표적 근육에 대한 스트레칭의 정도는 발뒤꿈치와 둔부 사이의 거리에 달려 있다. 발뒤꿈치가 둔부에 가까울수록 스트레칭이 커진다. 아울러 이들 내전근에 가해지는 스트레칭의 양은 팔꿈치로 넓적다리의 하부와 무릎에 가하는 압력의 정도로 조절할 수 있다. 양발을 붙잡고 몸통을 앞으로 당기는 지레로 양발을 사용하면 스트레칭을 더욱 강화할 수 있다. 이 기법은 엉덩이 내전근을 표적으로 할 뿐만 아니라 등 하부 근육에도 효과적인 스트레칭이 되게 해준다. 발뒤꿈치를 둔부에서 약 30cm 거리에 두면 대/중둔근과 척추기립근의 스트레칭이 증가하고 내전근의 기시부(골반 하부)에서 스트레칭이 가장 크게 이루어진다.

앉아 엉덩이 내전근과 신근 스트레칭
Seated Hip Adductor and Extensor Stretch

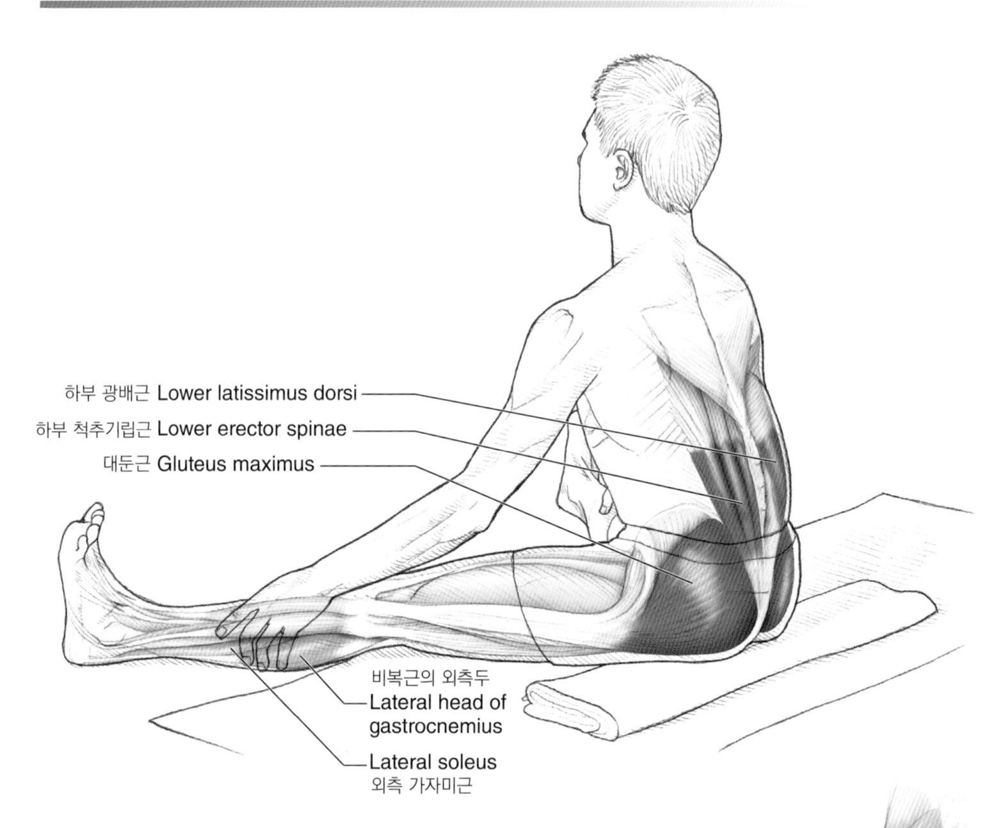

운동

1. 바닥에 편안히 앉아 다리를 V자 자세로 펴고 양발을 서로에서 가능한 한 멀리 벌린다.
2. 양손을 넓적다리 옆 바닥에 둔다.
3. 양쪽 무릎을 펴고 바닥에 대해 가능한 한 평평하게 한 상태를 유지한다.
4. 다리를 따라 양손을 앞으로 미끄러트리고, 몸통을 양쪽 무릎 사이로 구부린다.

햄스트링:
Hamstrings:
Biceps femoris
대퇴이두근
Semitendinosus
반건양근
Semimembranosus
반막양근

스트레칭 근육

스트레칭이 많은 근육: 반건양근, 반막양근, 박근, 대/장내전근, 대둔근, 하부 척추기립근(요장늑근, 흉최장근, 흉극근), 하부 광배근

스트레칭이 적은 근육: 외측 가자미근, 비복근의 외측두, 족저근, 대퇴이두근

스트레칭 지침

이는 대퇴부의 내측 부분, 즉 내전근과 아울러 넓적다리 근육의 내측 후방, 즉 반막양근 및 반건양근을 표적으로 하는 보다 상급의 스트레칭이다. 또한 이 스트레칭은 등 하부의 근육조직에 유익하다. 이 스트레칭에서 양쪽 다리를 동시에 펴는 자세의 특성 때문에, 이 운동은 신체의 이 부위에서 이미 상당한 유연성을 성취한 사람들에게 권장된다.

준비운동을 하면서 양쪽 무릎을 약간 구부린 상태를 유지한다. 근육이 풀린 후에는 무릎을 편 자세로 들어가도 된다. 스트레칭을 극대화하기 위해서는 무릎을 구부리거나, 골반을 전방으로 경사시키거나, 또는 등이 휘어지게 해서는 안 된다. 또한 몸통을 일체로 앞으로 구부리고 몸통이 다리 사이로 중심이 잡힌 상태를 유지해야 한다.

몸통의 자세를 변화시키면 스트레칭의 특성이 변화한다. 예를 들어 몸통을 오른쪽 무릎 위로 두는 자세로 천천히 움직이면 우측 엉덩이 신근, 우측 등 하부 근육과 왼쪽 다리 내전근을 보다 강조하는 스트레칭이 된다. 반면 몸통을 왼쪽 무릎 위로 두는 자세로 움직이면 좌측 엉덩이 신근, 좌측 등 하부 근육과 오른쪽 다리 내전근의 스트레칭을 강조하게 된다.

응용운동 앉아 발가락 당기면서 엉덩이 내전근과 신근 스트레칭
Seated Hip Adductor and Extensor Stretch With Toe Pull

발가락을 붙잡으면 앞의 스트레칭이 보다 복잡해지므로 근육이 추가되어 효과가 증가할 수 있다. 즉 이 응용운동에서는 종아리, 햄스트링, 후방 엉덩이, 등 하부, 어깨 및 팔 근육뿐만 아니라 신체의 우측과 좌측 전체도 동시에 스트레칭 할 수 있다. 스트레칭의 정도는 발가락을 무릎과 경골 쪽으로 얼마나 세게 당기는지에 달려 있다. 앞 운동의 단계 1에서 3까지를 수행한 다음 단계 4에서 양발의 발가락을 붙잡고 머리 쪽으로 당기면 된다.

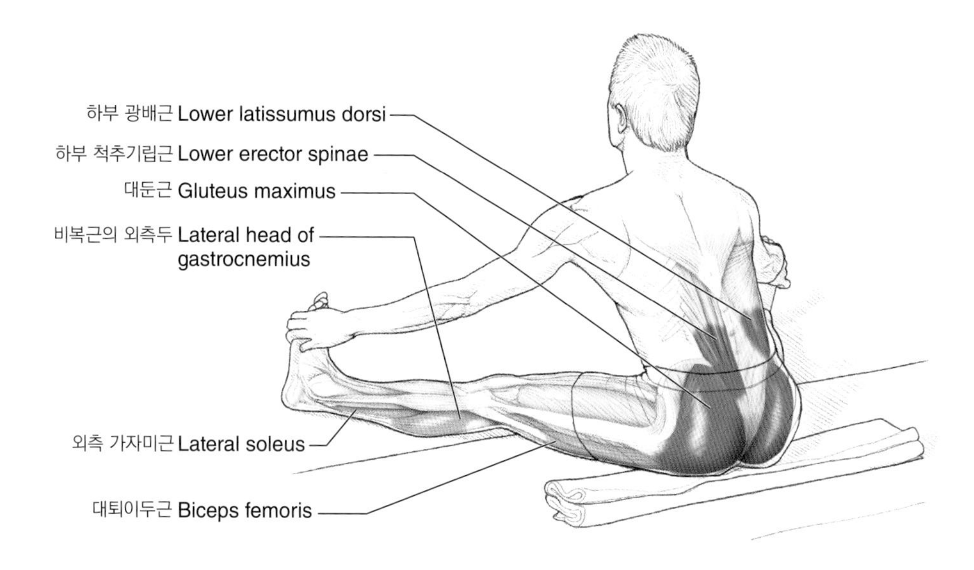

5 하부 몸통 LOWER TRUNK

흉추 12개, 요추 5개, 천골, 늑골 및 골반 뼈와 함께 관련 근육 및 인대가 몸통의 유연한 틀을 이룬다. 추골과 기타 뼈들, 근육, 그리고 인대가 협력하여 몸통을 지지하고 움직인다. 몸통의 척추체(타원형의 추골 몸통)들은 후방 및 전방 인대에 의해, 그리고 각각의 극돌기 및 횡돌기를 인접 추골의 해당 부위에 이어주는 기타 인대들에 의해 연결된다. 아울러 각각의 추골은 추간판에 의해 분리된다. 추골이 추간판에 가하는 압박을 통해 몸통은 전방, 후방 및 측면으로 움직일 수 있는데, 움직임의 정도는 부분적으로 척추 관절면에 의해 제한된다.

몸통은 굴곡(가슴과 넓적다리를 상대 쪽으로 움직이는 동작), 신전(가슴과 넓적다리를 상대에서 반대쪽으로 움직이는 동작), 과신전(몸통이 직립 자세를 넘어 아치를 이루게 하는 동작), 측면 굴곡(측면으로 구부려 어깨를 동측 엉덩이 쪽으로 움직이는 동작), 측면 신전(구부려 어깨와 동측 엉덩이 사이의 거리를 늘리는 동작), 그리고 회전으로 움직인다.

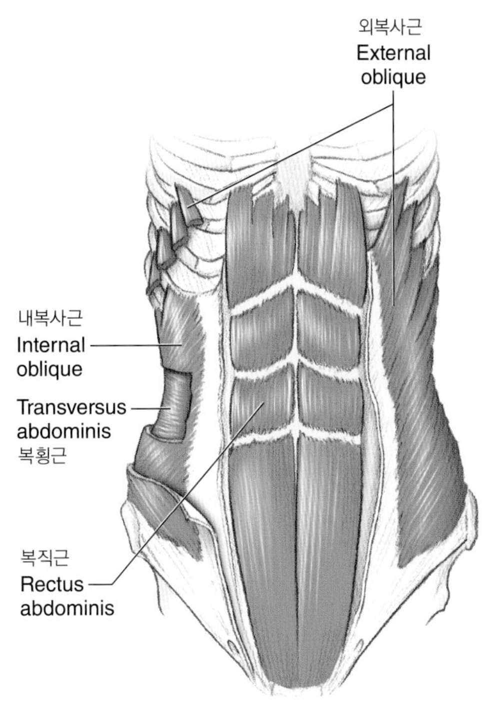

그림 5-1. 복부의 근육

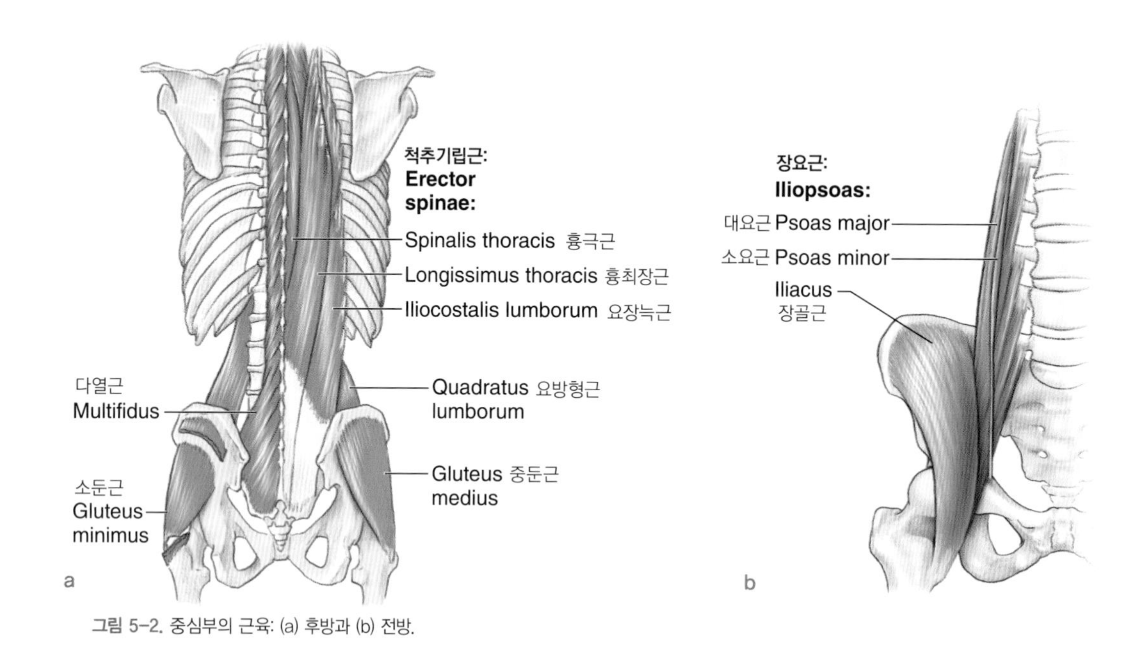

그림 5-2. 중심부의 근육: (a) 후방과 (b) 전방.

몸통의 많은 근육은 좌우측에 짝을 이루고 있으므로, 몸통의 근육은 측면 굴곡, 측면 신전과 회전에 관여할 수 있다. 예를 들어 우측 외복사근 및 내복사근은 우측 측면 굴곡의 수행을, 좌측 외복사근 및 내복사근은 우측 측면 신전의 수행을 돕는다. 하부 몸통의 움직임에 관여하는 여러 근육이 골반 뼈와 척주나 흉곽 사이를 주행한다.

외복사근, 내복사근 및 복직근(그림 5-1)과 요방형근(그림 5-2a)은 흉곽을 골반 쪽으로 당겨 몸통을 굴곡시킨다. 몸통 굴근인 장골근(그림 5-2b)은 대퇴골(femur, 넓적다리뼈)을 골반 쪽으로 당긴다. 또 다른 몸통 굴근인 대요근은 척주를 대퇴골 쪽으로 당긴다. 주요 몸통 신근들(요장늑근, 흉최장근과 흉극근)은 합쳐서 척추기립근이라고 한다. 요장늑근은 후방 골반과 후방 척주 사이를 주행하는 반면, 흉최장근과 흉극근은 후방 척주를 따라 주행하고 척주의 개별 추골들이 단일체로 협력하도록 돕는다. 극간근, 횡돌간근, 다열근과 회선근은 개별 추골들 사이를 주행하고 추골의 개별 짝들 또는 군들 사이에 작은 변화를 일으켜 큰 움직임을 가져온다.

몸통을 움직이는 능력은 수축하는 근육의 근력, 대립하는 인대의 뻣뻣함, 수축하지 않는 근육의 뻣뻣함, 척추체가 인접 추골과 이루는 정렬, 추간판의 압축성, 그리고 신체 부위들 간의 접촉에 의해 제한된다. 예를 들어 몸통 굴곡은 후방 몸통 근육의 뻣뻣함, 후방 몸통 인대의 뻣뻣함, 전방 몸통 근육의 근력, 척추체가 인접 추골과 이루는 정렬, 추간판 전방 부분의 압축성, 턱 또는 흉곽이 다리와 하는 접촉, 그리고 복부 지방 덩이에 의해 제한된다. 마찬가지로 몸통 신전은 전방 몸통 근육의 뻣뻣함, 전방 몸통 인대의 뻣뻣함, 신근의 근력, 척추체가 인접 추골과 이루는 정렬, 그리고 추간판 후방 부분의 압축성에 의해 억제된다. 굴곡 및 신전에 대해 이상에서 열거한 요인들 외에, 몸통의 측면 동작은 각 추골의 횡돌기가 인접 횡돌기들과 일으키는 충돌에 의해 억제된다. 몸통 회전은 척추 인대의 뻣뻣함, 회전하는 측면에 있는 근육의 근력, 회전하는 측면 반대쪽 근육의 뻣뻣함, 그리고 신체 조직 및 그들의 크기에 의해 제한된다. 예를 들어 좌측 회전은 좌측 근육의 약화 및 우측 근육의 긴장에 의해 제한된다.

등 근육이 뻣뻣한 많은 사람이 스트레칭을 하면 일부 통증의 완화에 도움이 된다고 한다. 등 근육, 즉 몸통 신근은 척추 통증에 영향을 미치는 유일한 하부 몸통 근육이 아니다. 흔히 사람들은 몸통을 뒤로 기울이면(몸통 과신전) 척추 통증이 완화되는데, 이러한 동작이 복부 근육, 즉 몸통 굴근을 스트레칭 하기 때문이다. 이는 유연한 몸통 굴근도 중요하다는 점을 보여준다. 더욱이 골프, 테니스, 던지기 스포츠 등 수많은 스포츠 활동이 몸통비틀기를 요한다. 몸통비틀기는 몸통 신근, 굴근 및 측면 굴근을 동원한다. 모든 하부 몸통 근육에서 운동범위의 향상은 몸통 회전의 운동범위를 증가시키고 이러한 동작을 요하는 활동들에서 경기력을 향상시킬 수 있다.

등 하부의 과신전과 과굴곡은 잠재적으로 위험하며, 특히 복부, 대퇴부 및 둔부 근육이 약화되어 있는 경우에 그렇다. 뒤로 구르는 움직임은 경추(목)에 잠재적으로 위험하다. 이러한 동작으로 인한 잠재적인 손상으로는 척추 디스크의 과도한 압착, 척추 관절의 끼임, 요추에서 나가는 척추 신경의 압박 등이 있다. 이 장에서 소개하는 스트레칭들을 하기로 한다면 기타 대부분의 스트레칭들보다 더 점진적으로 진행하도록 한다. 아울러 뒤로 구르기 중에 목에 압력이 가해지지 않도록 하기 위해서는 견갑골을 바닥에 접촉한 상태를 유지해야 한다.

초급 서서 엉덩이 굴근 스트레칭
Beginner Standing Hip Flexor Stretch

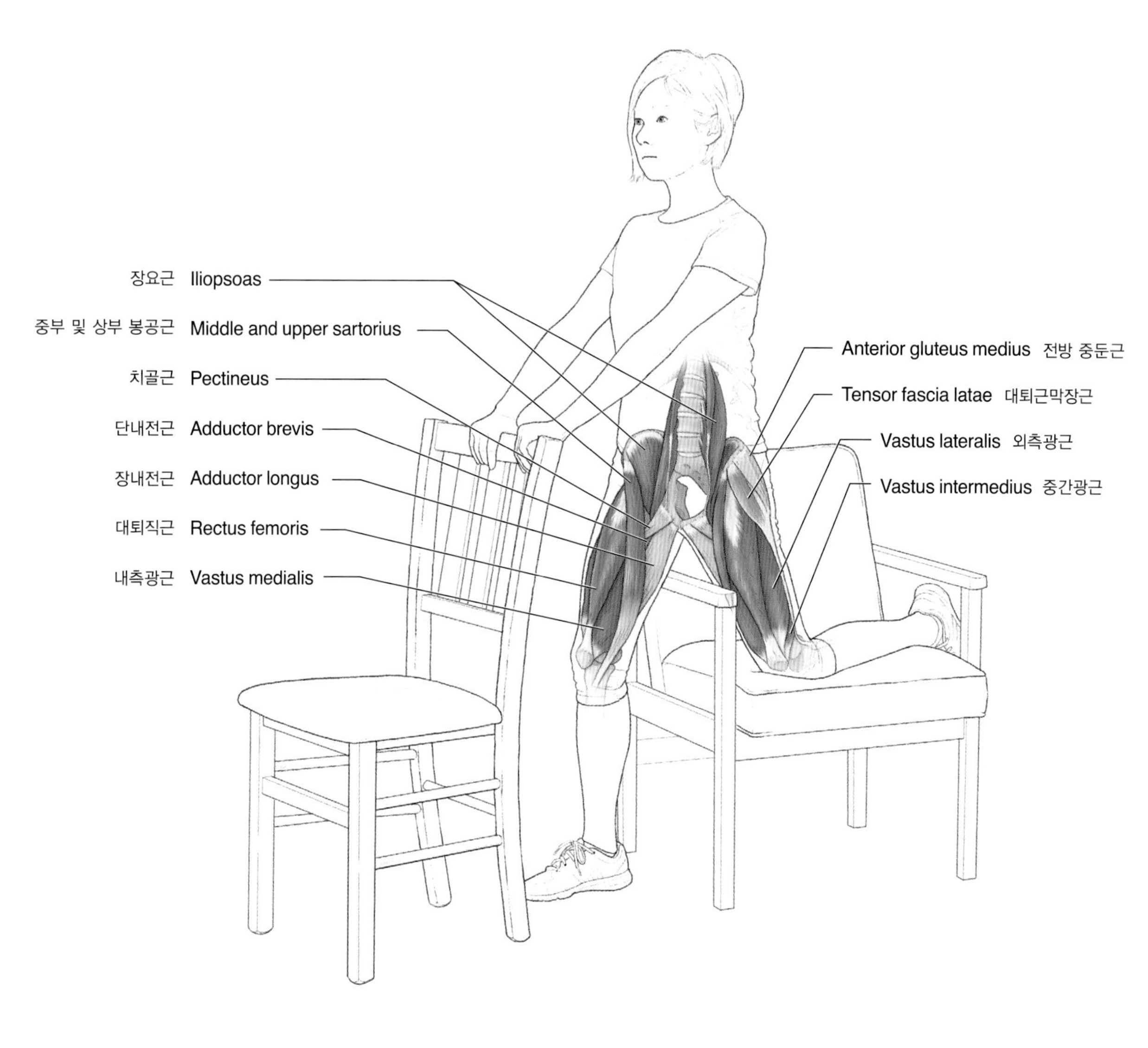

운동

1. 왼쪽 다리를 방석이 있는 소파 또는 팔걸이의자 옆에 둔 채 똑바로 서며, 소파 방석들의 높이가 무릎과 수평을 이루거나 무릎보다 조금 아래로 놓이도록 한다.

2. 추가로 의자를 등받이가 자신을 향하도록 놓아 지지대로 사용한다.
3. 오른쪽 다리를 편 상태로 유지하면서, 왼쪽 무릎을 약 90도로 구부려 소파 또는 팔걸이의자에 얹는다.
4. 자신의 앞쪽에 있는 의자의 등받이를 붙잡아 균형을 유지한다.
5. 의자를 붙잡고 있으면서, 천천히 엉덩이를 일체로 앞으로 움직인다.
6. 반대쪽 다리에 대해 이 스트레칭을 반복한다.

스트레칭 근육

스트레칭이 많은 근육: (우측) 대퇴사두근(대퇴직근, 내측/중간/외측광근), 장요근, 대퇴근막장근, 중부 및 상부 봉공근

스트레칭이 적은 근육: (우측) 치골근, 전방 중둔근, 단/장내전근

스트레칭 지침

사람들은 흔히 특정 유형의 운동 동작 때문에 엉덩이 부위의 앞쪽에서 주기적인 근육 통증 또는 긴장을 겪으며, 특히 운동 루틴 또는 스포츠에서 생소한 동작 패턴을 수행하는 중에 혹은 수행한 후에 그렇다. 또한 통증은 운동 또는 스포츠를 수개월이나 수년 후 다시 시작한 뒤 쉽게 일어난다. 스포츠 또는 운동의 수행 중에 근육통이 심화되면, 휴식을 취하고 통증이 있는 근육군을 스트레칭 해야 할 시점이다.

구부린 다리를 지지하는 표면에 얹을 때에는 올바른 높이로 위치시키기 위해 필요하다면 방석을 추가로 사용하고 그쪽 다리의 하퇴부 전체가 방석에 얹히도록 한다. 이렇게 하면 하퇴부와 슬관절에 가해지는 스트레스가 최소화되면서 엉덩이 굴근의 보다 효과적인 스트레칭이 가능해진다. 또한 구부린 다리의 아래에 방석을 추가하면 이 스트레칭이 더 편안해질 것이다.

자신의 앞쪽에 있는 의자를 붙잡고 있으면서 엉덩이를 천천히 앞으로 일체로 움직이면 스트레칭이 증가한다. 유연성이 향상되면서는 이 스트레칭의 효과를 증가시키기 위해 엉덩이를 앞으로 움직이면서 동시에 주의해서 등 하부가 아치를 이루게 할 수도 있다. 아울러 몸통을 약간 바깥쪽 또는 안쪽으로 회전시키면 각각 넓적다리 내측(안쪽) 또는 외측(바깥쪽) 부위의 스트레칭을 강조하게 된다.

중급 엉덩이 굴근 스트레칭
Intermediate Hip Flexor Stretch

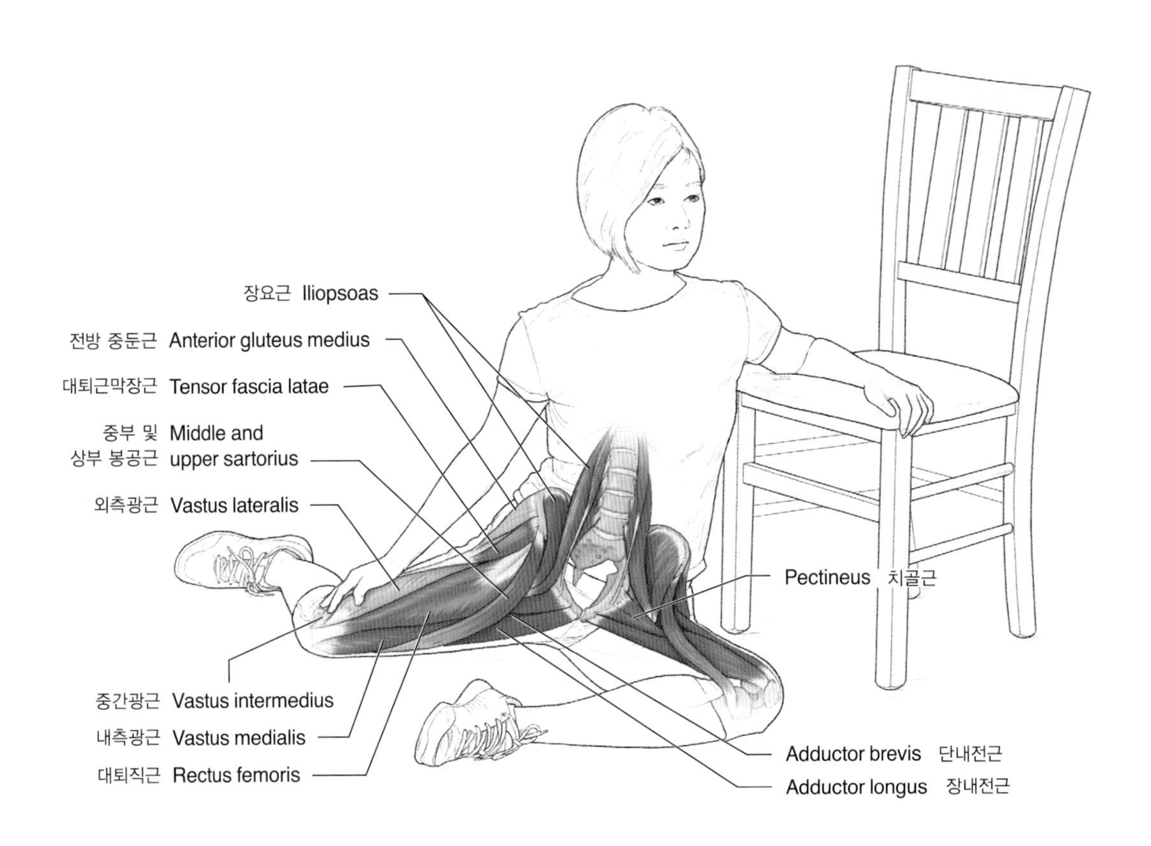

운동

1. 소파, 침대 또는 의자 가까이 바닥에 앉는다.
2. 왼쪽 다리를 몸통의 앞쪽으로 두며, 왼쪽 무릎을 90도 아래로 구부리고 왼쪽 다리의 외측을 바닥 표면에 평평하게 댄다.
3. 오른쪽 다리를 몸통 뒤로 뻗으며, 무릎을 구부리고 무릎과 하퇴부의 내측을 편안한 한도로 가능한 한 뒤로 멀리 바닥에 놓는다.

4. 왼쪽 상부 몸통을 소파, 침대 또는 의자에 기대고 왼팔을 그 표면에 놓아 추가로 지지하고 균형을 잡는다.
5. 몸통을 똑바로 세우고 소파, 침대 또는 의자 가까이 둔 상태를 유지하면서, 엉덩이를 일체로 천천히 앞으로 움직인다.
6. 동시에 오른쪽 무릎을 펴고 오른쪽 다리가 가능한 한 뒤로 멀리 밀리도록 한다.
7. 반대쪽 다리에 대해 이 스트레칭을 반복한다.

스트레칭 근육

스트레칭이 많은 근육: (우측) 장요근, 치골근, 대퇴근막장근, 대퇴직근, 내측광근, 단/장내전근, 중부 및 상부 봉공근

스트레칭이 적은 근육: (우측) 전방 중둔근, 중간광근, 외측광근

스트레칭 지침

이 운동은 아주 좋은 장요근(장골근과 대요근) 스트레칭이다. 일부 사람들(특히 남성)의 경우에 처음에 이 스트레칭은 수행하기가 힘들 수도 있으나, 일주일 정도가 지나면 점차 더 수월해질 것이다. 여성의 골반은 남성의 골반보다 더 짧고 크며 넓기 때문에, 이 스트레칭 자세는 남성보다는 여성에게 비교적 더 쉽다. 몸통을 소파, 침대 또는 의자 가까이 유지하고 가능한 한 똑바로 세운 상태를 유지하면서 엉덩이를 일체로 천천히 앞으로 움직이면 스트레칭이 더 커진다. 유연성이 향상되면서는 이 스트레칭의 효과를 증가시키기 위해 엉덩이를 앞쪽으로 움직이면서 동시에 주의해서 등 하부가 아치를 이루게 할 수도 있다. 또한 몸통을 약간 안쪽 방향으로 회전시키면 장요근이 좀 더 스트레칭 될 것이다.

이 스트레칭은 수행하기가 수월해 하루에 여러 번 할 수 있을 텐데, 특히 책을 읽거나, TV를 보거나, 혹은 그저 휴식을 취하면서 할 수 있기 때문이다.

상급 엉덩이 굴근 스트레칭
Advanced Hip Flexor Stretch

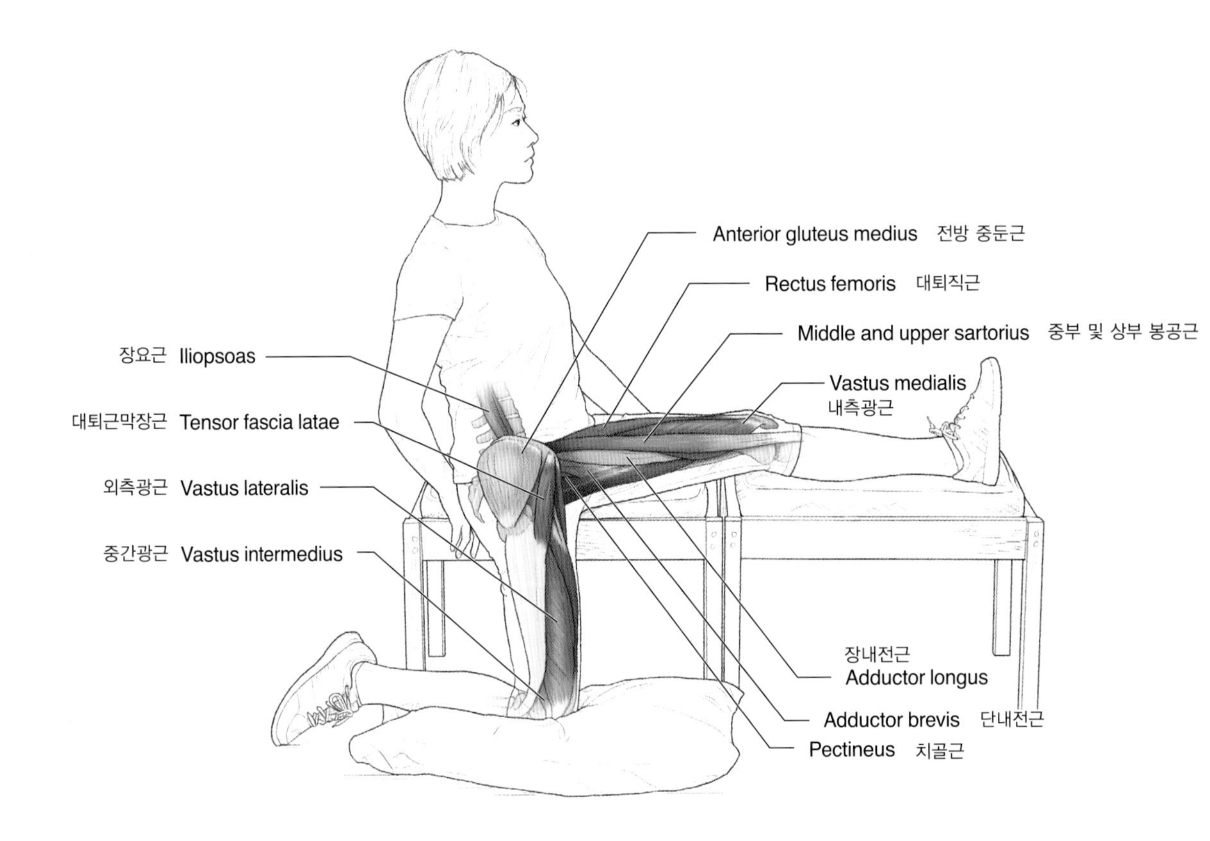

운동

1. 소파 또는 침대의 가장자리를 따라 앉고 그 표면에서 왼쪽 다리를 몸 앞쪽으로 뻗는다.
2. 베개나 쿠션을 소파 또는 침대 옆으로 바닥에 놓는다.
3. 오른쪽 무릎을 구부리며, 오른쪽 무릎 및 정강이를 베개 또는 쿠션에 얹는다.
4. 양손을 엉덩이와 몸통 뒤로 소파 또는 침대에 둔다.
5. 몸통을 편안한 한도로 가능한 한 많이 엉덩이로부터 뒤쪽으로 천천히 뻗으면서 몸통의 하중을 팔과 엉덩이 뒤 표면에 둔 손으로 지지한다.
6. 반대쪽 다리에 대해 이 스트레칭을 반복한다.

스트레칭 근육

스트레칭이 많은 근육: (우측) 장요근, 대퇴근막장근, 대퇴사두근(대퇴직근, 내측/중간/외측광근), 중부 및 상부 봉공근

스트레칭이 적은 근육: (우측) 치골근, 전방 중둔근, 단/장내전근

스트레칭 지침

이 운동은 엉덩이 굴근을 대상으로 하는 상급 스트레칭이다. 이 스트레칭은 소파 또는 침대에 앉거나, TV를 보거나, 혹은 음악을 들으면서 수행할 수 있다. 소파 표면에 앉으면 이 스트레칭의 수행이 보다 편안하고 느긋해진다. 편안하도록 오른쪽 무릎 및 발등 아래에 베개를 괸다. 오른쪽 다리를 몸통에서 뒤로 뻗으면 스트레칭의 정도를 모니터링 할 수 있다. 유연성이 증가하면서 몸통을 뒤로 더 멀리 기울이고 몸통의 하중을 손 대신 팔꿈치로 지지한다. 또한 유연성이 증가하면서 오른쪽 다리를 뒤로 더 멀리 뻗을 수 있을 것이다. 아울러 엉덩이를 천천히 앞으로 움직이면 엉덩이 굴근에 가해지는 스트레칭의 정도를 모니터링 할 수 있다. 몸통을 뒤쪽으로 움직이면서 오른쪽 다리를 뒤로 더 멀리 뻗고 동시에 엉덩이를 앞으로 움직이면 이 스트레칭의 강도가 증가할 수 있다.

앞쪽 넓적다리의 외측(바깥쪽)이나 내측(안쪽)에서 통증 또는 긴장을 경험할 경우에는 몸통을 뒤쪽으로 기울일 때 상체를 내측 근육으로부터 멀어지는 방향으로 회전시켜(우측을 시계 방향으로 회전시켜) 내측 근육(장요근, 내측광근과 치골근)의 스트레칭에 강조점을 두는 방안을 고려한다. 외측 근육(외측광근과 대퇴근막장근)의 스트레칭에 대부분의 강조점을 두려면 몸통을 뒤쪽으로 기울일 때 상체를 외측 근육으로부터 멀어지는 방향으로 회전시킨다(우측을 반시계 방향으로 회전시킨다).

바로 누워 하부 몸통 굴근 스트레칭
Supine Lower-Trunk Flexor Stretch

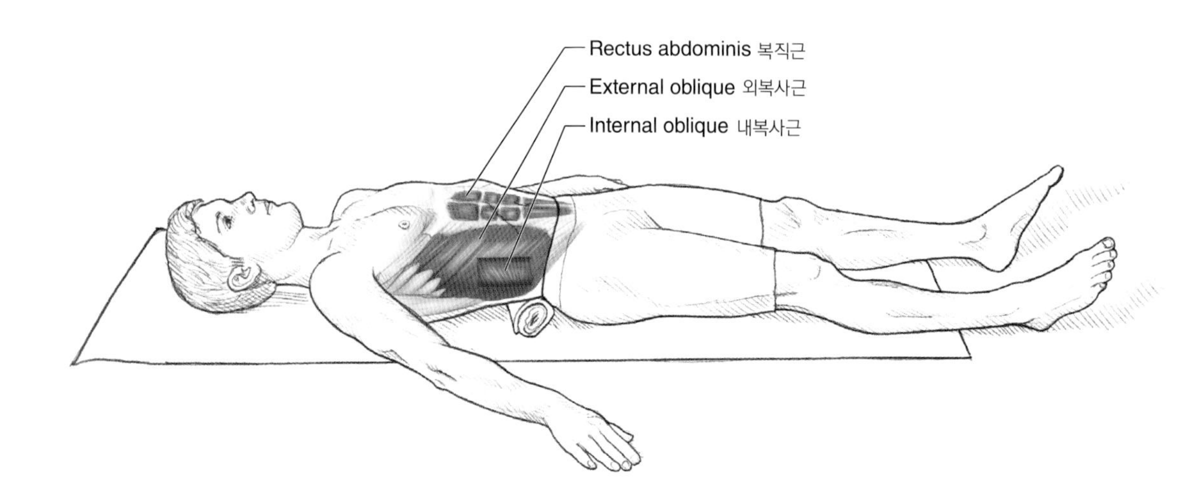

운동

1. 바닥에 등을 대고 눕는다.
2. 둘둘 말은 타월(직경 2.5~5cm)을 등과 바닥 사이 허리의 잘록한 부분에 고인다.

스트레칭 근육

스트레칭이 많은 근육: 복직근, 내/외복사근
스트레칭이 적은 근육: 요방형근, 대요근, 장골근

스트레칭 지침

복근이 긴장되어 있으면 전반적인 모습이 나아진다고 생각하는 사람이 많지만, 복근의 긴장은 신체에 매우 부정적인 영향을 미칠 수 있다. 첫째, 복근의 긴장은 요통의 주요 원인이다. 이들 근육이 긴장되어 있으면 치골을 위로 당겨 골반의 꼭대기를 후방으로 경사시킨다. 시간이 흐르면서 등 상부 근육이 약화되고 과신장되어 요추 만곡이 펴지며, 그러면 요추 관절 및 디스크에 가해지는 압력이 증가한다. 끊임없는 디스크의 신장과 압박은 만성 통증을 초래한다. 아울러 이들 근육이 긴장되어 있으면 복강과 골반강의 용적이 감소한다. 이는 이들 강에 있는 장기들을 압박해 위로 흉강으로 쏠리게 하며, 이에 따라 흉강의 용적도 감소한다. 그 결과 호흡, 소화, 배설 및 성기능이 적절히 기능하지 못한다. 마지막으로, 복근이 긴장된 상태에서 운동을 하면 좌상, 파열과 심지어 탈장을 야기할 수 있다.

이 스트레칭은 특히 굽은 등(swayed back, 척추만곡증)을 하고 있거나 복근이 약화되어 있는 사람들에게 권장되는데, 등 하부가 아치를 이루게 하면 이러한 사람들에게 잠재적으로 위험하기 때문이다. 이 운동에서는 등 쪽 허리의 잘록한 부분이 지지를 받으므로, 척주에 가해지는 원치 않는 압력이 감소한다. 그럼에도 불구하고 등 지지물의 직경이 중요하다. 타월의 직경이 클수록 원치 않는 압력도 커진다. 등 상부, 견갑골과 둔부가 바닥에 편안히 놓이도록 한다. 또한 둔부를 조이면 등 하부에 가해지는 스트레스가 감소할 것이다.

엎드려 누워 하부 몸통 굴근 스트레칭
Prone Lower-Trunk Flexor Stretch

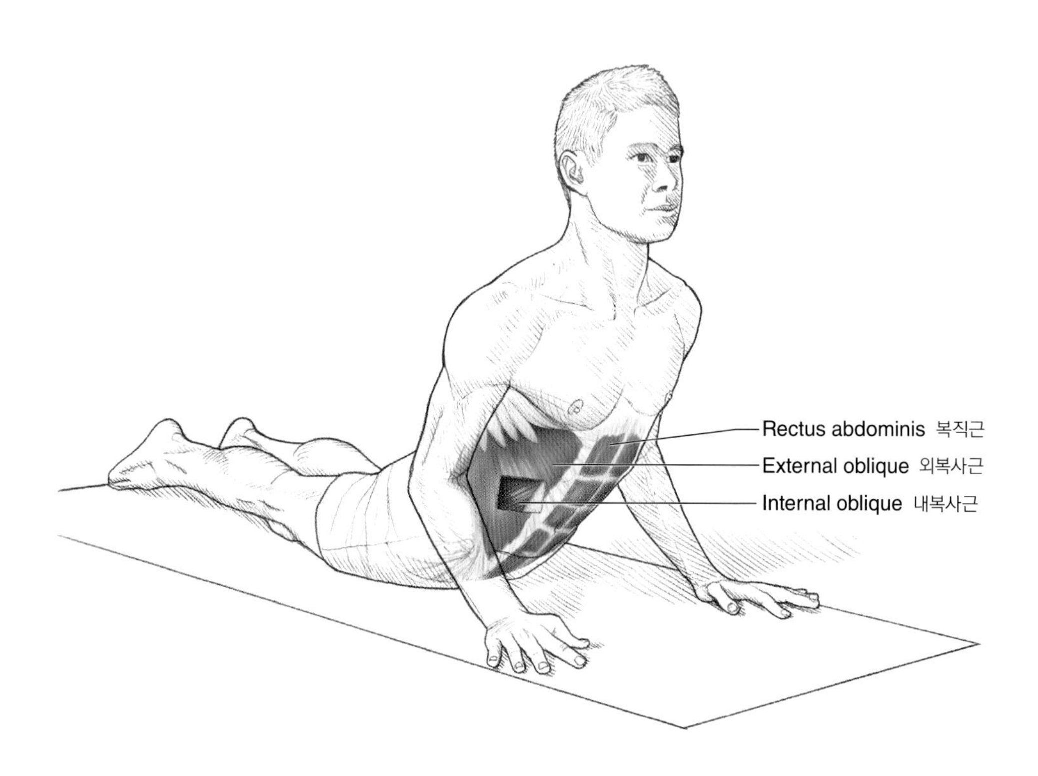

운동

1. 바닥에 엎드려 눕는다.
2. 양 손바닥을 가슴 높이에서 몸의 양옆으로 바닥에 대고 손가락이 앞을 향하도록 한다.
3. 천천히 등이 아치를 이루게 하면서, 둔부를 수축시킨다.
4. 계속해서 등이 아치를 이루게 하면서, 머리와 가슴을 바닥에서 들어 올리되 어깨를 구부리지 않는다.

스트레칭 근육

스트레칭이 많은 근육: 복직근, 내/외복사근
스트레칭이 적은 근육: 요방형근, 대요근, 장골근, 회선근, 횡돌간근

스트레칭 지침

운전하거나 책상 앞에 앉아 많은 시간을 보내는 사람들은 앞으로 구부정하고 등 상부가 굽은 자세를 취하는 경향이 있으며, 이러한 자세는 복근을 긴장시키기도 한다. 복근이 긴장되어 있으면 코르셋을 착용하고 있는 것과 다름없다. 이렇게 복강과 골반강을 압박하면 등 근육의 약화를 초래하고, 호흡을 제한하며, 복강 장기(예로 위, 장, 간, 췌장)의 작용을 방해할 수 있다. 이들 근육이 긴장되어 있으면 횡격막이 내려갈 수 없고 흉곽이 확장할 수 없다. 호흡 불량은 만성 피로, 우울증, 천식, 그리고 혈액에 대한 불충분한 산소공급으로 인한 기타 결과를 야기할 수 있다. 또한 복강의 장기들은 비좁은 공간에서는 잘 작용하지 못한다. 신장과 방광의 기능이 감소할 수도 있다. 자궁은 아래로 쏠려 압력이 증가하고 혈류가 감소할 수 있다. 전립선의 압력 증가와 혈류 감소가 일어날 수도 있다.

등 하부가 아치를 이루게 하는 동작은 잠재적으로 위험하며, 특히 복근이 약화되어 있는 경우에 그렇다. 이러한 동작으로 인한 잠재적인 손상으로는 척추 디스크의 과도한 압착, 척추 관절의 끼임, 요추에서 나가는 척추 신경의 압박 등이 있다. 그러므로 이 스트레칭은 근육이 매우 뻣뻣한 사람들에게만 권장된다. 이 스트레칭을 할 때에는 아치가 최소한으로 이루어지게 하고 그러는 동안 둔부를 조이도록 한다. 둔부를 조이면 등 하부에 가해지는 스트레스가 감소한다.

서서 하부 몸통 굴근 스트레칭
Standing Lower-Trunk Flexor Stretch

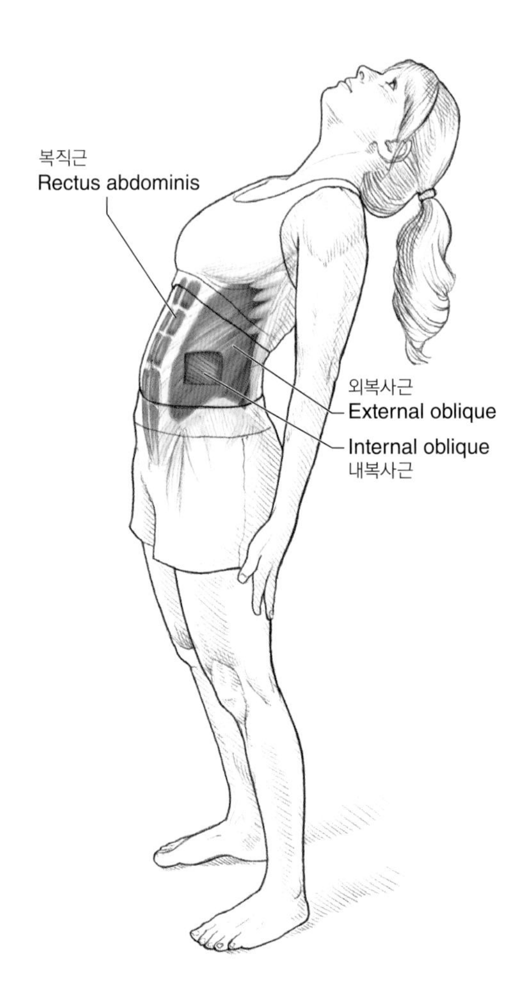

운동

1. 똑바로 서서 다리를 60~90cm 벌리고 손을 엉덩이에 둔다.
2. 천천히 등이 아치를 이루게 하면서, 둔부를 수축시키고 엉덩이를 앞으로 민다.
3. 계속해서 등이 아치를 이루게 하면서, 머리를 뒤로 내리고 손이 둔부를 지나 다리를 따라 아래로 밀리도록 한다.

스트레칭 근육

스트레칭이 많은 근육: 복직근, 내/외복사근
스트레칭이 적은 근육: 요방형근, 대요근, 장골근

스트레칭 지침

이 스트레칭은 특히 굽은 등(척추만곡증)을 하고 있거나 복근이 약화되어 있는 사람들에게 잠재적으로 위험하다. 이 운동은 굽은 등을 악화시키고 척추 디스크의 과도한 압착, 척추 관절의 끼임과 요추에서 나가는 척추 신경의 압박을 초래할 수 있다. 그러므로 이 스트레칭은 근육이 매우 뻣뻣하고 굽은 등을 하고 있지 않은 사람들에게만 권장된다. 또한 이 운동은 나머지 등 하부 굴근 스트레칭들이 향상을 제공하지 못하는 경우에만 하도록 한다. 이 스트레칭을 할 때에는 아치가 최소한으로 이루어지게 하고 그러는 동안 둔부를 조이도록 한다. 둔부를 조이면 등 하부에 가해지는 스트레스가 감소한다.

앉아 하부 몸통 신근 스트레칭
Seated Lower-Trunk Extensor Stretch

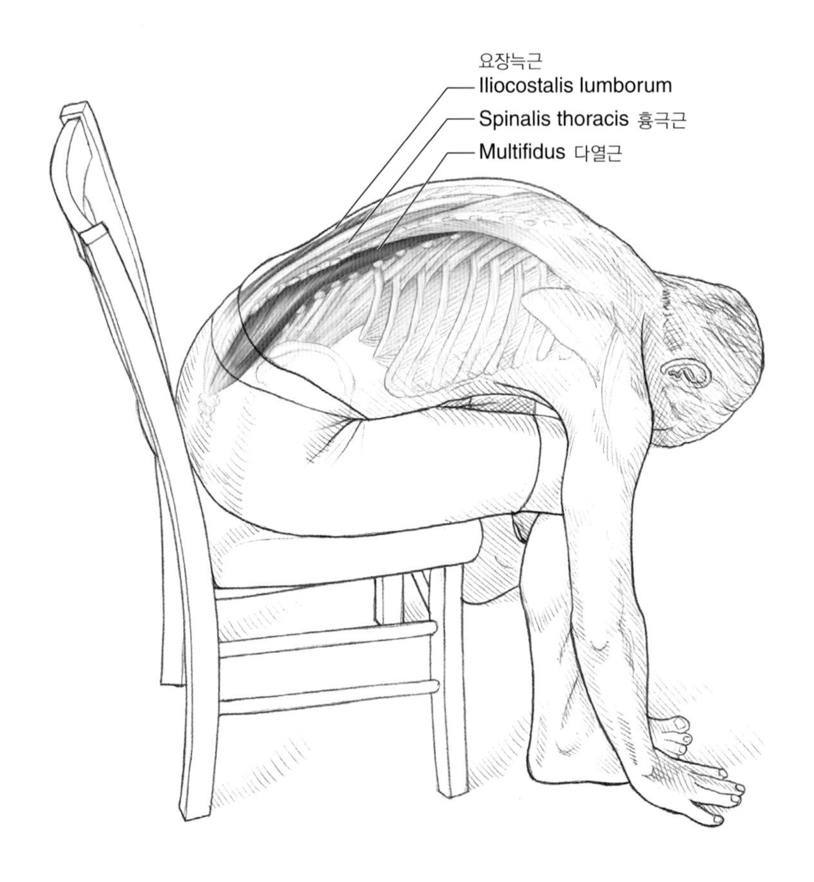

운동

1. 의자에 똑바로 앉아 다리를 벌린다.
2. 천천히 등 상부를 구부리고 몸통을 앞으로 기울이기 시작한다.
3. 계속해서 허리를 구부리고 머리와 배를 다리 사이와 넓적다리 아래로 내린다.

스트레칭 근육

스트레칭이 많은 근육: 요장늑근, 다열근
스트레칭이 적은 근육: 극간근, 회선근, 흉극근

스트레칭 지침

집안 청소, 정원 가꾸기, 무거운 물건 들어 올리기와 운동하기처럼 단순한 일상 과업이라도 부정확한 자세로 하면 등 근육에 긴장을 초래할 수 있다. 나쁜 자세로는 의자에 구부정한 자세로 앉는 것, 등을 구부린 자세로 앉는 것, 똑바르지 않은 자세로 서는 것, 물건을 들어 올릴 때 무릎을 편 상태로 유지하는 것 등이 있다. 이 모든 동작은 등 근육을 과작용시키거나 과신장시켜 근육의 긴장을 초래한다. 등 근육이 긴장을 일으키는 기타 2가지 흔한 이유는 의식 수준의 심리적 스트레스와 잠재의식 수준의 억압된 감정이다. 스트레스는 투쟁 또는 도피 반응(fight or flight response)으로 등 근육을 긴장시키므로, 근육을 과작용시키고 근육에서 척추를 지지하는 데 필요한 에너지를 빼앗는다. 단기적으로 등 스트레칭 운동은 스트레스를 감소시켜 이러한 문제를 줄인다. 장기적으로는 이러한 운동이 등 근육을 더 강화하고 신장시켜 과작용 및 과신장 가능성을 감소시킨다.

과굴곡은 척수를 손상시킬 수 있다. 이 운동을 할 때에는 천천히 진행하고 등이 곧게 펴지지 않도록 한다. 또한 둔부가 의자에서 들리면 스트레칭의 효과가 최소화된다.

응용운동 앉아 하부 몸통 신근과 측면 굴근 스트레칭
Seated Lower-Trunk Extensor and Lateral Flexor Stretch

머리를 무릎의 한쪽으로 기울이면 하부 몸통 신근에 가해지는 스트레칭이 증가하고 일부 측면 굴근의 부분적인 스트레칭이 이루어질 것이다. 의자에 똑바로 앉아 다리를 벌린다. 천천히 등 상부를 구부리고 몸통을 앞으로 기울인다. 몸통을 앞으로 기울이면서, 계속해서 허리를 구부리고 머리와 배를 우측 무릎 쪽으로 내린다. 마지막으로, 천천히 머리를 우측 무릎 아래로 내린다. 좌측 무릎 쪽으로 반복한다.

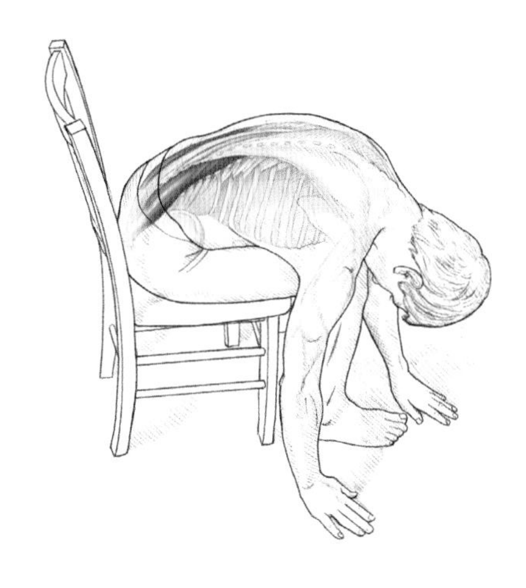

뒤로 누워 하부 몸통 신근 스트레칭
Reclining Lower-Trunk Extensor Stretch

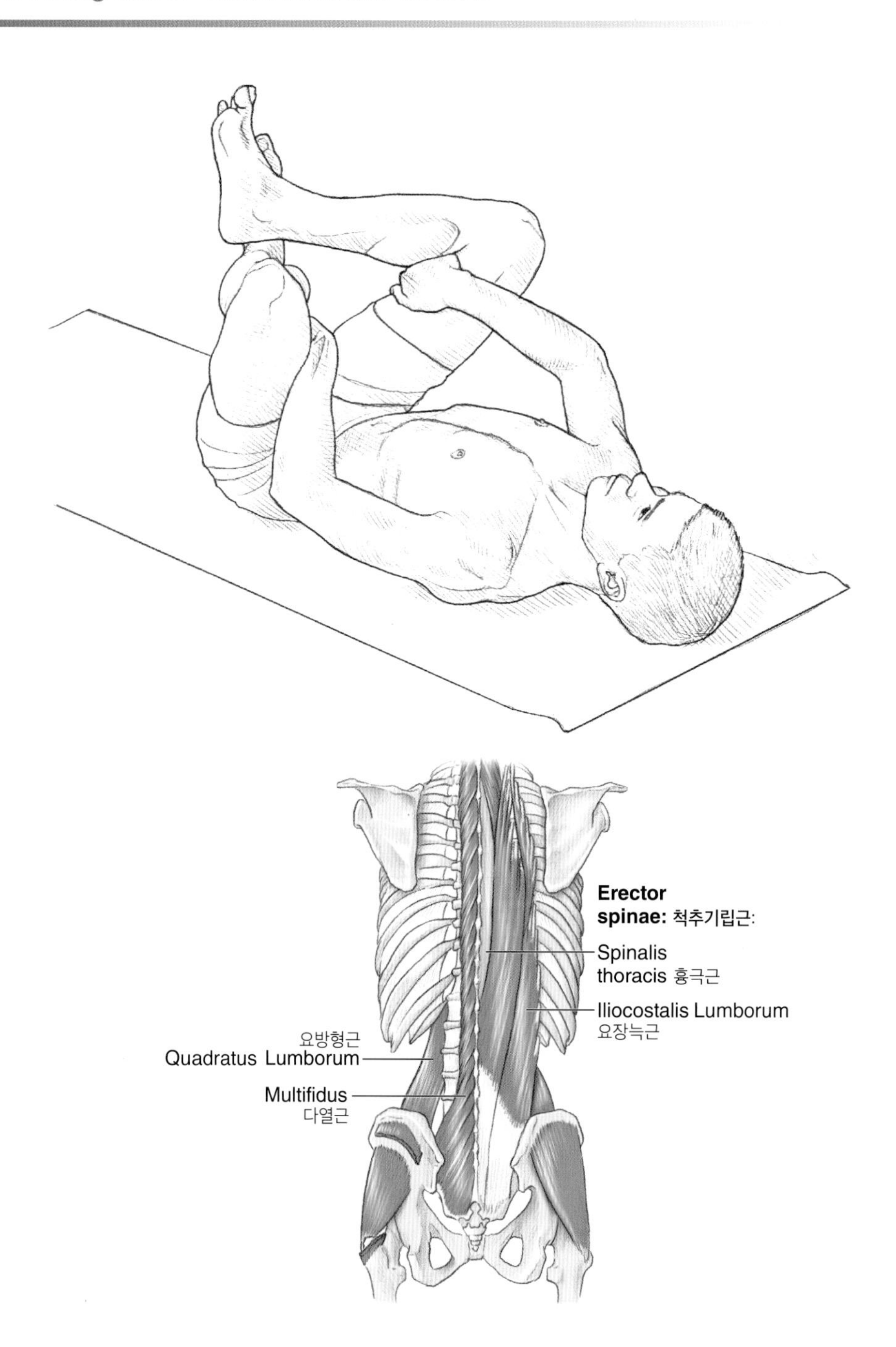

운동

1. 등을 대고 누워 다리를 편다.
2. 무릎과 엉덩이를 굴곡시켜 무릎을 가슴으로 가져간다.
3. 양발을 발목에서 교차시키고 무릎을 벌려 최소한 어깨너비가 되도록 한다.
4. 무릎 내측에서 넓적다리를 붙잡고 다리를 가슴으로 당겨 내린다.

스트레칭 근육

스트레칭이 많은 근육: 요장늑근, 다열근
스트레칭이 적은 근육: 극간근, 회선근, 흉극근

스트레칭 지침

일부 사람들은 앞서 소개한 앉아 하부 몸통 신근 스트레칭을 수행할 때 등 근육을 수축시키지 않고서는 몸통을 천천히 앞으로 기울일 수 없다고 한다. 스트레칭을 수행하면서 근육을 수축시킨 상태를 유지하면 스트레칭의 효과가 크게 감소한다. 다리는 몸통보다 무게가 덜 나갈 수 있으므로, 이러한 사람들은 뒤로 누워 수행하는 이 스트레칭이 보다 쉬울 수도 있다. 또한 과굴곡은 척수를 손상시킬 수 있으므로, 이 스트레칭은 앉아 하부 몸통 신근 스트레칭보다 더 안전할 수도 있다. 뒤로 누워 하부 몸통 신근 스트레칭을 할 때에는 천천히 진행하고 등이 곧게 펴지지 않도록 하는 것이 보다 쉬워진다. 다리를 가슴으로 가져감으로써 쉽게 둔부를 바닥에서 올리고 척주를 감아올리도록 함으로써 곧게 펴진 등을 방지할 수 있다. 마지막으로, 무릎을 가슴 아래로 지나치게 가져가지 않도록 하는데(무릎을 바닥에 닿게 하지 않도록 하는데), 이렇게 하면 이 스트레칭에서 유익한 안전성 혜택이 사라질 수 있기 때문이다.

초급 하부 몸통 측면 굴근 스트레칭
Beginner Lower-Trunk Lateral Flexor Stretch

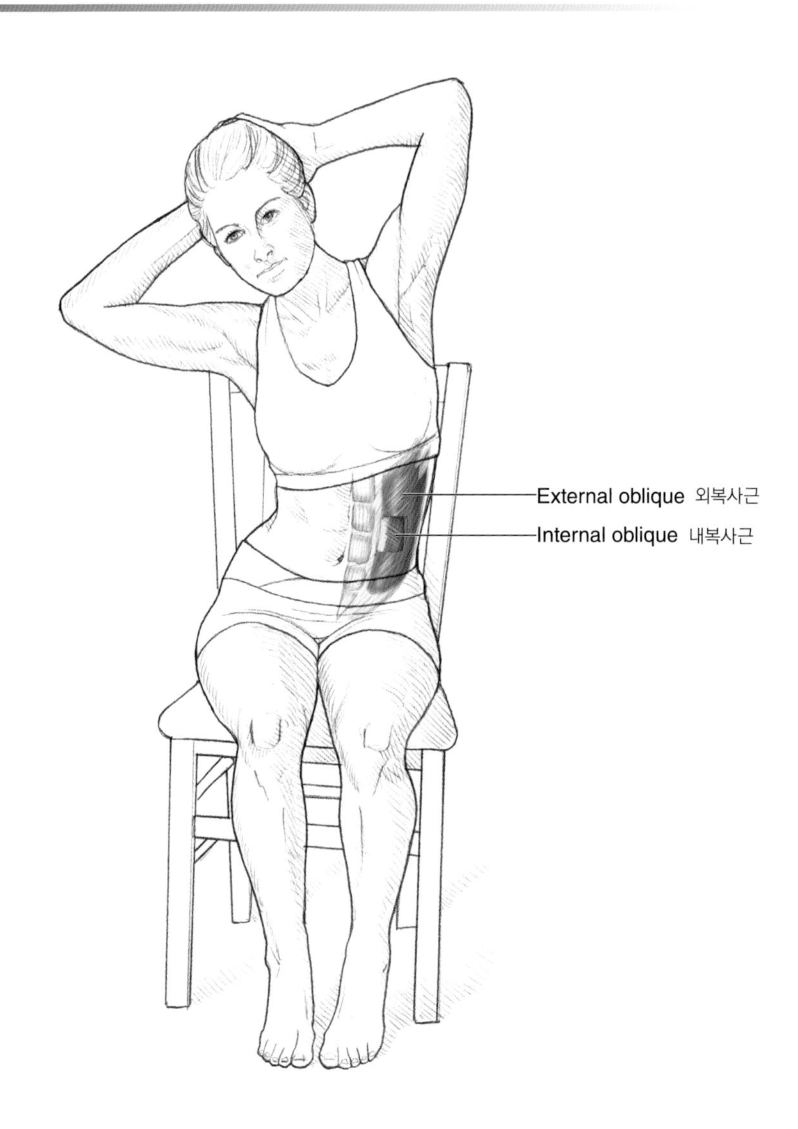

운동

1. 의자에 똑바로 앉는다.
2. 손을 머리 뒤에서 깍지 끼고 양쪽 팔꿈치가 어깨를 가로질러 일직선이 되도록 한다.
3. 양쪽 팔꿈치를 뒤로 그리고 일직선으로 유지하면서, 허리를 측면으로 굴곡시켜 오른쪽 팔꿈치를 우측 엉덩이 쪽으로 이동시킨다.
4. 반대 측에 대해 이상의 단계를 반복한다.

스트레칭 근육

스트레칭이 많은 근육: (좌측) 내/외복사근, 회선근
스트레칭이 적은 근육: (좌측) 횡돌간근, 다열근, 요방형근

스트레칭 지침

연구에 따르면 측면 굴곡을 수행할 수 없는 상태는 재발하는 비특이적 요통 및 손상의 위험 지표인 것으로 나타났다. 또한 야구선수, 미식축구 쿼터백과 투창선수처럼 최대의 거리나 힘을 위해 머리 위로 하는 동작을 수행하는 운동선수들은 이완된 측면 굴근을 필요로 한다. 이들 근육은 머리 위로 때리는 동작(예로 라켓 스포츠의 서브와 스매시) 및 가능한 한 높이 도달하려 하는 경우(예로 농구공의 리바운드 또는 배구공의 스파이크)에도 중요하다. 체조선수, 현대무용가, 발레 댄서와 운전자는 이들 근육이 이완될 필요가 있다. 아울러 측면 굴근의 긴장은 척추측만증(scoliosis)의 일종을 초래할 수 있다. 요방형근이 일으키는 유일한 동작은 측면 굴곡이며, 이 근육의 긴장은 척추의 측면 안정성을 상실시켜 척추가 좌측이나 우측으로 휘어지게 한다.

허리를 굴곡시키거나 신전시키면 이 스트레칭의 효과가 감소할 것이다. 또한 둔부와 넓적다리가 의자와 완전히 접촉한 상태를 유지한다. 팔꿈치가 바닥에 가까워질수록 의자에 앉아 있는 상태를 유지하기가 힘들어질 것이다. 하퇴부와 발을 의자 다리에 두르면 둔부와 넓적다리가 자리에 접촉한 상태를 유지하는 데 도움이 된다.

중급 하부 몸통 측면 굴근 스트레칭
Intermediate Lower-Trunk Lateral Flexor Stretch

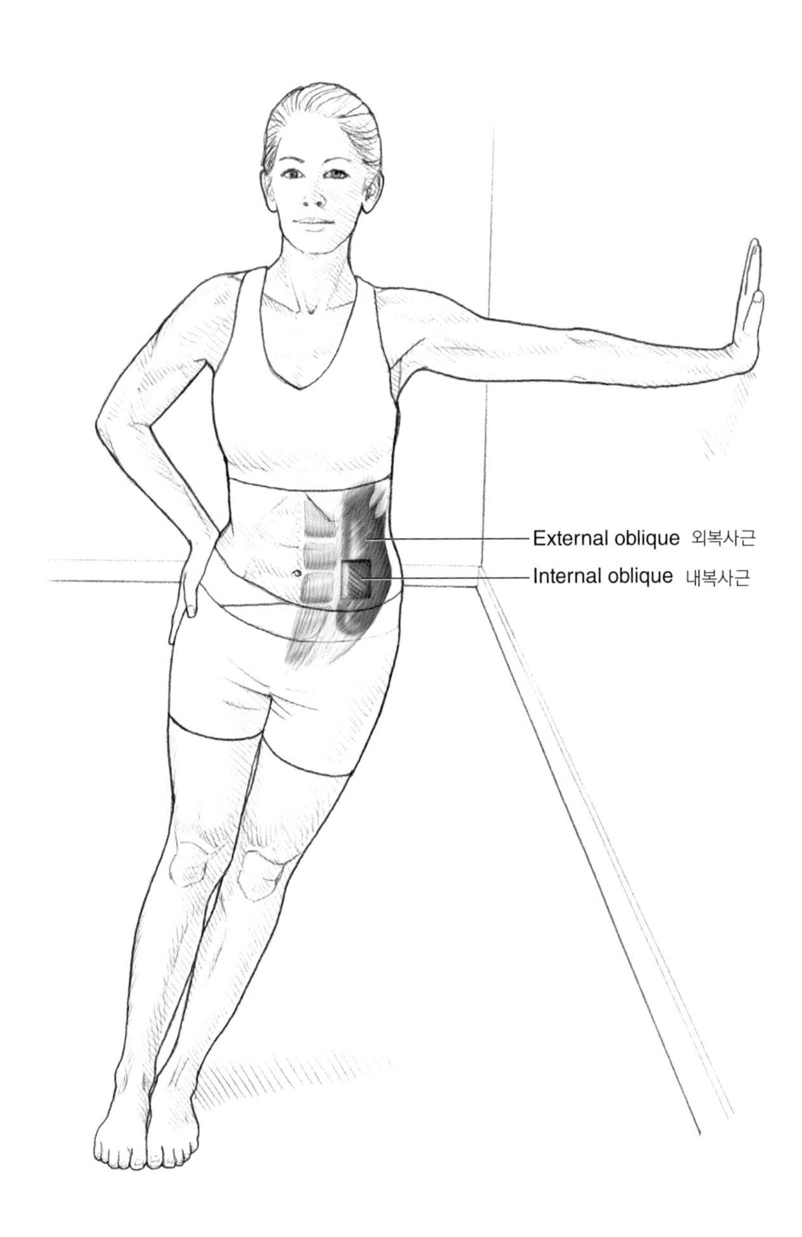

운동

1. 똑바로 서서 양발을 모으고 몸의 좌측이 팔 길이 정도 떨어져 있는 벽을 향하게 한다.
2. 왼손의 손바닥을 어깨 높이에서 벽에 댄다. 오른손의 뒤꿈치를 고관절에 얹는다.
3. 다리를 편 상태를 유지하면서, 둔부를 수축시키고 엉덩이를 벽 쪽으로 약간 안으로 회전시킨다.
4. 오른손을 사용하여 우측 엉덩이를 벽 쪽으로 민다.
5. 반대 측에 대해 이상의 단계를 반복한다.

스트레칭 근육

스트레칭이 많은 근육: (좌측) 내/외복사근, 회선근
스트레칭이 적은 근육: (좌측) 횡돌간근, 다열근, 요방형근

스트레칭 지침

많은 스포츠가 몸통의 측면 굴곡에 의존한다. 이러한 활동들의 다수가 신체의 한쪽에 스트레스를 다른 쪽보다 더 주므로, 신체의 양측이 불균형을 이루기가 쉽다. 활동적인 측면이 과작용으로 인해 긴장될 수 있다. 비활동적인 측면은 오랫동안 쓰이지 않으면 근육이 단축될 수 있다. 또한 신체 양측 사이의 불균형은, 특히 한쪽이 상당히 더 강한 경우에 무거운 것을 들어 올리는 활동으로 인해, 또는 신체가 묵직한 타격을 받는 무술 및 미식축구와 같은 활동으로 인해 나타날 수 있다. 이 운동은 사람이 다양한 스포츠 활동에서 사용되는 것과 비슷하게 선 자세로 있기 때문에, 이전의 기초 하부 몸통 측면 굴근 스트레칭보다 유연성의 회복에 더 적합하다.

이 운동을 하면서는 균형을 잃기가 쉬우므로, 미끄럽지 않은 표면에 서야 한다. 왼팔을 편 상태를 유지하되, 팔꿈치를 완전히 펴서는 안 된다. 스트레칭의 정도를 증가시키려면 발을 벽에서 더 멀리 이동시키거나, 왼손 대신 왼쪽 전완을 벽에 대거나, 혹은 이 둘을 다 하면 된다.

상급 하부 몸통 측면 굴근 스트레칭
Advanced Lower-Trunk Lateral Flexor Stretch

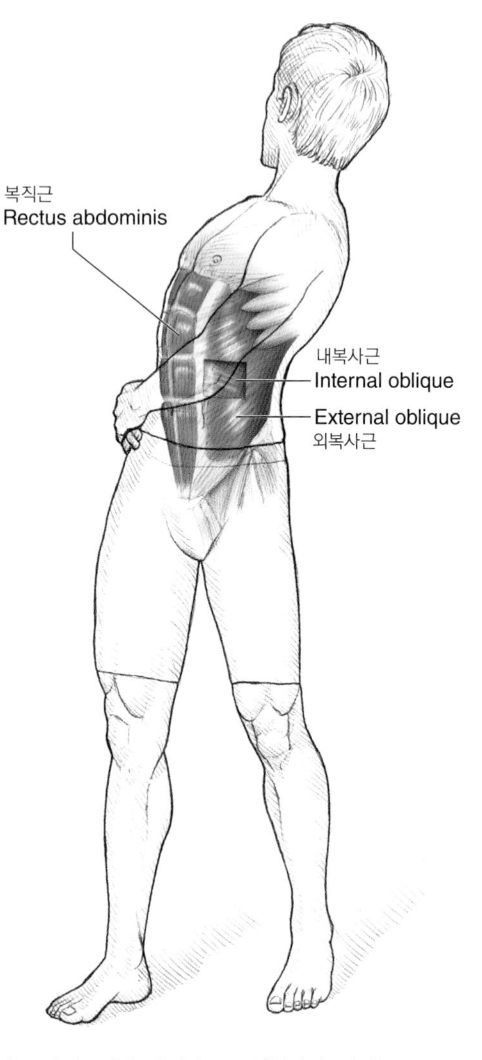

운동

1. 똑바로 서서 다리를 60~90cm 벌리고 오른발을 왼발에서 약 30cm 앞으로 둔다.
2. 양손을 우측 엉덩이 근처에 둔다.
3. 천천히 등이 아치를 이루게 하면서, 둔부를 수축시키고 엉덩이를 앞으로 민다.
4. 계속해서 등이 아치를 이루게 하면서, 몸통을 우측으로 회전시키고 머리를 우측을 향해 뒤로 젖힌다.
5. 손이 우측 둔부를 지나 오른쪽 다리를 따라 아래로 밀리도록 한다.
6. 반대 측에 대해 이상의 단계를 반복한다.

스트레칭 근육

스트레칭이 많은 근육: 복직근, 좌측 외복사근, 좌측 내복사근

스트레칭이 적은 근육: (좌측) 요방형근, 대요근, 장골근, 회선근, 횡돌간근

스트레칭 지침

이 스트레칭은 특히 굽은 등을 하고 있거나 복근이 약화되어 있는 사람들에게 잠재적으로 위험하다. 이 운동은 굽은 등을 악화시키고 척추 디스크의 과도한 압착, 척추 관절의 끼임과 요추에서 나가는 척추 신경의 압박을 초래할 수 있다. 그러므로 이 스트레칭은 근육이 매우 뻣뻣하고 굽은 등을 하고 있지 않은 사람들에게만 권장된다. 또한 이 운동은 나머지 등 하부 굴근 스트레칭들이 향상을 제공하지 못하는 경우에만 해야 한다. 이 스트레칭을 할 때에는 아치가 최소한으로 이루어지게 하고 그러는 동안 둔부를 조이도록 한다. 둔부를 조이면 등 하부에 가해지는 스트레스가 감소한다. 이 운동을 하면서는 균형을 잃기가 쉬우므로 각별히 주의한다.

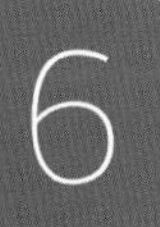

팔, 손목과 손

ARMS, WRISTS, AND HANDS

팔의 주요 관절인 팔꿈치관절은 3개의 뼈로 구성되어 있다. 상완의 긴 뼈인 상완골(humerus)은 몸통에 근위부로 위치하고 전완을 이루는 요골(radius)과 척골(ulna)은

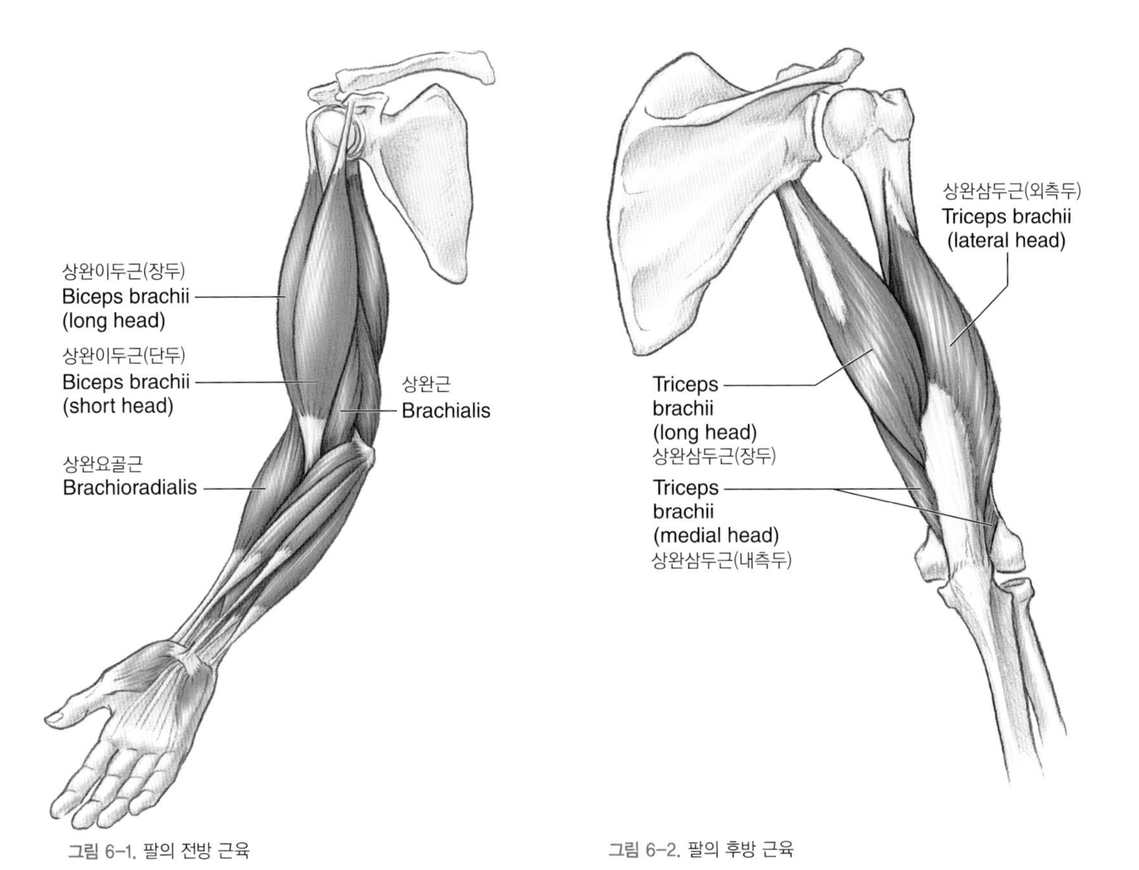

그림 6-1. 팔의 전방 근육

그림 6-2. 팔의 후방 근육

원위부에 있다. 팔꿈치는 경첩관절(hinge joint)이므로 굴곡하거나 신전하는 동작만 할 수 있다. 따라서 팔꿈치를 굴곡시키는 근육(상완이두근, 상완근, 상완요골근과 원회내근)은 전방으로 위치하는 반면(그림 6-1), 팔꿈치를 신전시키는 근육(주근과 상완삼두근)은 후방으로 위치한다(그림 6-2).

팔꿈치관절에서 3개 뼈의 고정을 돕는 인대는 관절낭 인대, 요측측부인대와 척측측부인대이다. 요골의 영어 이름은 이 뼈가 척골을 넘어가는 능력에서 유래하는데, 이러한 능력으로 팔을 몸의 양옆으로 내린 자세에서 손바닥은 앞쪽을 향하거나(회외, supination) 뒤쪽을 향할(회내, pronation) 수 있다. 요골의 골두는 윤상인대(annular ligament)를 통해 척골에 연결된다. 2개의 근육(상완이두근과 회외근)이 전완을 회외시켜 손바닥을 앞쪽으로 향하게 하며, 2개의 근육(원회내근과 방형회내근)이 전완을 회내시켜 손바닥을 뒤쪽으로 향하게 한다.

가용한 팔꿈치 굴곡의 정도는 주로 상완의 전방 근육과 접촉하는 전완과 아울러 상완골의 전방 원위 말단부와 접촉하는 요골 및 척골의 전방 근위 말단부에 의해 제한된다. 그러나 팔꿈치 신근의 긴장과 함께 팔꿈치 굴근의 근력 그리고 관절낭 인대, 요측측부인대 및 척측측부인대 후방 부분의 유연성도 가동범위를 좌우한다. 이러한 요인들은 스트레칭으로 변화시킬 수 있다.

손목에서 주요 동작은 굴곡과 신전이지만, 손목은 활주관절(gliding joint)이지 진정한 경첩관절이 아니다. 활주는 손목이 요골 및 척골의 원위 말단부와 8개의 수근골(carpal, 손목뼈)로 이루어져 있기 때문에 가능하다. 따라서 굴곡과 신전 외에 손목은 외전(요측 편위, radial deviation)과 내전(척측 편위, ulnar deviation)을 수행할 수 있다.[1] 수근골들은 거의 다양한 관절낭, 장측요수근인대와 배측요수근인대로 결합되어

1) 여기서 손목의 외전과 내전은 해부학적 자세, 즉 똑바로 서서 팔을 몸의 양옆으로 내리고 손바닥을 앞쪽으로 향하게 한 자세에서 왼팔을 기준으로 손목을 측면으로 몸에서 멀어지지 않게 꺾거나(외전, 요측 편위) 몸에 가깝게 꺾는(내전, 척측 편위) 동작을 말한다. (이하 동일)

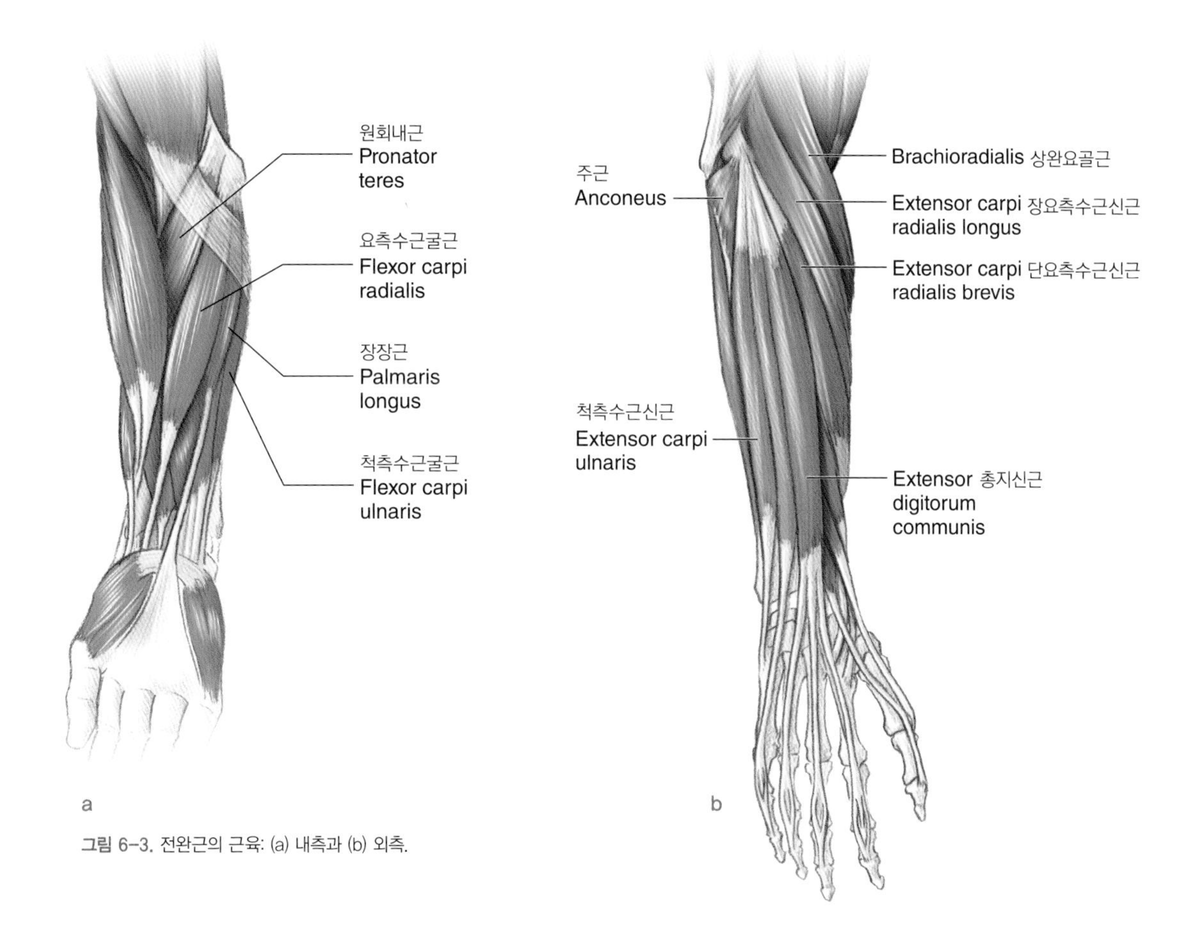

그림 6-3. 전완근의 근육: (a) 내측과 (b) 외측.

있다. 흥미롭게도 손목, 손 및 손가락 움직임을 제어하는 대부분의 근육은 팔꿈치에 또는 팔꿈치 근처에 위치한다. 이에 따라 근육의 근복(belly)이 팔꿈치 근처에 자리하며, 건들이 손목을 지나 수근골, 중수골(metacarpal, 손허리뼈) 및 수지골(phalange, 손가락뼈)에 부착되어 있다. 손목과 손에는 오직 건들만 있으므로 손목과 손은 근력에 동반하는 크기의 증가에 따라 부피가 지나치게 커지지 않는다.

팔꿈치를 움직이는 근육들과 비슷하게, 모든 손목 굴근(요측수근굴근, 척측수근굴근과 장장근)과 대부분의 손가락 굴근(심지굴근, 천지굴근과 장무지굴근)은 전완의 전방 구획에 위치한다(그림 6-3a). 반면 모든 손목 신근(단요측수근신근, 장요측수근신근, 척측수근신근과 총지신근) 및 손가락 신근(총지신근, 소지신근과 시지신근)은 전완의 후방 구획에 자리한다(그림 6-3b). 요골을 따라 주행해 이름에 '요측(radialis)'이란 말이 들어 있는 근육들은 요측 편위, 즉 손목 외전을 수행하는 반면, 척골을 따라가 이름에 '척측(ulnaris)'이란 말이 있는 근육들은 척측 편위, 즉 손목 내전을 수행한다. 이들 근육의 건들은 손목을 지나가기 바로 전에 지지대(지지띠, retinaculum)라는 두터운 조직 띠에 의해 단단히 고정된다. 건들은 수근골에 있는 지지대 아래를 지나감으로써 수근관(carpal tunnel) 안에 자리한다. 수근관은 건들로 복잡하므로, 각각의 건은 미끄러운 건초(sheath)로 싸여 있어 마찰이 최소화된다.

손목 굴곡, 신전, 요측 편위 및 척측 편위의 가동범위는 모두 주동근의 근력, 길항근의 유연성, 배측 및 장측 인대의 긴장, 그리고 손목 충돌(척측 편위만 해당)에 의해 제한된다. 흥미로운 점은 손목 충돌을 제외한 이들 요인은 모두 스트레칭 운동을 통해 변화시킬 수 있다는 것이다.

팔꿈치와 손목을 움직이는 근육을 스트레칭 하면 과사용 손상의 완화와 때로 그러한 손상의 방지에 유용하다. 긴장된 근육은 대립하는 움직임에 보다 저항을 보이기 때문에 손상을 입기가 쉽다. 손목 신근이 긴장되어 있으면 통증이 팔꿈치의 외측에서 일어난다. 스포츠에서 이 통증은 때로 테니스 엘보(tennis elbow)라고 한다. 반면 손목 굴근의 긴장은 팔꿈치의 반대 측, 즉 내측에 통증을 일으킬 수 있다. 이 통증은 자주 골퍼 엘보(golfer's elbow)라고 한다. 또한 지속적인 손목 과신전이나 굴곡으로 인해 손목 신근과 굴근이 모두 긴장되어 있으면 마찰 증가, 염증, 그리고 수근관 증후군(carpal tunnel syndrome)과 같은 과사용 손상을 초래할 수 있다. 키보드 사용, 컴퓨터 마우스 사용, 목공일, 또는 암벽 등반과 같은 정적이거나 미세한 운동 작업(motor work)에 종사하는 사람들은 이 질환을 일으킬 가능성이 가장 높다. 이 질환을 방지하거나 완화하기 위해 재활 전문가들은 작업 휴식을 통해 손목 굴근과 신근을 모두 스트레칭 하여 근육과 건의 강화 및 이완을 도우라고 권유한다.

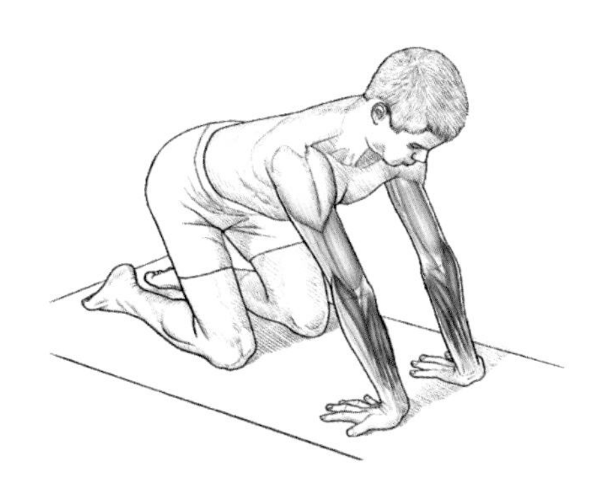

상완삼두근 스트레칭
Triceps Brachii Stretch

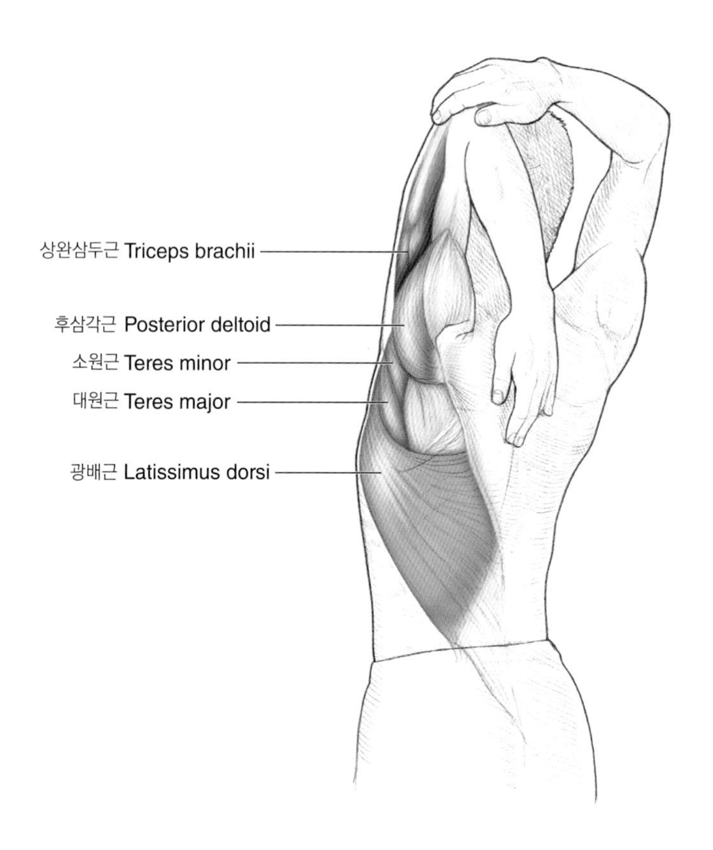

운동

1. 등받이가 있는 의자에 앉거나 똑바로 서서 왼팔의 팔꿈치를 굴곡시킨다.
2. 왼팔을 올려 팔꿈치가 왼쪽 귀 옆에 그리고 왼손이 오른쪽 견갑골 근처에 오도록 한다.
3. 오른손으로 왼쪽 팔꿈치 바로 아래의 상완을 붙잡고, 왼쪽 팔꿈치를 머리 뒤로 그리고 바닥 쪽으로 당기거나 민다.
4. 반대쪽 팔에 대해 이상의 단계를 반복한다.

스트레칭 근육

스트레칭이 많은 근육: (좌측) 상완삼두근
스트레칭이 적은 근육: (좌측) 광배근, 대/소원근, 후삼각근

스트레칭 지침

팔꿈치 신근의 긴장은 테니스 엘보, 즉 팔을 움직이는 동안 외측 팔꿈치에서 느끼는 통증의 주요 원인이다. 이러한 긴장은 대개 이들 근육을 과작용시키거나 과긴장시킴으로써 또는 팔을 완전히 신전시킨 상태에서 저항에 대항해 작용시킴으로써 유발된다. 그러므로 이들 근육을 사용하는 활동은 무엇이든 긴장을 초래할 수 있다. 따라서 이 스트레칭은 테니스 선수뿐만 아니라 수영선수에게도 유익하다. 아니면 긴장된 팔꿈치 굴근에 의해 근육이 지속적으로 과신장되는 경우나 팔의 근육이 뻣뻣한(muscle bound, 팔을 완전히 펼 수 없는) 경우에도 과긴장이 나타날 수 있다.

이 스트레칭을 등받이가 있는 의자에 앉은 채 하면 균형을 더 잘 제어할 수 있다. 몸에 균형이 잡혀 있으면 스트레칭을 일으키는 힘이 더 크게 근육에 가해질 수 있다. 또한 이 스트레칭을 오랫동안 수행해서는 안 되는데, 이 운동이 어깨로 가는 혈류를 크게 감소시키기 때문이다.

팔꿈치 굴근 스트레칭

Elbow Flexor Stretch

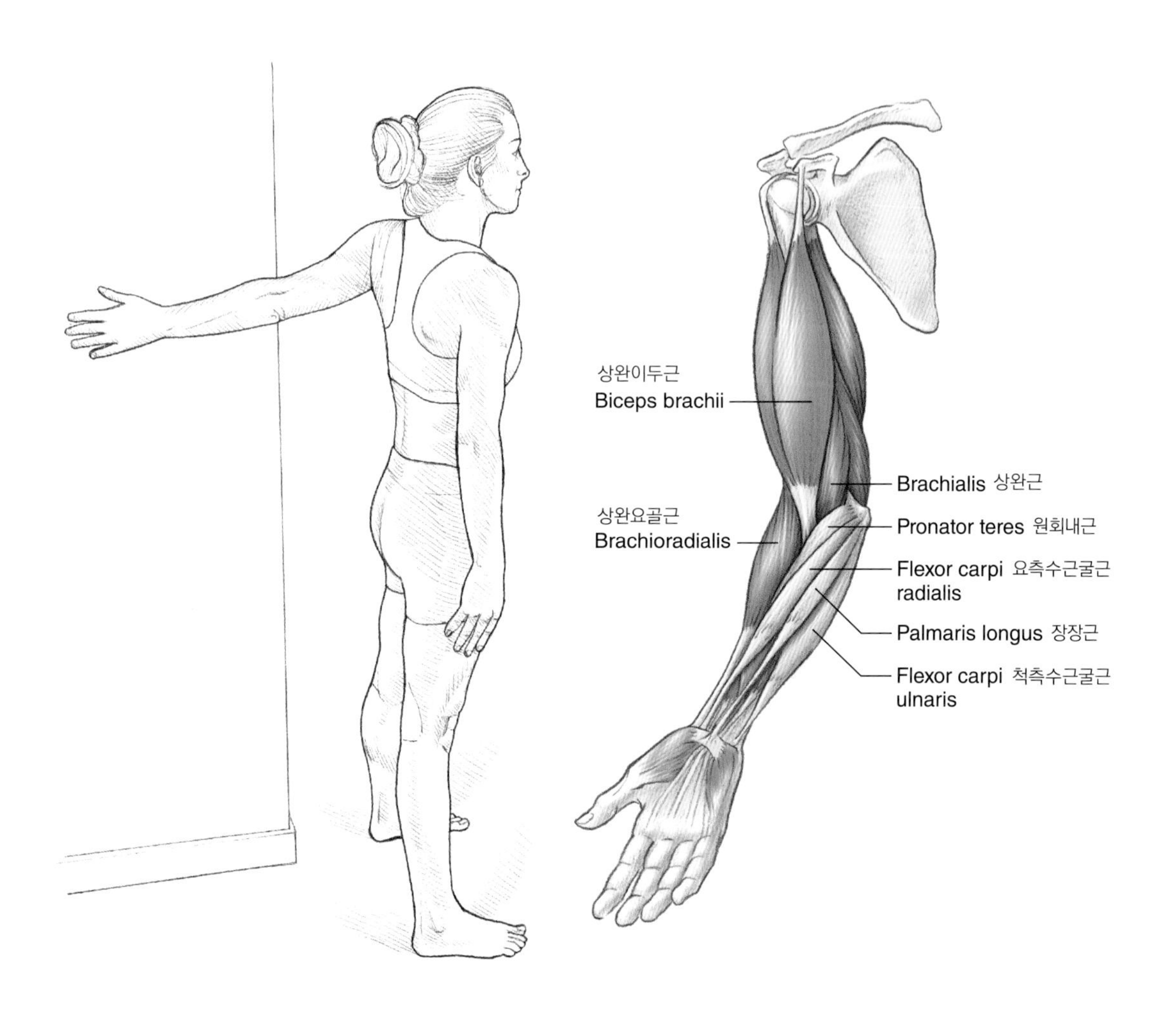

운동

1. 문틀의 내측을 향해 서되, 팔 길이의 거리를 둔다.
2. 왼팔을 편 상태를 유지하면서 어깨 높이로 올린다.
3. 엄지를 위로 향하게 해서 문틀에서 가장 멀리 있는 벽을 붙잡거나 왼손을 문간 옆 벽에 평평하게 댄다.
4. 왼쪽 팔꿈치와 손목을 편 상태를 유지하면서, 몸통을 오른쪽 뒤로 문틀 또는 문간 쪽으로 회전시킨다.
5. 반대쪽 팔에 대해 이상의 단계를 반복한다.

스트레칭 근육

스트레칭이 많은 근육: (좌측) 상완근, 상완요골근, 상완이두근
스트레칭이 적은 근육: (좌측) 회외근, 원회내근, 요측수근굴근, 척측수근굴근, 장장근

스트레칭 지침

팔꿈치 굴근은 무거운 박스를 나르거나 덤벨 또는 바벨을 감아올리는 것과 같이 팔꿈치를 구부리는 작업이 과도할 경우에 쉽게 긴장된다. 이들 근육이 긴장되면 팔을 완전히 펼 수 없고 근육이 뻣뻣한 모습을 하게 된다. 이러한 긴장은 내측 팔꿈치에 통증을 일으키는데, 이를 흔히 골퍼 엘보라고 한다. 그러나 통증은 골퍼에게만 국한되지 않고 목수, 암벽 등반가, 마사지 치료사, 웨이트리프터 등 기타 사람들에게도 영향을 미칠 수 있다. 또한 이들 굴근을 스트레칭 하면 수근관 증후군을 겪는 사람들도 완화 효과를 볼 수 있다.

이 스트레칭은 단단히 고정된 수직 봉을 붙잡으면 하기가 보다 쉽다. 봉을 확고히 붙잡아 손이 봉을 따라 미끄러지지 않도록 하되, 너무 꽉 붙잡으면 스트레칭이 적은 근육에 가해지는 스트레칭 효과가 거의 사라지므로 너무 꽉 붙잡아서는 안 된다. 또한 팔꿈치를 편 상태를 유지하기가 보다 어려운데, 이 스트레칭이 효과적이려면 팔꿈치를 펼 필요가 있다. 가급적 팔을 어깨 높이로 들어 올려 모든 근육이 동일한 정도의 스트레칭을 받도록 한다. 그럼에도 불구하고 팔을 어느 높이로 올리든 스트레칭은 효과적일 것이다.

팔꿈치와 손목 굴근 스트레칭
Elbow and Wrist Flexor Stretch

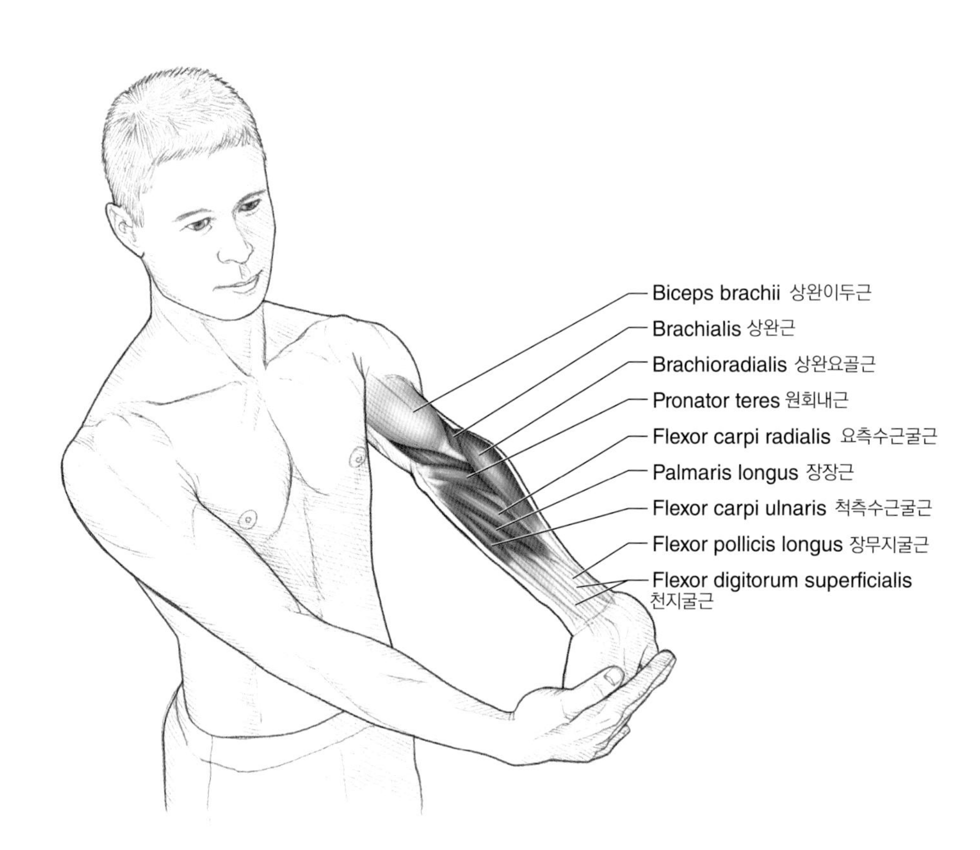

운동

1. 똑바로 서서 양발을 어깨너비로 벌리고 발가락이 정면을 향하도록 한다.
2. 왼팔을 어깨 높이에서 몸의 앞쪽으로 내밀되, 팔꿈치를 펴고 전완을 회외시킨다(손바닥을 뒤친다).
3. 왼쪽 손목을 과신전시켜 손가락이 바닥을 향하도록 한다.
4. 오른손으로 왼쪽 손가락을 붙잡고 손가락을 뒤로 팔꿈치 쪽으로 당긴다.
5. 반대쪽 팔에 대해 이상의 단계를 반복한다.

스트레칭 근육

스트레칭이 많은 근육: (좌측) 상완근, 상완요골근, 원회내근, 요측수근굴근, 척측수근굴근, 장장근
스트레칭이 적은 근육: (좌측) 상완이두근, 천지굴근, 심지굴근, 장무지굴근

스트레칭 지침

팔꿈치 및 손목 굴근은 키보드를 치는 것과 같은 정적 작업으로 인해 쉽게 긴장된다. 또한 팔 작업을 고도로 요하는 직업도 이들 근육의 긴장을 초래할 수 있다. 이러한 긴장은 내측 팔꿈치의 통증, 즉 골퍼 엘보를 일으킨다. 그러나 통증은 골퍼에게만 국한되지 않고 목수, 암벽 등반가, 마사지 치료사 등 기타 사람들에게도 영향을 미칠 수 있다. 또한 이들 굴근을 스트레칭 하면 수근관 증후군을 겪는 사람들의 증상 완화에 도움이 될 수 있다.

이 스트레칭을 할 때에는 운동에 주의해야 한다. 팔꿈치, 손목 또는 손가락 관절에서 통증을 느낄 경우에는 장력을 감소시켜야 하는데, 그렇지 않으면 관절 손상을 일으킬 수 있다.

주근 스트레칭
Anconeus Stretch

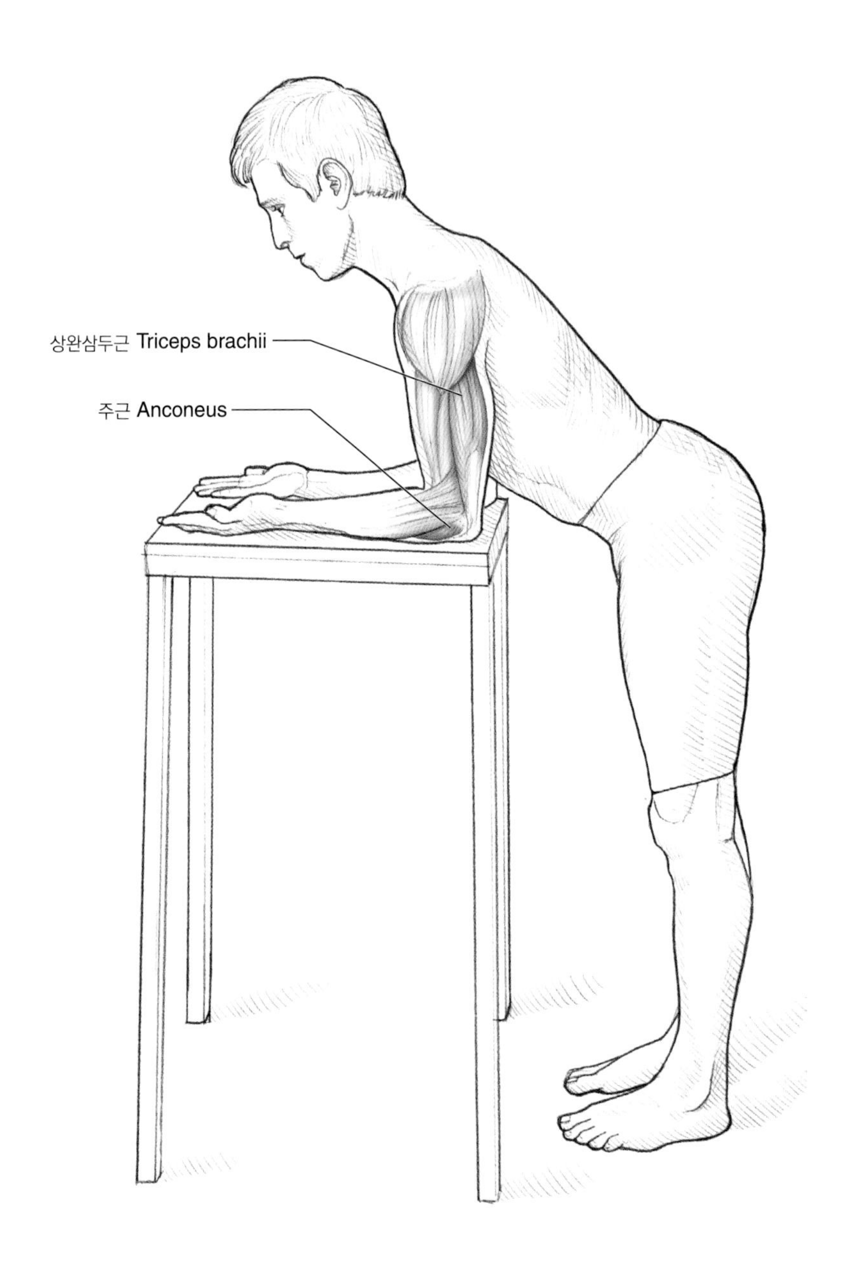

운동

1. 허리 높이 정도의 테이블을 향한 채 똑바로 서거나 앉는다.
2. 팔꿈치를 굴곡시키고 손바닥을 위로 하여 전완을 테이블에 얹는다.
3. 몸통을 앞으로 기울여 가슴을 테이블로 가져간다.

스트레칭 근육

스트레칭이 많은 근육: 주근
스트레칭이 적은 근육: 상완삼두근

스트레칭 지침

팔꿈치 신근의 긴장은 테니스 엘보, 즉 팔을 움직이는 동안 외측 팔꿈치에서 느끼는 통증의 주요 원인이다. 이러한 긴장은 대개 이들 근육을 과작용시키거나 과긴장시킴으로써 유발된다. 그러므로 이들 근육을 사용하는 활동은 무엇이든 긴장을 초래할 수 있다. 팔꿈치를 신전시킬 때 사용되는 주요 근육은 상완삼두근이지만, 팔이 구부러지고 회내되어 있을 때에는 주근이 주요 역할을 하는 근육이 된다. 따라서 주로 몸 가까이 포핸드 스트로크를 사용하는 테니스 선수 또는 근육이 뻣뻣한 모습을 하고 있는(팔을 완전히 펼 수 없는) 사람은 이 스트레칭이 대단히 유익할 것이다.

최대의 스트레칭을 위해서는 전완과 팔꿈치를 테이블에 평평하게 댄 상태를 유지해야 한다.

덤벨 전완 회내근 스트레칭
Forearm Pronator Stretch With Dumbbell

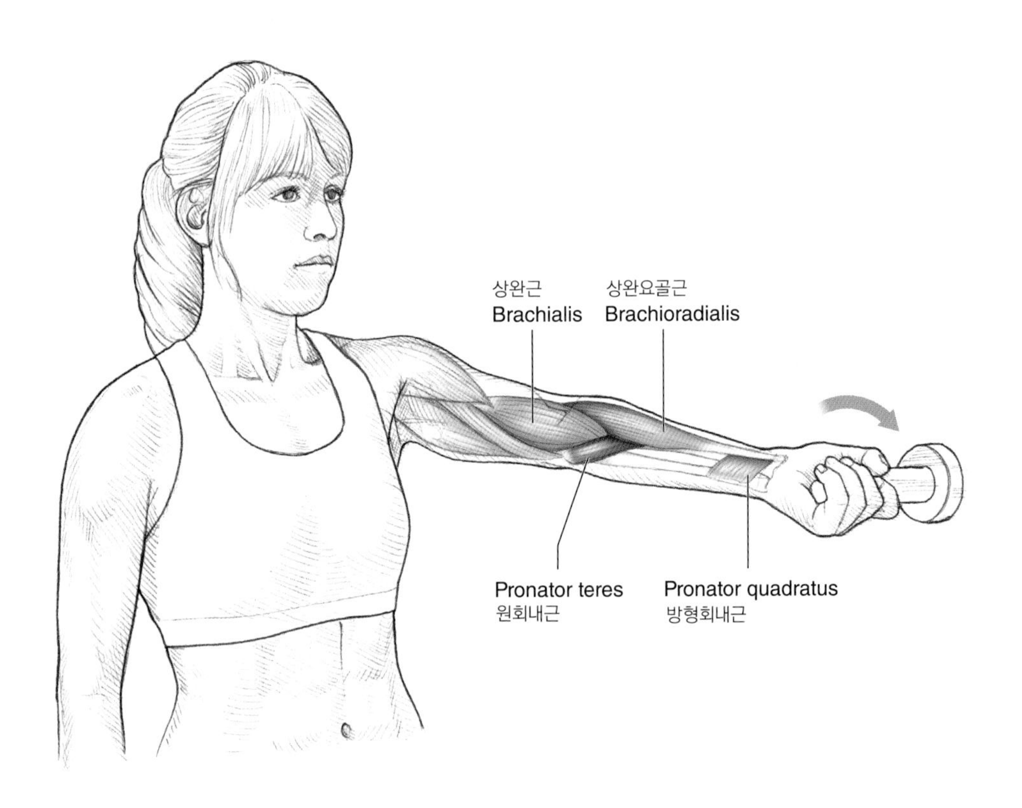

운동

1. 똑바로 서서 양발을 어깨너비로 벌리고 발가락이 정면을 향하도록 한다.
2. 웨이트 플레이트가 한쪽 끝에만 부착되어 있는 가벼운 덤벨을 웨이트가 달린 끝이 엄지를 지나 삐져나오게 하여 왼손으로 쥔다.
3. 왼팔을 어깨 높이에서 몸의 앞쪽으로 내밀되, 팔꿈치를 펴고 전완을 회외시킨다(웨이트의 꼭대기가 엄지의 왼쪽으로 가게 한다).
4. 전완을 과회외시켜(손목을 엄지 쪽으로 회전시켜) 덤벨의 웨이트가 달린 끝이 바닥을 향하도록 한다.
5. 반대쪽 팔에 대해 이상의 단계를 반복한다.

스트레칭 근육

스트레칭이 많은 근육: (좌측) 원회내근
스트레칭이 적은 근육: (좌측) 상완근, 상완요골근, 방형회내근

스트레칭 지침

회내근 구축(pronator contracture, 엎침근 오그라듦), 즉 회내근이 매우 긴장되어 근육의 길이가 현저히 감소한 경우는 주로 원회내근의 긴장항진(hypertonicity, 단축되고 뻣뻣한 근육)에 의해 유발된다. 이러한 긴장항진은 내측 신경 압박, 즉 원회내근 증후군(pronator teres syndrome)을 일으킬 수 있다. 그 증상들은 전방 전완과 손에서 통증 및 약화로 느껴진다. 원회내근 증후군은 망치질, 생선 세척 등 반복적인 직업 활동 또는 계속 도구의 조작을 요하는 활동을 통해 원회내근을 과사용해서 나타난다. 이 질환은 여성이 남성보다 더 많이 일으키지만, 그 이유는 분명하지 않다. 규칙적으로 원회내근을 스트레칭 하면 구축의 발생 가능성을 감소시키는 데 도움이 될 수 있다.

이 스트레칭에서는 너무 무거운 웨이트를 사용해서는 안 된다. 덤벨의 한쪽 끝에 아주 가벼운 웨이트 플레이트를 부착해 시작하고, 스트레칭에 보다 익숙해지면서 점차 웨이트를 증가시킨다. 사실 덤벨을 아예 사용하지 않아도 된다. 망치와 같이 자루의 한쪽 끝에 가벼운 웨이트가 있는 물건이라면 어느 것이든 마찬가지로 효과가 좋을 것이다. 또한 이 스트레칭은 앉거나 서서 팔 전체를 평평한 표면에 놓고 손목과 손을 표면의 모서리 바깥으로 내민 채 할 수 있다. 지지대를 사용한다면 어깨 각도를 90도 가까이로 유지하도록 한다.

덤벨 전완 회외근 스트레칭
Forearm Supinator Stretch With Dumbbell

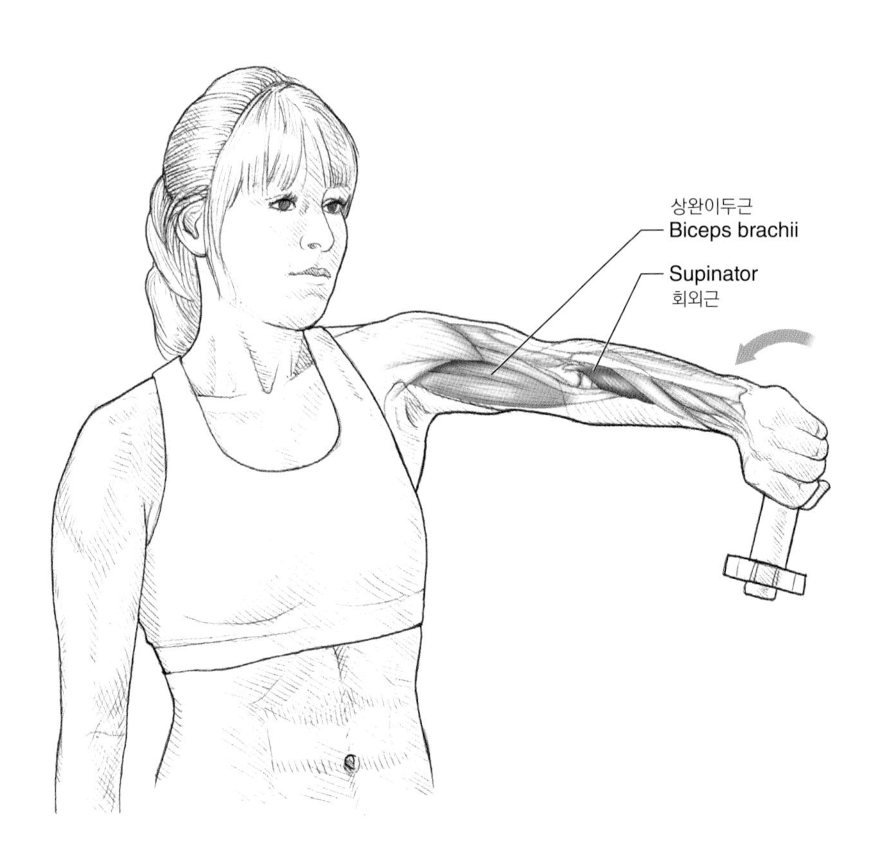

운동

1. 똑바로 서서 양발을 어깨너비로 벌리고 발가락이 정면을 향하도록 한다.
2. 웨이트 플레이트가 한쪽 끝에만 부착되어 있는 가벼운 덤벨을 웨이트가 달린 끝이 엄지를 지나 삐져나오게 하여 왼손으로 쥔다.
3. 왼팔을 어깨 높이에서 몸의 앞쪽으로 내밀되, 팔꿈치를 펴고 전완을 회내시킨다.
4. 전완을 회내시켜(손목을 새끼손가락 쪽으로 회전시켜) 덤벨의 웨이트가 달린 끝이 바닥을 향하도록 한다.
5. 반대쪽 팔에 대해 이상의 단계를 반복한다.

스트레칭 근육

스트레칭이 많은 근육: (좌측) 회외근
스트레칭이 적은 근육: (좌측) 상완이두근

스트레칭 지침

단축되고 긴장된(긴장항진된, hypertonic) 회외근은 흔히 테니스 엘보라고 하는 외측 팔꿈치 통증의 주요 촉진 요인이다. 심하게 긴장항진된 회외근은 회외근 증후군(supinator syndrome) 또는 요골관 증후군(radial tunnel syndrome)을 촉진할 수 있다. 이들 증후군은 요골신경 압박에 의해 유발되고 전완 통증 및 무감각과 함께 전완 및 손 근육의 약화로 증상이 나타난다. 테니스에서 신속한 백핸드나, 또는 이발, 줄에 맨 개 산책시키기, 무거운 박스를 아래로 들고 나르기 등 팔꿈치를 굴곡시킨 채 하는 지속적인 전완 회외와 같은 움직임은 회외근을 과작용시켜 긴장항진을 초래할 수 있다.

이 스트레칭에서는 너무 무거운 웨이트를 사용해서는 안 된다. 덤벨의 한쪽 끝에 아주 가벼운 웨이트 플레이트를 부착해 시작하고, 스트레칭에 보다 익숙해지면서 점차 웨이트를 증가시킨다. 사실 덤벨을 아예 사용하지 않아도 된다. 망치와 같이 자루의 한쪽 끝에 가벼운 웨이트가 있는 물건이라면 어느 것이든 마찬가지로 효과가 좋을 것이다. 또한 이 스트레칭은 앉거나 서서 팔 전체를 평평한 표면에 놓고 손목과 손을 표면의 모서리 바깥으로 내민 채 할 수 있다. 지지대를 사용한다면 어깨 각도를 90도 가까이로 유지하도록 한다.

초급 손목 신근 스트레칭
Beginner Wrist Extensor Stretch

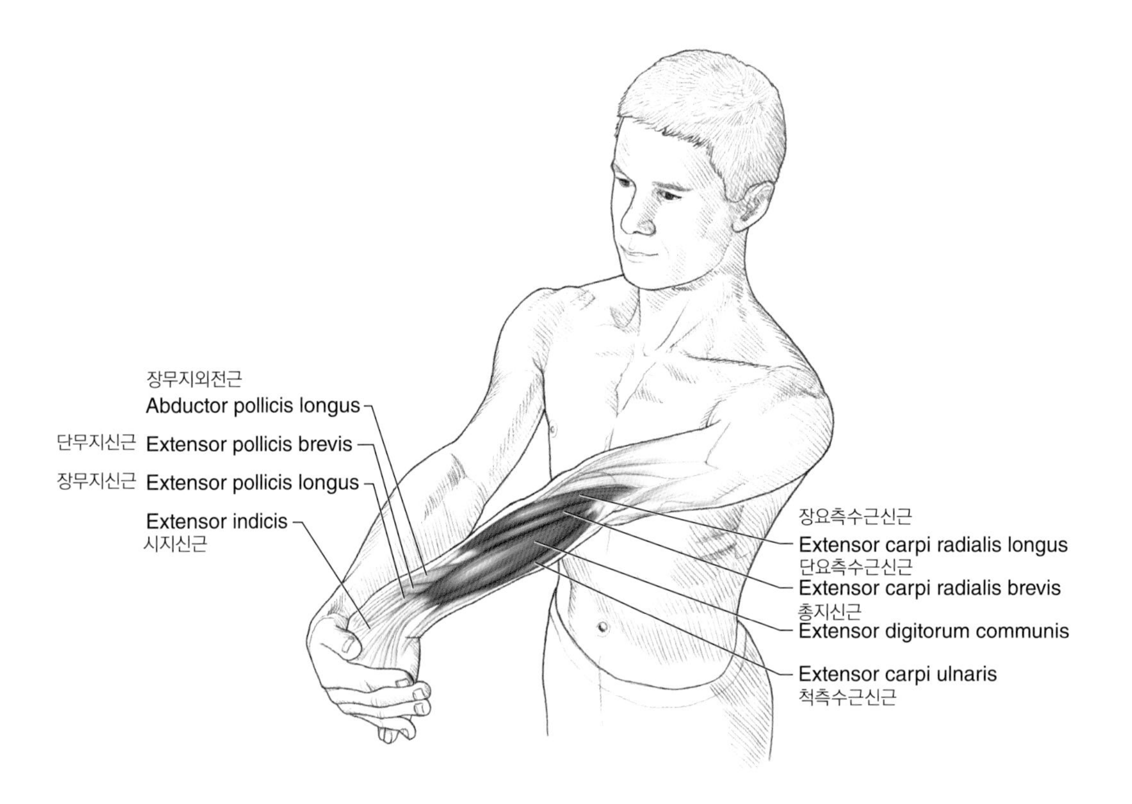

운동

1. 똑바로 서서 양발을 어깨너비로 벌리고 발가락이 정면을 향하도록 한다.
2. 왼팔을 어깨 높이에서 몸의 앞쪽으로 내밀되, 팔꿈치를 펴고 전완을 회내시킨다.
3. 왼쪽 손목을 구부려 손가락이 바닥을 향하도록 한다.
4. 오른손의 손바닥을 왼손의 손마디에 댄다.
5. 왼쪽 팔꿈치를 편 상태를 유지하면서, 손마디를 몸통 쪽으로 당긴다.
6. 반대쪽 팔에 대해 이상의 단계를 반복한다.

스트레칭 근육

스트레칭이 많은 근육: (좌측) 단요측수근신근, 장요측수근신근, 척측수근신근, 총지신근
스트레칭이 적은 근육: (좌측) 시지신근, 단무지신근, 장무지신근, 장무지외전근

스트레칭 지침

신근의 긴장은 테니스 엘보, 즉 팔을 움직이는 동안 외측 팔꿈치에서 느끼는 통증의 원인이다. 이러한 긴장은 대개 이들 근육을 과작용시키거나 과긴장시킴으로써 유발된다. 키보드 작업, 라켓 스포츠, 조정, 웨이트리프팅, 휠체어 스포츠와 암벽 등반처럼 이들 근육을 사용하는 활동은 무엇이든 과작용, 긴장 및 긴장항진을 초래할 수 있다. 또한 장/단무지신근이나 장무지외전근을 과작용시키면 드럼 치는 소년 마비(drummer boy palsy, 주로 장무지신근), 교차 증후군(intersection syndrome, 주로 단무지신근과 장무지외전근) 및 드퀘르벵 증후군(de Quervain syndrome, 주로 단무지신근과 장무지외전근)이라고 알려진 질환을 야기할 수 있다. 이 스트레칭을 하면 손목 신근의 과작용으로 인해 일어날 수 있는 문제들을 감소시키는 데 도움이 된다.

중급 손목 신근 스트레칭
Intermediate Wrist Extensor Stretch

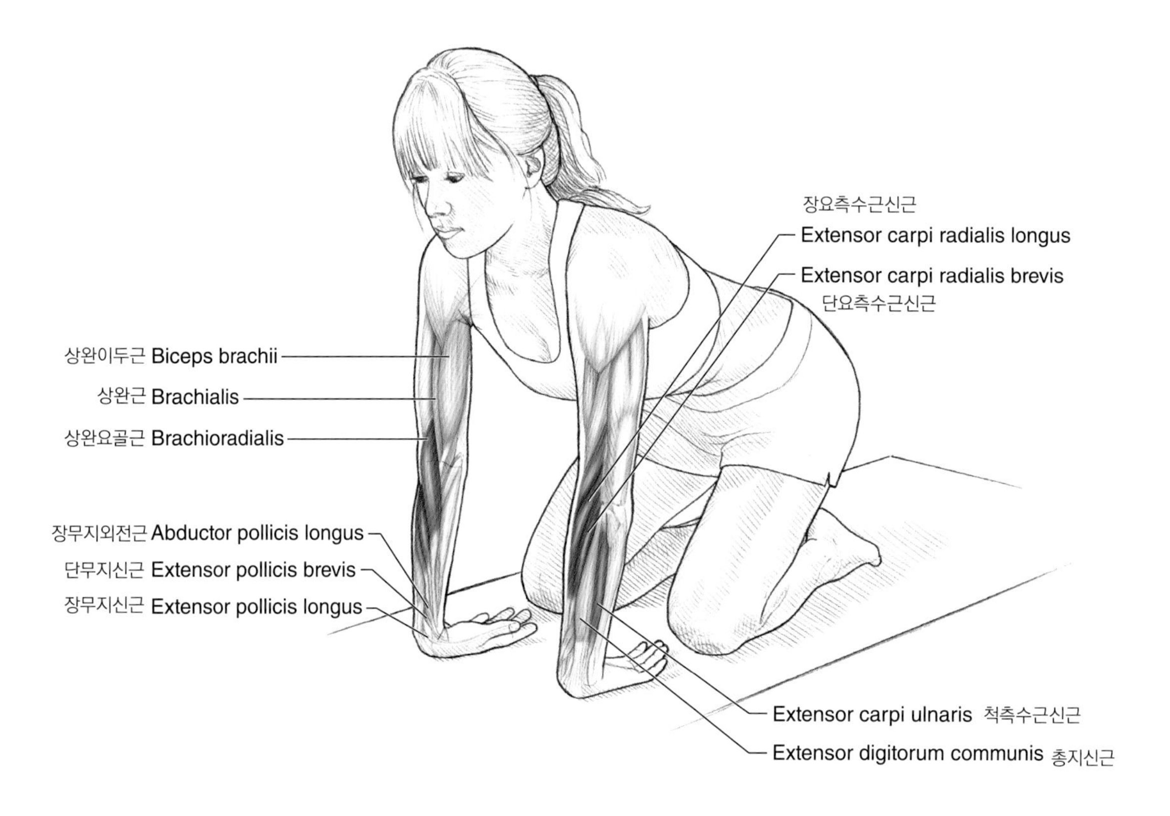

운동

1. 바닥에 무릎을 꿇는다.
2. 양쪽 손목을 굴곡시켜 손등을 바닥에 대고 양손을 어깨너비로 벌린다.
3. 손가락이 무릎 쪽으로 향하도록 한다.
4. 팔꿈치를 편 상태를 유지하면서, 몸을 뒤로 기울여 둔부를 발뒤꿈치로 가져가되 손등을 바닥에 댄 상태를 유지한다.

스트레칭 근육

스트레칭이 많은 근육: 상완요골근, 단요측수근신근, 장요측수근신근, 척측수근신근
스트레칭이 적은 근육: 회외근, 상완근, 상완이두근, 총지신근, 단무지신근, 장무지신근, 장무지외전근

스트레칭 지침

신근의 긴장은 테니스 엘보, 즉 팔을 움직이는 동안 외측 팔꿈치에서 느끼는 통증을 일으킬 수 있다. 이러한 긴장은 대개 이들 근육을 과작용시키거나 과긴장시킴으로써 유발된다. 그러므로 키보드 작업, 라켓 스포츠, 조정, 웨이트리프팅, 휠체어 스포츠와 암벽 등반처럼 이들 근육을 사용하는 활동은 무엇이든 과작용, 긴장 및 긴장항진을 초래할 수 있다. 또한 장/단무지신근이나 장무지외전근을 과작용시키면 드럼 치는 소년 마비(drummer boy palsy, 주로 장무지신근), 교차 증후군(intersection sydrome, 주로 단무지신근과 장무지외전근) 및 드퀘르벵 증후군(de Quervain syndrome, 주로 단무지신근과 장무지외전근)이라고 알려진 질환을 야기할 수 있다. 이전의 초급 스트레칭은 손목의 가동범위가 작거나 손목을 사용할 때 통증이 심한 사람들에게 가장 좋다. 그러나 일단 가동범위가 증가하면, 이 중급 스트레칭을 통해 손목 신근의 과작용으로 인해 일어날 수 있는 문제들을 감소시켜야 한다. 또한 이 스트레칭은 약화된 근육을 강화해주고 문제의 추가 발생을 방지하는 길로 접어들게 해줄 것이다.

손이 무릎에 가까울수록 손등이 바닥에 닿은 상태를 유지하기가 쉬워진다. 그러나 손이 무릎의 앞쪽으로 멀어질수록 가해지는 스트레칭은 커진다.

응용운동 손목 요측 편위근과 신근 스트레칭
Wrist Radial Deviator and Extensor Stretch

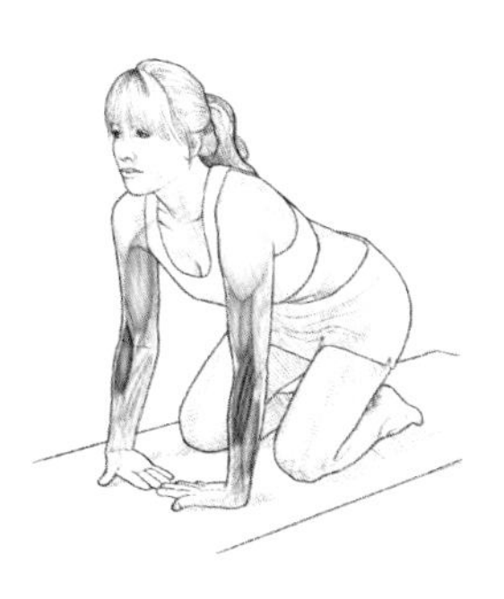

손가락이 향하는 방향을 바꾸면 스트레칭에서 전완 근육에 대한 강조점을 변화시킬 수 있다. 예를 들어 손목 신근 및 요측 편위근을 동시에 스트레칭 할 수 있다. 첫째, 바닥에 무릎을 꿇은 다음 손목을 굴곡시키고 손등을 바닥에 대어 시작 자세를 취한다. 둘째, 손가락이 무릎을 향하게 하는 대신 손을 회전시켜 손가락이 내측으로 향하도록 한다(손끝이 서로를 향하도록 한다). 마지막으로, 몸을 뒤로 기울여(둔부를 발뒤꿈치로 가져가) 원하는 근육을 스트레칭 하되 손등을 바닥에 댄 상태를 유지한다.

응용운동 손목 척측 편위근과 신근 스트레칭
Wrist Ulnar Deviator and Extensor Stretch

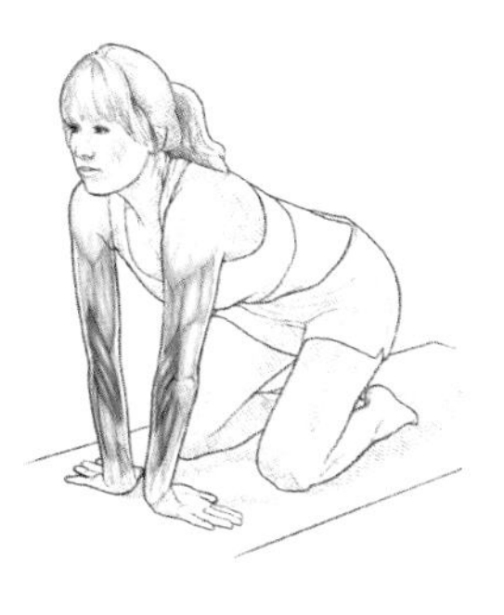

손가락이 향하는 방향을 바꾸면 스트레칭에서 전완 근육에 대한 강조점이 변경된다. 손목 신근 및 척측 편위근을 동시에 스트레칭 하기 위해서는 먼저, 바닥에 무릎을 꿇은 다음 손목을 굴곡시키고 손등을 바닥에 대어 시작 자세를 취한다. 둘째, 손가락이 무릎을 향하게 하는 대신 손을 회전시켜 손가락이 외측으로 향하도록 한다(몸의 정중선과 직각을 이루는 선에서 손끝이 몸에서 반대쪽을 향하도록 한다). 마지막으로, 몸을 뒤로 기울여(둔부를 발뒤꿈치로 가져가) 원하는 근육을 스트레칭 하되 손등을 바닥에 댄 상태를 유지한다.

초급 손목 굴근 스트레칭
Beginner Wrist Flexor Stretch

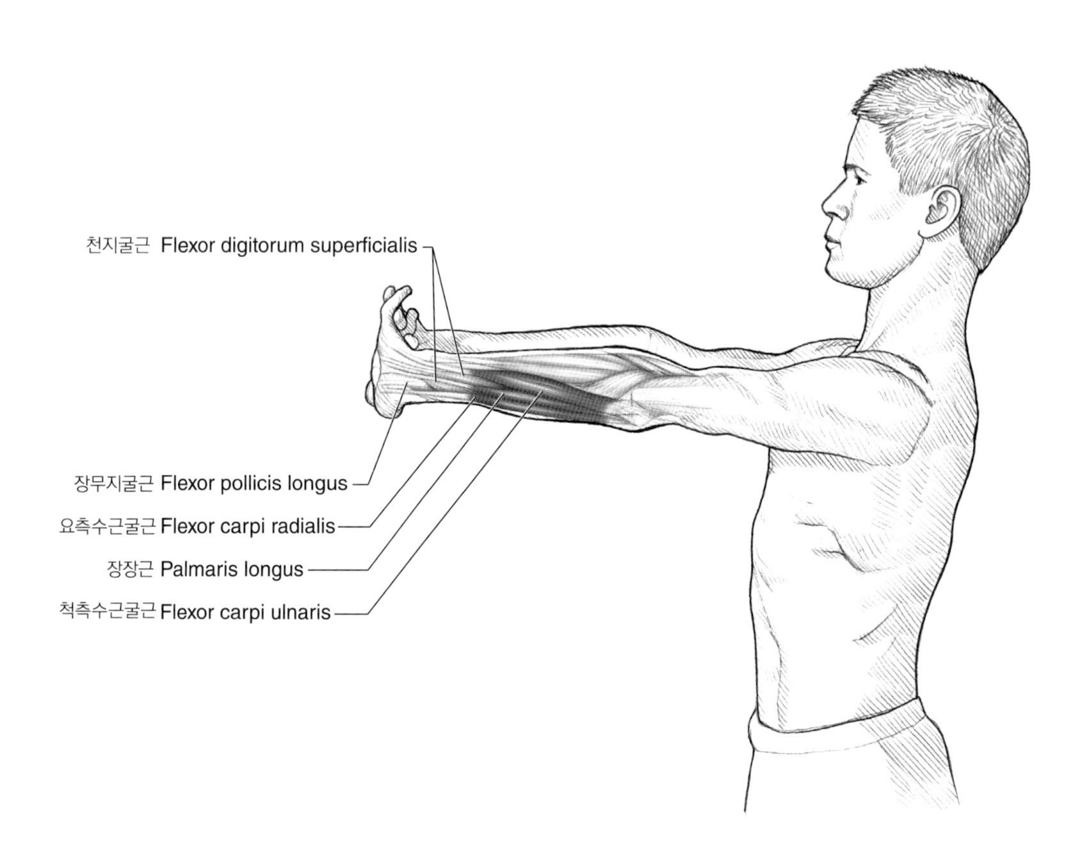

운동

1. 똑바로 서서 양발을 어깨너비로 벌리고 발가락이 정면을 향하도록 한다.
2. 손가락을 깍지 끼고 손바닥이 몸에서 반대쪽으로 바깥을 향하게 한다.
3. 팔을 어깨 높이로 하여 팔꿈치를 펴고 손바닥을 몸에서 반대쪽으로 가능한 한 멀리 밀어낸다.

스트레칭 근육

스트레칭이 많은 근육: 요측수근굴근, 척측수근굴근, 원회내근, 장장근
스트레칭이 적은 근육: 장무지굴근, 심지굴근, 천지굴근

스트레칭 지침

굴근은 어색한 자세로 팔이나 손목을 반복해서 사용함으로써 또는 타이핑을 하거나, 전화기를 사용하거나, 혹은 기계를 작동시키면서 손목을 구부림으로써 쉽게 긴장된다. 또한 팔을 몸에서 반대쪽으로 고정시킨 채 일함으로써 또는 스포츠를 함으로써 추가로 문제가 일어난다. 이러한 긴장은 골퍼 엘보라고 하는 내측 팔꿈치의 통증을 유발한다. 이들 활동의 어느 것을 길게 할수록 긴장의 위험은 높아지고 굴근을 스트레칭 할 필요성이 커진다.

중급 손목 굴근 스트레칭
Intermediate Wrist Flexor Stretch

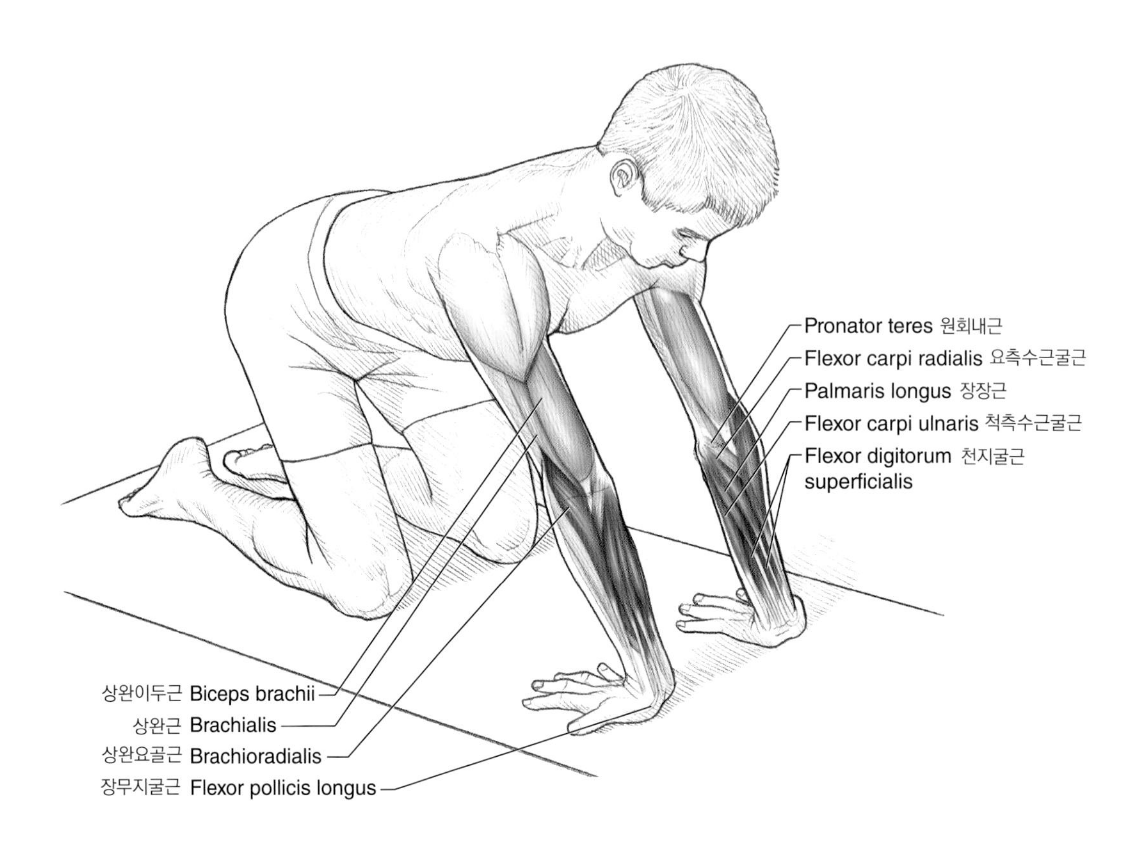

운동

1. 바닥에 무릎을 꿇는다.
2. 양쪽 손목을 신전시켜 손바닥을 바닥에 대고 양손을 어깨너비로 벌린다.
3. 손가락이 무릎을 향하도록 한다.
4. 팔꿈치를 편 상태를 유지하면서, 몸을 뒤로 기울이되(둔부를 발뒤꿈치로 가져가되) 손바닥을 바닥에 평평하게 댄 상태를 유지한다.

스트레칭 근육

스트레칭이 많은 근육: 상완요골근, 요측수근굴근, 척측수근굴근, 심지굴근, 천지굴근, 장장근

스트레칭이 적은 근육: 단소지굴근, 장무지굴근, 원회내근, 상완근, 상완이두근

스트레칭 지침

굴근은 어색한 자세로 팔이나 손목을 반복해서 사용함으로써 또는 타이핑을 하거나, 전화기를 사용하거나, 혹은 기계를 작동시키면서 손목을 구부림으로써 쉽게 긴장된다. 또한 팔을 몸에서 반대쪽으로 고정시킨 채 일함으로써 또는 스포츠를 함으로써 추가로 문제가 일어난다. 이러한 긴장은 골퍼 엘보라고 하는 내측 팔꿈치의 통증을 유발한다. 이들 활동의 어느 것을 길게 할수록 긴장의 위험은 높아지고 굴근을 스트레칭 할 필요성이 커진다. 이전의 초급 운동은 제한된 스트레칭만 제공한다. 유연성이 증가하면서는 이러한 중급 운동처럼 보다 강한 스트레칭으로 넘어가야 한다.

손이 무릎에 가까울수록 손바닥이 바닥에 닿은 상태를 유지하기가 쉬워진다. 손이 몸의 정중선에서 반대쪽으로 멀어질수록 스트레칭은 커진다.

응용운동 손목 요측 편위근과 굴근 스트레칭 Wrist Radial Deviator and Flexor Stretch

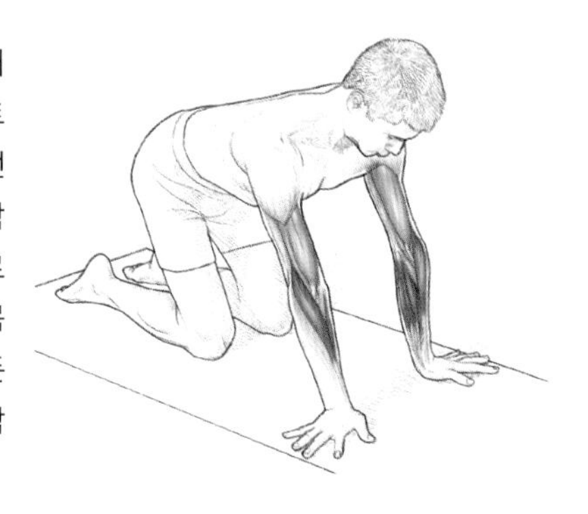

손가락이 향하는 방향을 바꾸면 스트레칭에서 전완 근육에 대한 강조점이 변경된다. 손목 굴근 및 요측 편위근을 동시에 스트레칭 하기 위해서는 먼저, 바닥에 무릎을 꿇은 다음 손목을 신전시키고 손바닥을 바닥에 대어 시작 자세를 취한다. 둘째, 손가락이 무릎을 향하게 하는 대신 손을 회전시켜 손가락이 외측으로 향하도록 한다(몸의 정중선과 직각을 이루는 선에서 손끝이 몸에서 반대쪽을 향하도록 한다). 마지막으로, 몸을 뒤로 기울여(둔부를 발뒤꿈치로 가져가) 원하는 근육을 스트레칭 하되 손바닥을 바닥에 댄 상태를 유지한다.

응용운동 손목 척측 편위근과 굴근 스트레칭 Wrist Ulnar Deviator and Flexor Stretch

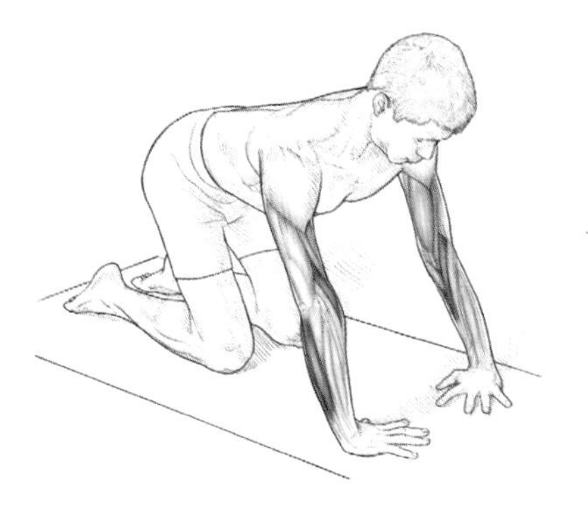

손가락이 향하는 방향을 바꾸면 스트레칭에서 전완 근육에 대한 강조점이 변화된다. 예를 들어 손목 굴근 및 척측 편위근을 동시에 스트레칭 할 수 있다. 첫째, 바닥에 무릎을 꿇은 다음 손목을 신전시키고 손바닥을 바닥에 대어 시작 자세를 취한다. 둘째, 손가락이 무릎을 향하게 하는 대신 손을 회전시켜 손가락이 내측으로 향하도록 한다(손끝이 서로를 향하도록 한다). 마지막으로, 몸을 뒤로 기울여(둔부를 발뒤꿈치로 가져가) 원하는 근육을 스트레칭 하되 손바닥을 바닥에 댄 상태를 유지한다.

덤벨 손목 요측 편위근 스트레칭
Wrist Radial Deviator Stretch With Dumbbell

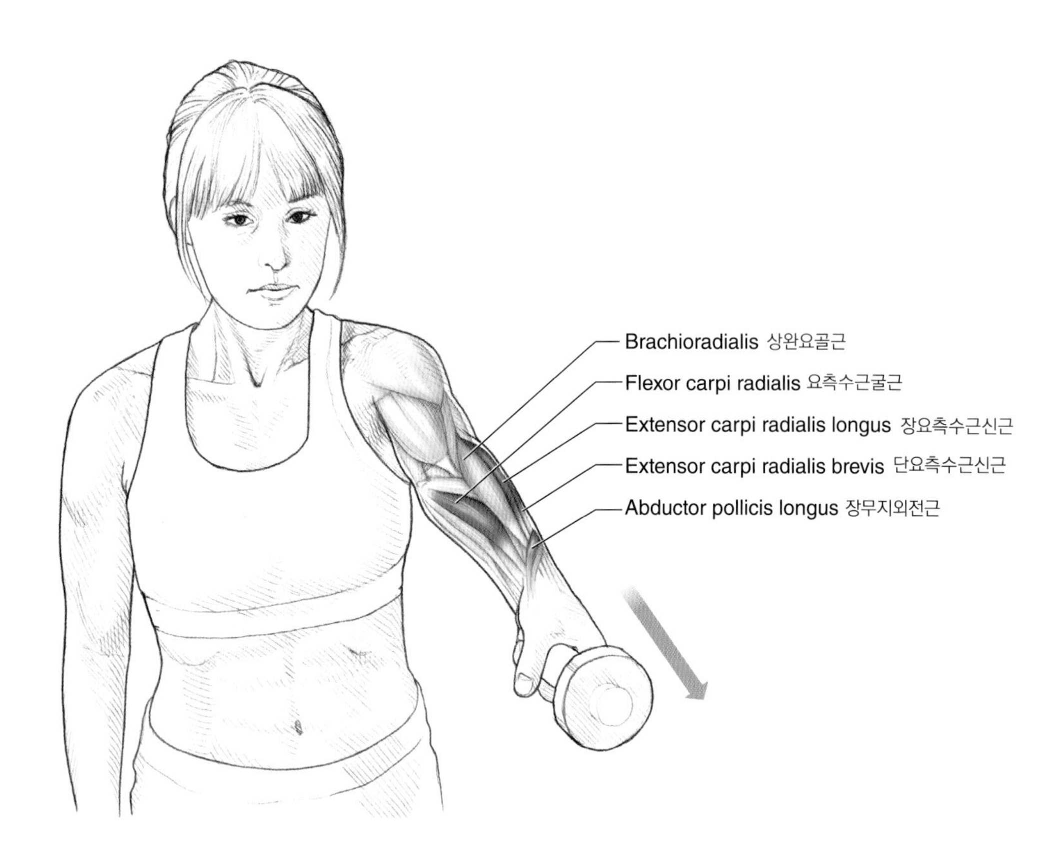

운동

1. 똑바로 서서 양발을 어깨너비로 벌리고 발가락이 정면을 향하도록 한다.
2. 웨이트 플레이트가 한쪽 끝에만 부착되어 있는 덤벨을 웨이트가 달린 끝이 엄지를 지나 삐져나오게 하여 왼손으로 쥔다.
3. 왼팔을 어깨 높이에서 몸의 앞쪽으로 내밀되, 팔꿈치를 펴고 전완을 회전시켜 손의 엄지 측이 위로 향하도록 한다.
4. 손목을 아래로 구부려 덤벨의 웨이트가 달린 끝이 위로가 아니라 몸에서 반대쪽으로 보다 앞쪽을 향하게 한다.
5. 반대쪽 팔에 대해 이상의 단계를 반복한다.

스트레칭 근육

스트레칭이 많은 근육: (좌측) 장무지외전근, 요측수근굴근, 장요측수근신근, 단요측수근신근
스트레칭이 적은 근육: (좌측) 상완요골근

스트레칭 지침

오랜 컴퓨터 작업이나 테니스, 골프, 야구, 볼링과 산악 사이클링처럼 매일 많은 시간 손목을 반복적인 동작으로 사용해야 하는 많은 활동은 손목관절을 가동범위의 극단으로 움직이게끔 하고 이 부위를 긴장 또는 긴장항진에 취약하게 한다. 또한 바이올린이나 피아노의 연주에 요구되는 제한되고 반복적인 동작도 충분한 휴식 및 회복 없이 하면 긴장을 초래할 수 있다. 아울러 냄비를 문질러 씻거나, 몸을 밀어 올려 의자에서 일어나거나, 혹은 어색한 자세로 작은 물건을 들어 올리는 것과 같은 단순하고도 일상적인 활동들에서도 손목은 손상을 입을 수도 있다. 이들 활동과 연관된 긴장, 통증 및 손상은 대부분 손목 요측 편위근의 스트레칭을 통해 완화시킬 수 있다.

이 스트레칭에서는 너무 무거운 웨이트를 사용해서는 안 된다. 덤벨의 한쪽 끝에 아주 가벼운 웨이트 플레이트를 부착해 시작하고, 스트레칭에 보다 익숙해지면서 점차 웨이트를 증가시킨다. 사실 덤벨을 아예 사용하지 않아도 된다. 망치와 같이 자루의 한쪽 끝에 웨이트가 있는 물건이라면 어느 것이든 마찬가지로 효과가 좋을 것이다. 또한 이 스트레칭은 앉거나 서서 팔 전체를 평평한 표면에 놓고 손목과 손을 표면의 모서리 바깥으로 내민 채 할 수 있다. 지지대를 사용한다면 어깨 각도를 90도 가까이로 유지하도록 한다.

덤벨 손목 척측 편위근 스트레칭
Wrist Ulnar Deviator Stretch With Dumbbell

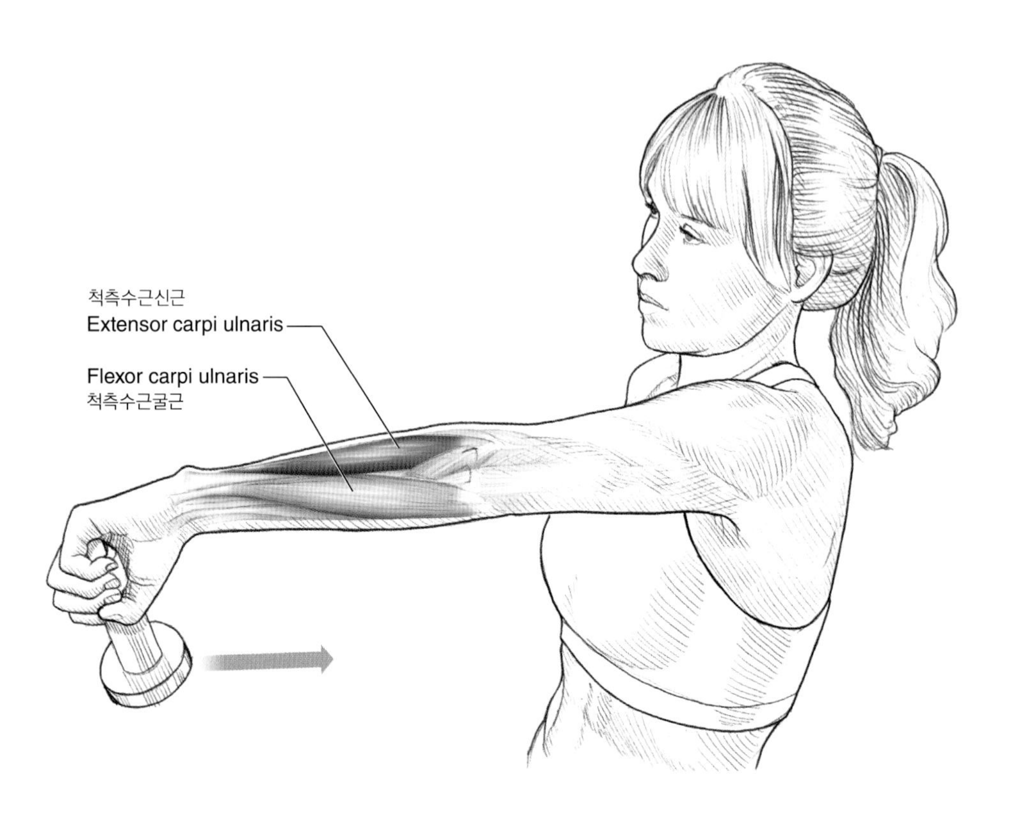

운동

1. 똑바로 서서 양발을 어깨너비로 벌리고 발가락이 정면을 향하도록 한다.
2. 웨이트 플레이트가 한쪽 끝에만 부착되어 있는 덤벨을 웨이트가 달린 끝이 엄지를 지나 삐져나오게 하여 왼손으로 쥔다.
3. 왼팔을 어깨 높이에서 몸의 앞쪽으로 내밀되, 팔꿈치를 펴고 전완을 회전시켜 손의 엄지 측이 아래로 향하도록 한다.
4. 손목을 아래로 구부려 덤벨의 웨이트가 달린 끝이 아래로가 아니라 보다 몸 쪽으로 향하게 한다.
5. 반대쪽 팔에 대해 이상의 단계를 반복한다.

스트레칭 근육

스트레칭이 많은 근육: (좌측) 척측수근신근
스트레칭이 적은 근육: (좌측) 척측수근굴근

스트레칭 지침

오랜 컴퓨터 작업이나 테니스, 골프, 야구, 볼링과 산악 사이클링처럼 매일 많은 시간 손목을 반복적인 동작으로 사용해야 하는 많은 활동은 손목관절을 가동범위의 극단으로 움직이게끔 하고 이 부위를 긴장 또는 긴장항진에 취약하게 한다. 또한 바이올린이나 피아노의 연주에 요구되는 제한되고 반복적인 동작도 충분한 휴식 및 회복 없이 하면 긴장을 초래할 수 있다. 아울러 냄비를 문질러 씻거나, 몸을 밀어 올려 의자에서 일어나거나, 혹은 어색한 자세로 작은 물건을 들어 올리는 것과 같은 단순하고도 일상적인 활동들에서도 손목은 손상을 입을 수 있다. 이들 활동과 연관된 긴장, 통증 및 손상은 대부분 손목 척측 편위근의 스트레칭을 통해 완화시킬 수도 있다.

이 스트레칭에서는 너무 무거운 웨이트를 사용해서는 안 된다. 덤벨의 한쪽 끝에 아주 가벼운 웨이트 플레이트를 부착해 시작하고, 스트레칭에 보다 익숙해지면서 점차 웨이트를 증가시킨다. 사실 덤벨을 아예 사용하지 않아도 된다. 망치와 같이 자루의 한쪽 끝에 웨이트가 있는 물건이라면 어느 것이든 마찬가지로 효과가 좋을 것이다. 또한 이 스트레칭은 앉거나 서서 팔 전체를 평평한 표면에 놓고 손목과 손을 표면의 모서리 바깥으로 내민 채 할 수 있다. 지지대를 사용한다면 어깨 각도를 90도 가까이로 유지하도록 한다.

손가락 굴근 스트레칭
Finger Flexor Stretch

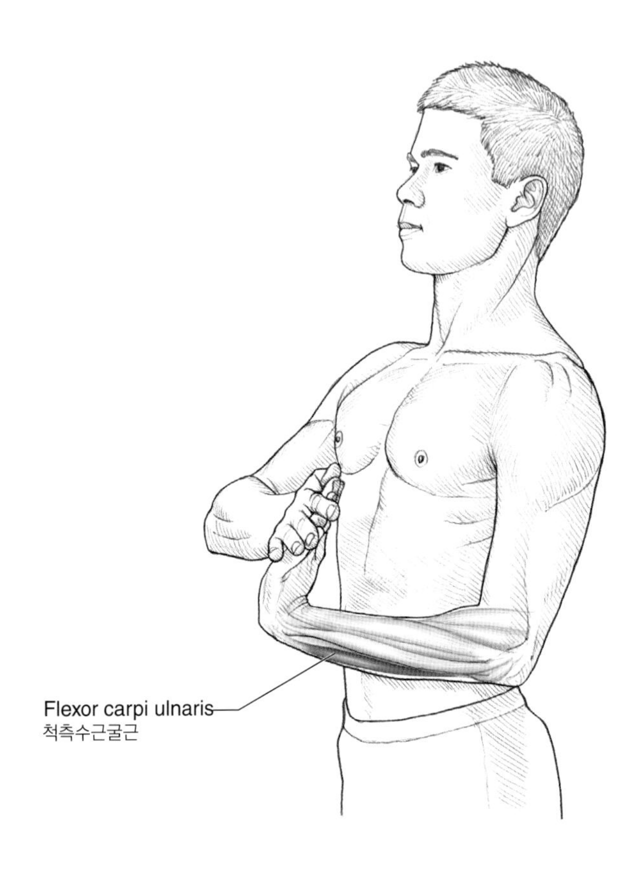

운동

1. 똑바로 앉거나 선다.
2. 왼쪽 팔꿈치를 90도로 굴곡시키고 손목을 가능한 한 신전시킨다.
3. 손가락이 위로 향하도록 한다.
4. 오른손으로 왼손의 손가락을 팔꿈치 쪽으로 민다.
5. 반대쪽 팔에 대해 이상의 단계를 반복한다.

스트레칭 근육

스트레칭이 많은 근육: (좌측) 요측수근굴근, 척측수근굴근, 단소지굴근, 심지굴근, 천지굴근, 장장근
스트레칭이 적은 근육: (좌측) 장무지굴근

스트레칭 지침

손가락 굴근의 긴장과 긴장항진은 대개 주먹을 쥐거나 손목을 감아 굴곡시키는 것으로 인해 일어난다. 손을 이러한 자세로 한 채 잠을 자면 굴근군이 한층 더 긴장되고 단축되며, 수근관 내의 정중신경(median nerve)에서 충돌과 손상이 일어난다. 또한 손가락 굴근은 망치질이나 암벽 등반처럼 손으로 뭔가를 잡고 오랫동안 하는 반복적인 작업으로 인해 긴장되기도 한다. 또한 검지를 지나치게 쓰는 사람은 소위 방아쇠 수지(trigger finger)를 일으킬 수 있다. 아울러 골퍼 엘보, 즉 내측 상과염(medial epicondylitis)과 같은 전완 문제들의 일부는 긴장된 손가락 굴근으로 인해 나타난다. 마지막으로, 피아노를 연주할 때 손의 자세가 적절하지 못할 경우(건반을 누를 때 자유로이 튀어 오르는 중력 타법[gravity stroke]보다는 미는 동작을 사용해 손목이 이완되지 않을 경우)에 손가락 굴근이 뻣뻣해질 수 있다.

팔꿈치 각도가 정확히 90도일 필요는 없다. 편안한 각도를 선택한다. 일부 사람들은 팔꿈치를 완전히 굴곡시키면 손을 밀기가 보다 쉽다고 한다. 팔꿈치가 완전히 굴곡된 상태에서는 미는 동작이 횡으로 보다는 종으로 이루어진다.

벽 이용 손가락 굴근 스트레칭
Wall-Assisted Finger Flexor Stretch

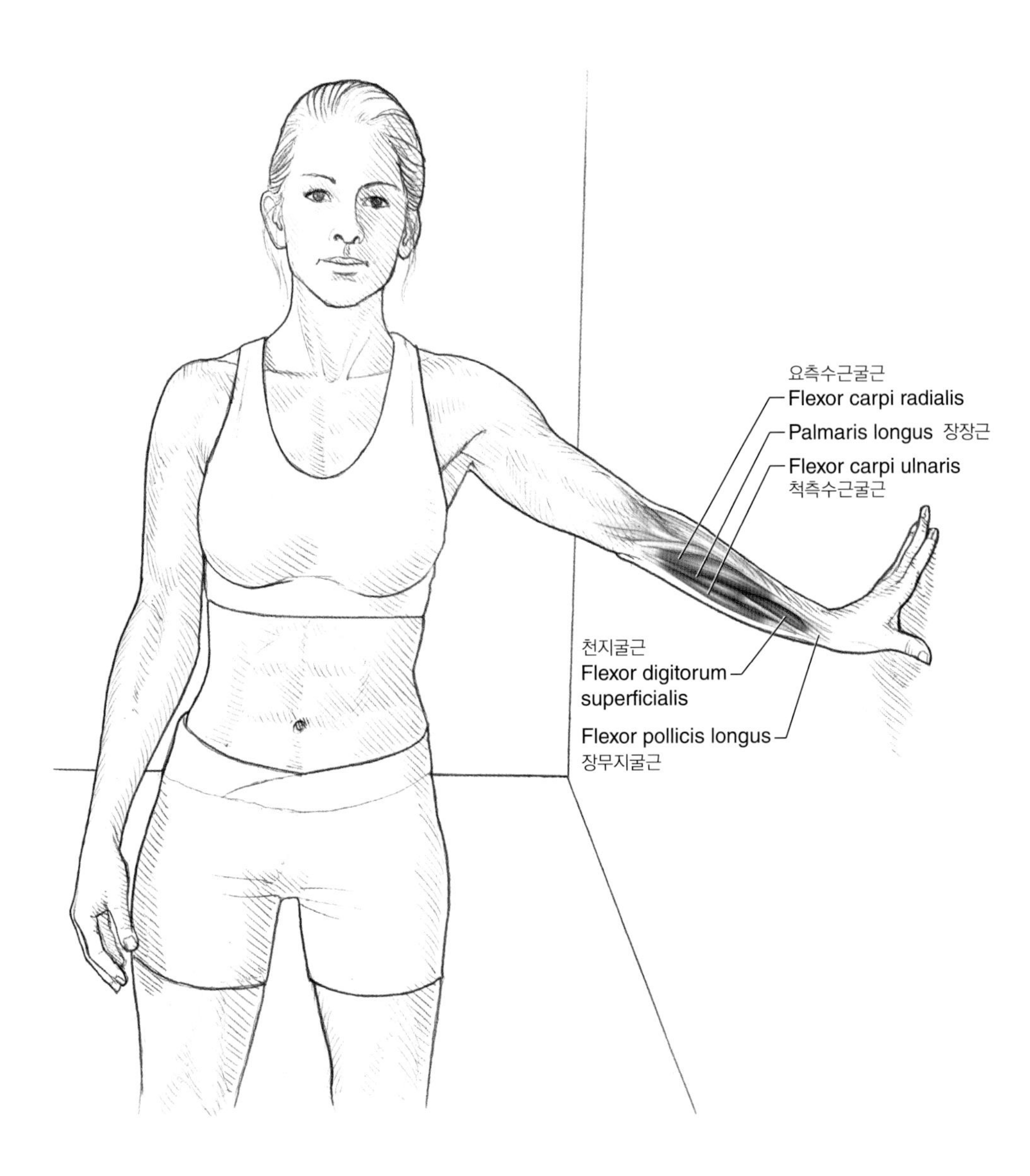

운동

1. 벽에서 약 30cm 거리에 똑바로 선다.
2. 몸을 돌려 왼쪽 어깨가 벽과 직각을 이루도록 한다.
3. 왼손을 뻗어 손끝을 좌측 엉덩이와 어깨 사이 중간 지점의 벽에 댄다.
4. 왼쪽 손끝만 벽에 접촉시킨 상태를 유지하면서, 몸을 벽으로 기울인다.
5. 반대쪽 팔에 대해 이상의 단계를 반복한다.

스트레칭 근육

스트레칭이 많은 근육: (좌측) 요측수근굴근, 척측수근굴근, 단소지굴근, 심지굴근, 천지굴근, 장장근
스트레칭이 적은 근육: (좌측) 장무지굴근

스트레칭 지침

손가락 굴근의 긴장과 긴장항진은 대개 주먹을 쥐거나 손목을 감아 굴곡시키는 것으로 인해 일어난다. 손을 이러한 자세로 한 채 잠을 자면 굴근군이 한층 더 긴장되고 단축되며, 수근관 내의 정중신경에서 충돌과 손상이 일어난다. 또한 손가락 굴근은 망치질이나 암벽 등반처럼 손으로 뭔가를 잡고 오랫동안 하는 반복적인 작업으로 인해 긴장되기도 한다. 또한 검지를 지나치게 쓰는 사람은 소위 방아쇠 수지를 일으킬 수 있다. 아울러 골퍼 엘보, 즉 내측 상과염과 같은 전완 문제들의 일부는 긴장된 손가락 굴근으로 인해 나타난다. 마지막으로, 피아노를 연주할 때 손의 자세가 적절하지 못할 경우(건반을 누를 때 자유로이 튀어 오르는 중력 타법보다는 미는 동작을 사용해 손목이 이완되지 않을 경우)에 손가락 굴근이 뻣뻣해질 수 있다.

엉덩이에 대해 손가락의 시작 높이는 중요하지 않다. 균형을 유지하면서 여전히 근육에 스트레칭 장력을 가하기가 쉬운 자세로 시작해야 한다. 스트레칭에 적응하면서는 원하는 스트레칭 장력을 이루기 위해 손가락의 높이를 변화시킬 필요가 있을 것이다.

손가락 신근 스트레칭
Finger Extensor Stretch

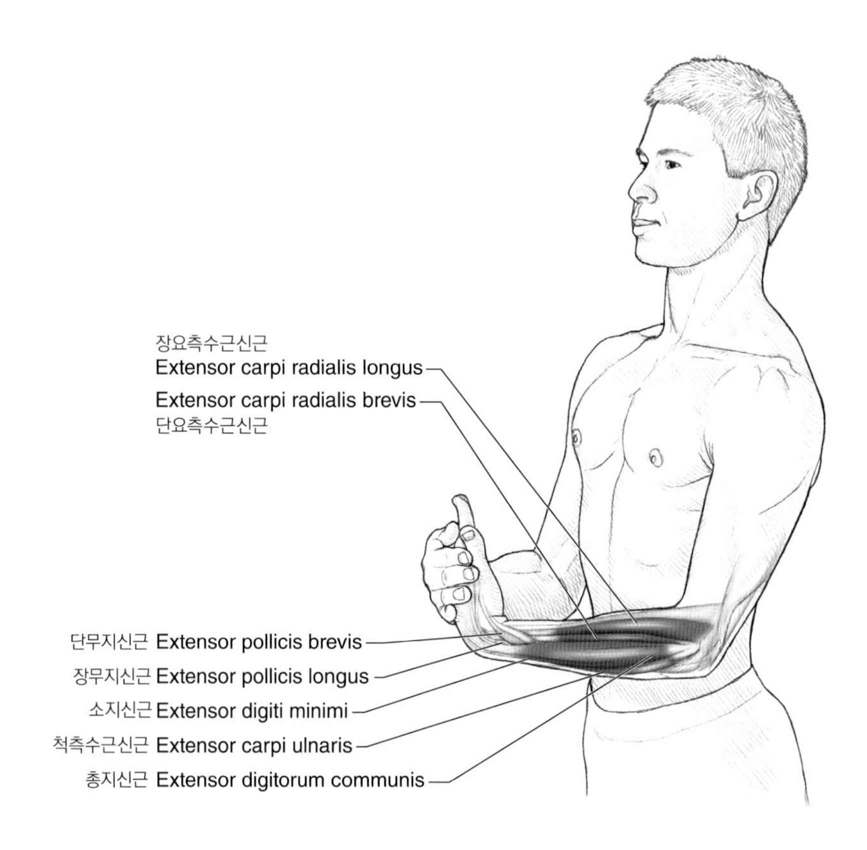

운동

1. 똑바로 앉거나 선다.
2. 왼팔을 돌려 손바닥이 위로 향하게 한다. 왼쪽 팔꿈치를 90도로 굴곡시킨다.
3. 왼쪽 손목을 90도로 굴곡시킨다. 손가락을 굴곡시켜 팔꿈치 쪽을 향하도록 한다.
4. 오른손을 손가락의 꼭대기에 대고 손가락을 아래로 전완을 향해 누른다.
5. 반대쪽 팔에 대해 이상의 단계를 반복한다.

스트레칭 근육

스트레칭이 많은 근육: (좌측) 단요측수근신근, 장요측수근신근, 척측수근신근, 총지신근, 소지신근, 시지신근
스트레칭이 적은 근육: (좌측) 단무지신근, 장무지신근

스트레칭 지침

신근의 긴장은 테니스 엘보, 즉 팔을 움직이는 동안 외측 팔꿈치에서 느끼는 통증의 원인이다. 이러한 긴장은 대개 이들 근육을 과작용시키거나 과긴장시킴으로써 유발된다. 그러므로 키보드 작업, 라켓 스포츠, 조정, 웨이트리프팅, 휠체어 스포츠와 암벽 등반처럼 이들 근육을 사용하는 활동은 무엇이든 과작용, 긴장 및 긴장항진을 초래할 수 있다. 또한 장/단무지신근이나 장무지외전근을 과작용시키면 드럼 치는 소년 마비(주로 장무지신근) 및 드퀘르벵 증후군(주로 단무지신근과 장무지외전근)이라고 알려진 질환을 야기할 수 있다. 아울러 장요측수근신근 또는 단요측수근신근의 긴장은 각각의 건에 염증을 초래해 요측 손목 통증이나 교차 증후군을 유발할 수 있다. 이 스트레칭을 하면 손가락 신근의 과작용으로 인해 일어날 수 있는 문제들의 감소에 도움이 된다. 능동적으로 손가락을 신전시키는 능력은 뇌졸중 환자들에서 팔 기능의 회복에 있어 신뢰할 만한 조기 예측인자로 사용된다. 따라서 뇌졸중 후 손가락 신근을 스트레칭 하면 재활 과정에 도움이 된다.

손가락을 굴곡시켜(즉 주먹을 쥐어) 스트레칭의 강도를 높인다. 팔꿈치 각도가 정확히 90도일 필요는 없다. 편안한 각도를 선택한다. 일부 사람들은 팔꿈치를 완전히 굴곡시키면 손을 밀기가 보다 쉽다고 한다. 팔꿈치가 완전히 굴곡된 상태에서는 미는 동작이 횡으로 보다는 종으로 이루어진다.

7 어깨, 등과 가슴 SHOULDERS, BACK, AND CHEST

어깨에서는 짝을 이루는 5가지 주요 동작이 일어난다: (1) 굴곡(flexion)과 신전(extension), (2) 외전(abduction)과 내전(adduction), (3) 외회전과 내회전(external and internal rotation), (4) 후인(retraction, 뒤당김)과 전인(protraction, 내밈), 그리고 (5) 상승(elevation)과 하강(depression). 어깨관절의 뼈들은 상완골(humerus, 위팔뼈), 견갑골(scapula, 어깨뼈)과 쇄골(clavicle, 빗장뼈)로 이루어져 있다. 견갑골과 쇄골은 본질적으로 흉곽 위에 떠 있다. 그러므로 등 상부와 가슴에 있는 많은 근육의 주요 기능은 등 상부의 견갑골과 상흉부의 쇄골을 흉곽과 척추에 부착시키는 것이다. 이는 팔 및 어깨 동작에 안정적인 기반이 된다. 짝을 이루는 5가지 동작 중 후인과 전인 및 상승과 하강은 대개 안정화 동작으로 분류된다.

어깨의 뼈들을 움직이고 안정화하는 데 관여하는 근육들은 대부분 후방에 위치한다. 견갑골은 쇄골보다 훨씬 더 큰 뼈이고 더 많은 근육이 부착되는 공간이 있다. 후방 근육(그림 7-1)으로는 극하근, 광배근, 견갑거근, 능형근, 견갑하근, 극상근, 대/소원근과 승모근(후방 상부 흉곽, 추골과 견갑골에 부착됨), 아울러 삼각근(그림 7-2)과 상완삼두근(견갑골과 상완골에 부착됨, 제6장 참조)이 있다. 전방 근육(그림 7-3)에는 대흉근(쇄골, 전방 흉곽과 상완골에 부착됨), 소흉근, 쇄골하근, 전거근(전방 흉곽과 전방 견갑골에 부착됨), 상완이두근, 오훼완근과 삼각근(견갑골 전방과 상완골에 부착됨)이 있다.

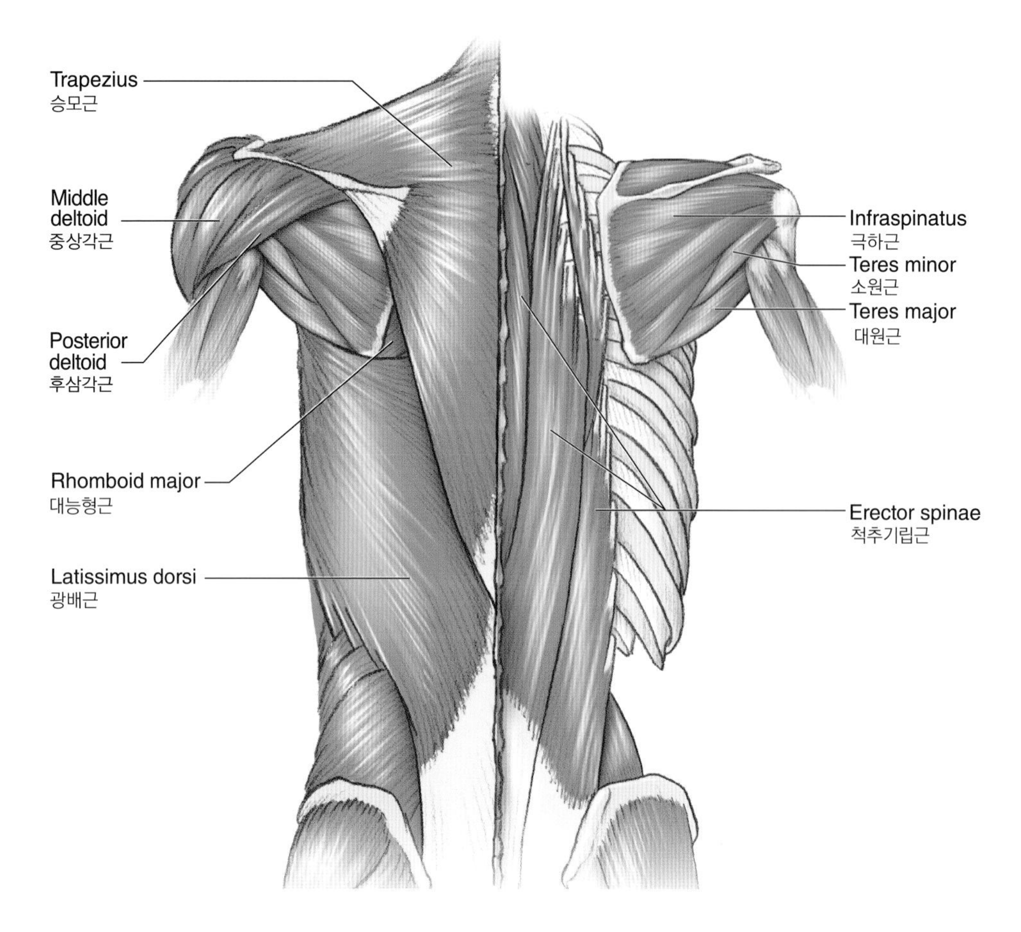

그림 7-1. 등의 근육

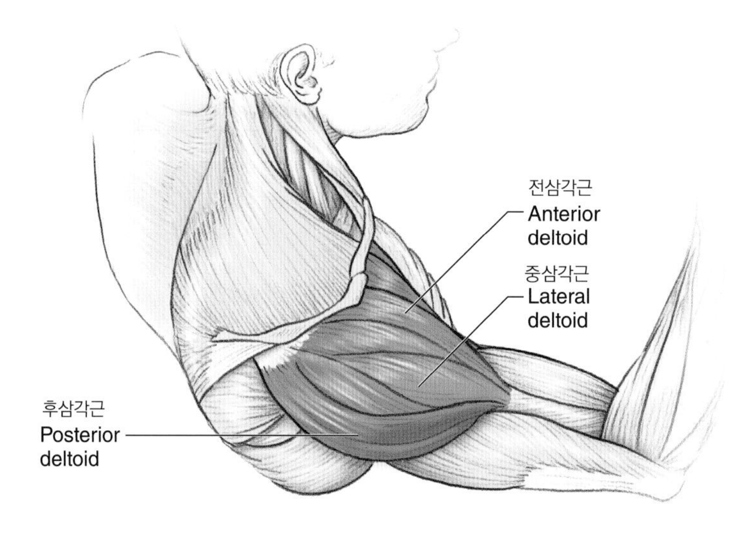

그림 7-2. 삼각근

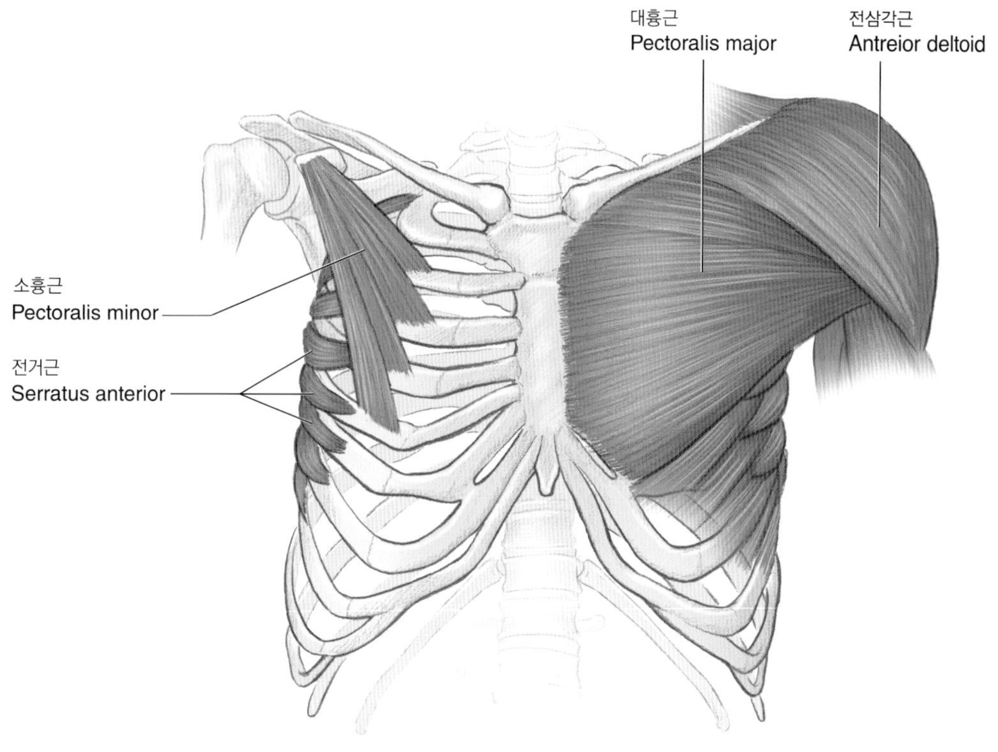

그림 7-3. 가슴의 근육

어깨관절, 즉 상완와관절(glenohumeral joint)은 상완골두(humeral head)와 관절와(glenoid fossa, 관절오목)에 의해 형성되는 볼-소켓관절(ball-and-socket joint)이다. 관절와는 견갑골에 있는 얕은 오목으로 볼 모양인 상완골두에 대해 소켓 역할을 한다. 어깨관절은 인체에서 가장 자유로이 움직이는 관절이자 가장 안정성이 떨어지는 관절이다. 상완골의 상방 움직임은 쇄골과 견갑골의 견봉돌기(acromion process) 및 오훼돌기(coracoid process), 아울러 상완와인대와 회전근개(rotator cuff)에 의해 차단된다. 상완골의 하방, 전방 및 후방 움직임은 관절와순(glenoid labrum, 관절오목 테두리)에서 상완골두의 위치에 의해 제한된다. 관절와순은 섬유연골로 된 원형 띠로 관절와의 테두리를 둘러 관절와의 깊이를 깊게 한다. 상완골은 관절와순과 함께 여러 인대 및 근육 건에 의해 고정되는데, 이들 인대와 건은 함께 회전근개를 형성한다.

상완골두와 관절와 전체는 인대들의 집합인 관절낭(joint capsule)에 둘러싸여 있다. 주요 인대로는 전/후 흉쇄인대 및 늑쇄인대와 쇄골간인대가 있으며, 이들 인대는 쇄골의 흉곽 연결을 지지한다. 오훼상완인대, 상완와인대, 오훼쇄골인대, 견봉쇄골인대와 오훼견봉인대는 상완골, 견갑골과 쇄골의 상호 연결을 돕는다. 회전근개를 이루어 안정성을 제공하는 근육에는 극하근, 견갑하근, 극상근과 소원근이 있다. 이들 근육은 보다 상방으로(어깨 위로) 부착되어 있으므로 대부분의 탈구는 하방으로(어깨에서 아래로) 일어난다.

어깨 근육은 어깨 안정의 주요 요소이므로, 짝을 이루는 5가지 동작 모두에서 어깨 유연성(특정 방향으로 가능한 움직임의 정도)은 근육의 근력과 동작에 관여하는 길항근의 신장성에 크게 의존한다.

차례로 살펴보면 어깨 외전, 즉 몸의 정중선에서 멀어지는 동작의 가동범위는 어깨 및 관절낭 인대의 유연성에 의해 그리고 견봉과 관절와 상연(상방 경계)에 부딪치는 상완골(또는 어깨 충돌)에 의해 제한된다. 어깨 내전, 즉 몸의 정중선 쪽으로 움직이는 동작의 가동범위는 몸통에 닿는 팔에 의해 추가로 제한된다. 어깨 굴곡의 가동범위는 오훼상완인대 관절낭 인대 하부의 긴장에 의해 제한된다. 오훼상완인대의 유연성은 어깨 충돌(shoulder impingement)과 아울러 어깨 신전의 가동범위에 영향을 미친다. 어깨 내회전의 가동범위는 관절낭 인대의 유연성에 의해 제한되는 반면, 어깨 외회전의 가동범위는 오훼상완인대의 경직(rigidity)과 관절낭 인대 상부의 긴장에 의해 제한된다. 상승에 영향을 주는 추가 요인으로는 관절낭과 아울러 늑쇄인대의 긴장 등이 있다. 하강의 경우에 기타 제한 요인은 쇄골간인대와 흉쇄인대이다. 마지막으로 전인은 전흉쇄인대와 후늑쇄인대의 긴장에 의해 제한되는 반면, 후인은 후흉쇄인대와 전늑쇄인대의 긴장에 의해 제한된다.

모든 어깨 근육에서 근력과 유연성 사이에 적절한 균형을 유지하는 것이 중요하다. 어깨, 등 및 가슴의 근육조직과 관련한 흔한 불편은 목(중/상승모근), 어깨(승모근, 삼각근과 극상근)와 등 상부(능형근과 견갑거근)에서 근육 긴장 및 경련이다. 흥미롭게도 이들 근육에서 느끼는 긴장은 대개 이들의 길항근에서 시작되는 긴장의 결과이다. 다시 말해 상흉부 근육의 긴장은 등 상부에서 느끼는 긴장을 유발한다. 가슴 근육(예로 대흉근)의 긴장으로 등 상부의 근육은 끊임없이 낮은 수준의 신장을 일으킨다. 이러한 낮은 수준의 신장에 따라 결국 등 상부 근육과 관련된 인대와 건이 신장된다. 일단 이들 인대와 건이 신장되면, 이들과 관련된 근육의 긴장도(tone)가 현저히 떨어진다. 상실한 긴장도를 되찾기 위해 근육은 수축의 힘을 증가시켜야 한다. 증가된 힘은 다시 인대와 건의 신장을 더 일으키며, 이는 증가된 근육 수축이 보상해야 한다. 따라서 악순환이 시작된다.

이와 같은 악순환을 막거나 멈추는 최선의 방법은 어깨 전방 및 가슴 근육을 스트레칭 하는 것이다. 이들 근육의 유연성이 증가하면서 후방 근육의 긴장은 감소한다. 스트레칭 직후 근육의 근력은 떨어진다. 어느 근육군이라도 단련시키기 직전과 직후에 대립근을 스트레칭 하면 좋다. 이를 주 당 3번 이상 하면 근육은 실제로 유연성이 증가하고 근력이 향상될 것이다. 또한 스트레칭은 어느 근육군에 대해서도 긴장의 빈도를 감소시킬 것이다. 더욱이 어깨 충돌은 어깨 근육의 근력과 유연성 사이에 부적절한 균형으로 발생할 수 있다. 상완골과 견갑골 돌기 사이의 간격은 협소하므로, 근육 긴장과 같이 이 공간을 더욱 좁히는 어떤 것이든지 충돌을 유발해 통증, 약화 및 가동범위 소실을 일으킬 수 있다.

초급 어깨 굴근 스트레칭
Beginner Shoulder Flexor Stretch

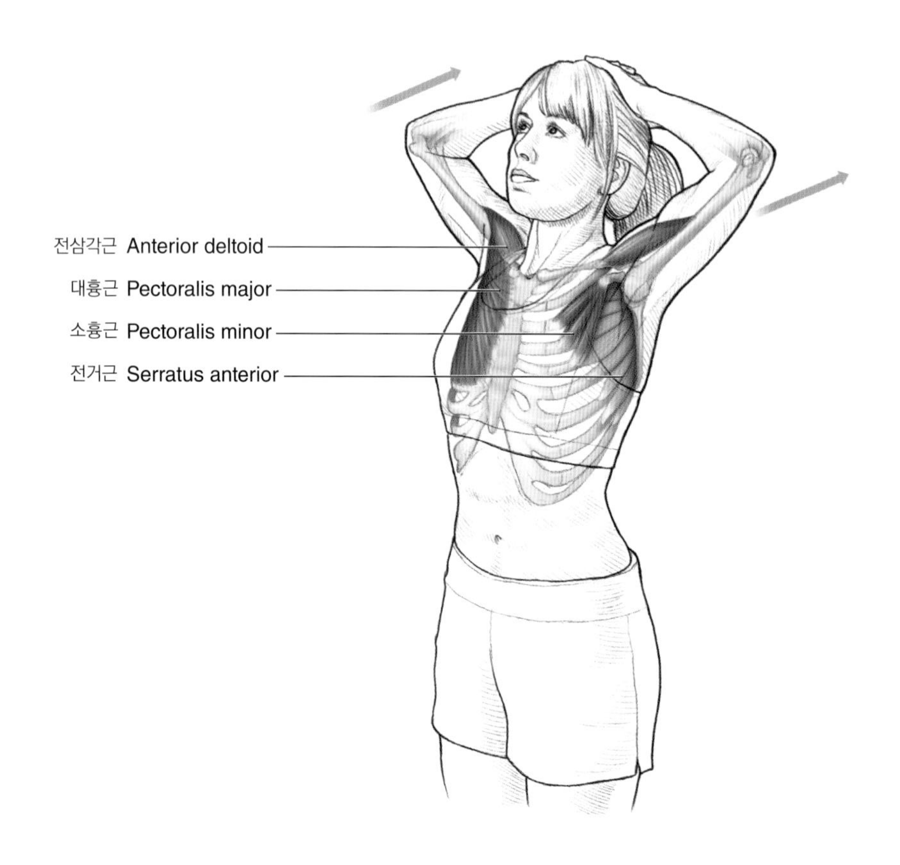

운동

1. 똑바로 서서 손가락을 깍지 낀다.
2. 양손을 머리의 꼭대기에 얹는다.
3. 등 근육을 수축시키고, 양쪽 팔꿈치를 뒤로 당겨 서로를 향하게 한다.

스트레칭 근육

스트레칭이 많은 근육: 대/소흉근, 전삼각근
스트레칭이 적은 근육: 전거근

스트레칭 지침

나쁜 자세는 어깨 굴근이 긴장을 일으키는 주요 이유이다. 이러한 자세는 몸을 앞으로 구부릴 때나 팔을 앞으로 뻗은 채 일할 때 흔히 관찰된다. 어깨 굴근의 긴장은 대개 목 신근의 긴장을 동반한다. 두 근육군이 긴장되면 머리 자세가 독수리의 돌출된 머리 모습을 한 '독수리 목(vulture neck)'을 일으킬 가능성이 증가하고 호흡 문제가 발생한다. 또한 어깨 충돌(shoulder impingement), 어깨 윤활낭염(shoulder bursitis), 회전근개 건염(rotator cuff tendinitis), 또는 동결견(frozen shoulder)을 초래하는 손상도 급성이든 과사용으로 인한 것이든 어깨 굴근의 긴장을 야기할 수 있다.

어느 경우든 이러한 상태가 심하면 통증을 동반하지 않고 굴근을 스트레칭 하기는 어렵다. 이 스트레칭 운동은 근육조직에 가해지는 스트레칭 스트레스가 낮으므로 감내하기 쉽다. 이 운동을 하면서 스트레칭을 덜 느낄 때에는 보다 상급의 어깨 굴근 스트레칭 운동들 중 하나로 진행하도록 한다.

중급 어깨 굴근 스트레칭
Intermediate Shoulder Flexor Stretch

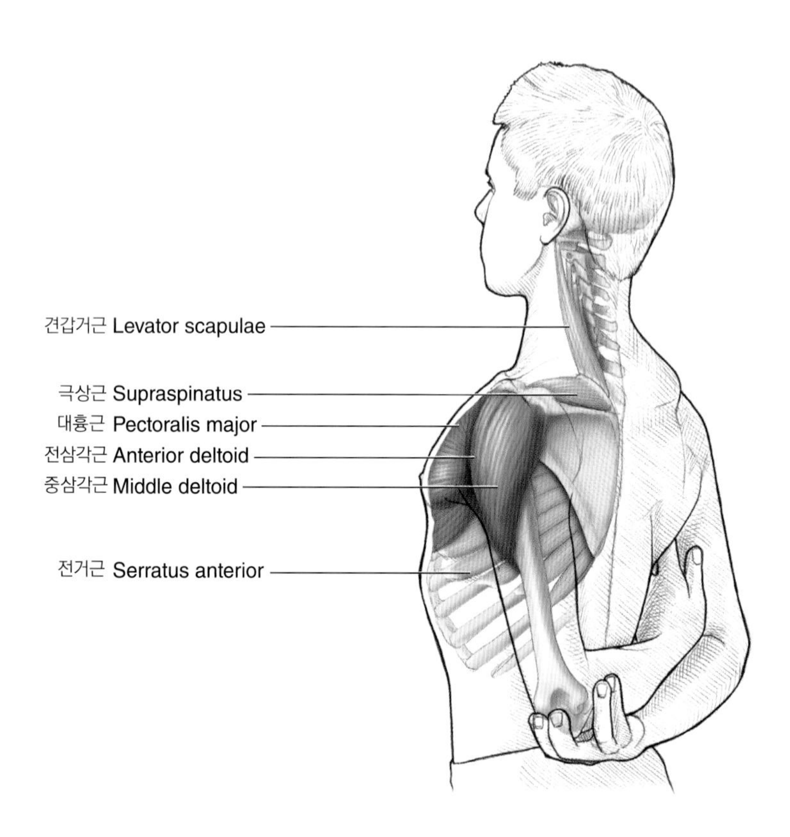

운동

1. 서거나 등받이가 없는 의자에 똑바로 앉아 왼팔을 등 뒤로 두고 팔꿈치를 약 90도로 구부린다.
2. 양발을 어깨너비로 벌리고 발가락이 앞을 향하게 한다.
3. 유연성에 따라 오른손으로 왼쪽 팔꿈치, 전완 또는 손목을 붙잡는다.
4. 왼쪽 상완을 등을 가로질러 당겨 오른쪽 어깨 쪽으로 올린다.
5. 반대쪽 팔에 대해 이 스트레칭을 반복한다.

스트레칭 근육

스트레칭이 많은 근육: (좌측) 대흉근, 전/중삼각근
스트레칭이 적은 근육: (좌측) 견갑거근, 소흉근, 극상근, 전거근, 오훼완근

스트레칭 지침

이 스트레칭은 나쁜 자세로 인한 독수리 목 또는 굽은 어깨를 교정하는 데 아주 좋다. 또한 어깨 충돌, 어깨 윤활낭염, 회전근개 건염 및 동결견에 동반하는 통증의 완화에도 도움이 된다. 이 운동은 초급 어깨 굴근 스트레칭보다 더 나은 스트레칭을 제공하나, 초급 운동을 거친 후 초급 수준의 어떤 스트레칭도 쉽다고 판단될 때에만 이 스트레칭을 하도록 한다.

유연성이 떨어져 팔꿈치에 이를 수 없으면 손목을 붙잡는다. 손목을 당길 때 팔을 등을 가로질러 당기기 쉬우나, 가로지르면서 위로 당겨야 최상의 효과가 나타난다. 또한 팔꿈치를 90도 가까이 고정시킨 상태를 유지한다. 아울러 등의 정렬 변화가 스트레칭의 정도에 영향을 미칠 것이다. 등을 곧게 편 상태를 유지할 수 없으면 허리를 구부리는 것보다는 등이 아치를 이루게 하는 편이 낫다. 단, 등이 아치를 이루게 하면서 서서 이 스트레칭을 할 때에는 균형을 잃기 쉽다는 점에 주의한다. 서서 균형을 유지하기가 어려우면 등받이가 없는 의자나 일반 의자에 앉아 이 스트레칭을 한다.

상급 어깨 굴근 스트레칭
Advanced Shoulder Flexor Stretch

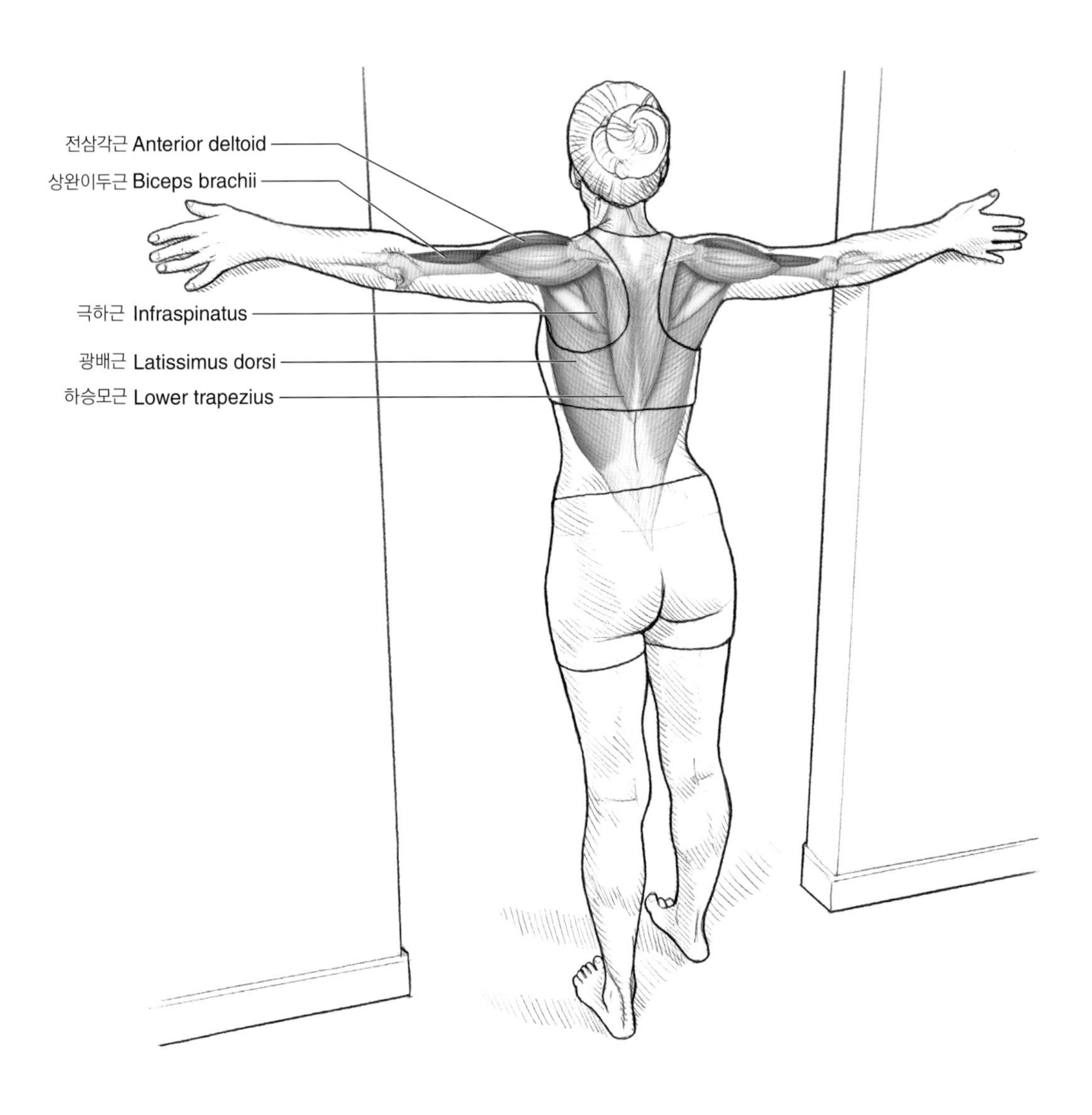

운동

1. 문간 또는 구석을 향한 채 똑바로 선다.
2. 양발을 어깨너비로 벌리고 한 발을 다른 발보다 약간 앞으로 둔다.
3. 양팔을 편 채 어깨 높이까지 올리고, 엄지가 위로 가게 해서 손바닥을 벽 또는 문틀에 댄다.
4. 전신을 앞으로 기울인다.

스트레칭 근육

스트레칭이 많은 근육: 대흉근, 전삼각근, 오훼완근, 상완이두근
스트레칭이 적은 근육: 극하근, 광배근, 쇄골하근, 하승모근

스트레칭 지침

이 스트레칭은 나쁜 자세로 인한 독수리 목 또는 굽은 어깨를 교정하는 데 아주 좋다. 또한 어깨 충돌, 어깨 윤활낭염, 회전근개 건염 및 동결견에 동반하는 통증의 완화에도 도움이 된다. 그러나 위의 어느 상태에 해당하는 문제가 있는 사람이라면 초급 스트레칭으로 시작해 단계적으로 상급 스트레칭으로 진행하는 것이 낫다. 이 운동은 초급이나 중급 어깨 굴근 스트레칭보다 더 나은 스트레칭을 제공하며, 이 운동이 일으킬지도 모르는 통증이나 불편을 감내할 수 있으면 실시하는 편이 낫다.

이 스트레칭에서 최대의 효과를 얻기 위해서는 팔꿈치를 펴고 척추를 곧게 편 상태를 유지해야 한다. 전방 경사가 클수록 스트레칭이 좋아진다. 전방 경사는 시작 자세에서 앞발을 가슴의 앞쪽으로 얼마나 멀리 두느냐에 좌우된다. 균형을 유지할 정도로만 발을 앞으로 두도록 한다. 제8장에서 소개하는 목 신근 스트레칭을 어깨 굴근 스트레칭과 동시에 수행하는 것도 가능하나, 이 경우에 손으로 머리를 내리누르지는 못한다. 손으로 머리를 내리누르지 않고 하는 목 신근 스트레칭은 이 운동을 독자적으로 하는 경우보다 강도가 더 낮을 것이다.

응용운동 어깨 굴근과 내림근 스트레칭
Shoulder Flexor and Depressor Stretch

팔을 수평 이상으로 들어 올리면 스트레칭 되는 주요 근육의 하나로 소흉근을 포함시킬 수 있다. 문간 또는 구석을 향한 채 똑바로 선 다음, 양발을 어깨너비로 벌리고 한 발을 다른 발보다 약간 앞으로 둔다. 팔을 편 상태로 유지하면서 머리 위로 높이 올리고 손바닥을 벽 또는 문틀에 댄다. 전신을 앞으로 기울인다.

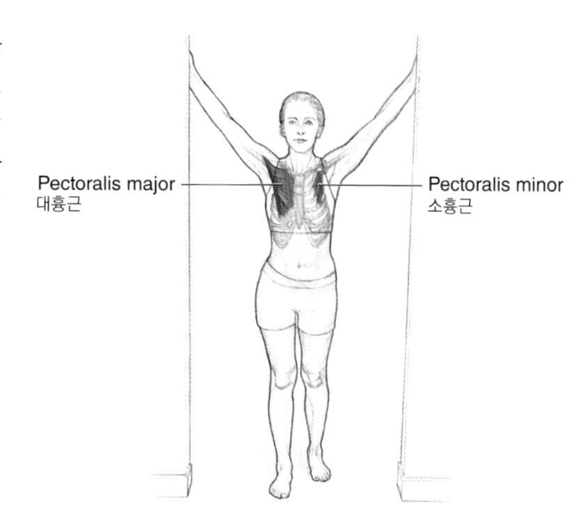

파트너와 어깨와 팔꿈치 굴근 스트레칭
Assisted Shoulder and Elbow Flexor Stretch

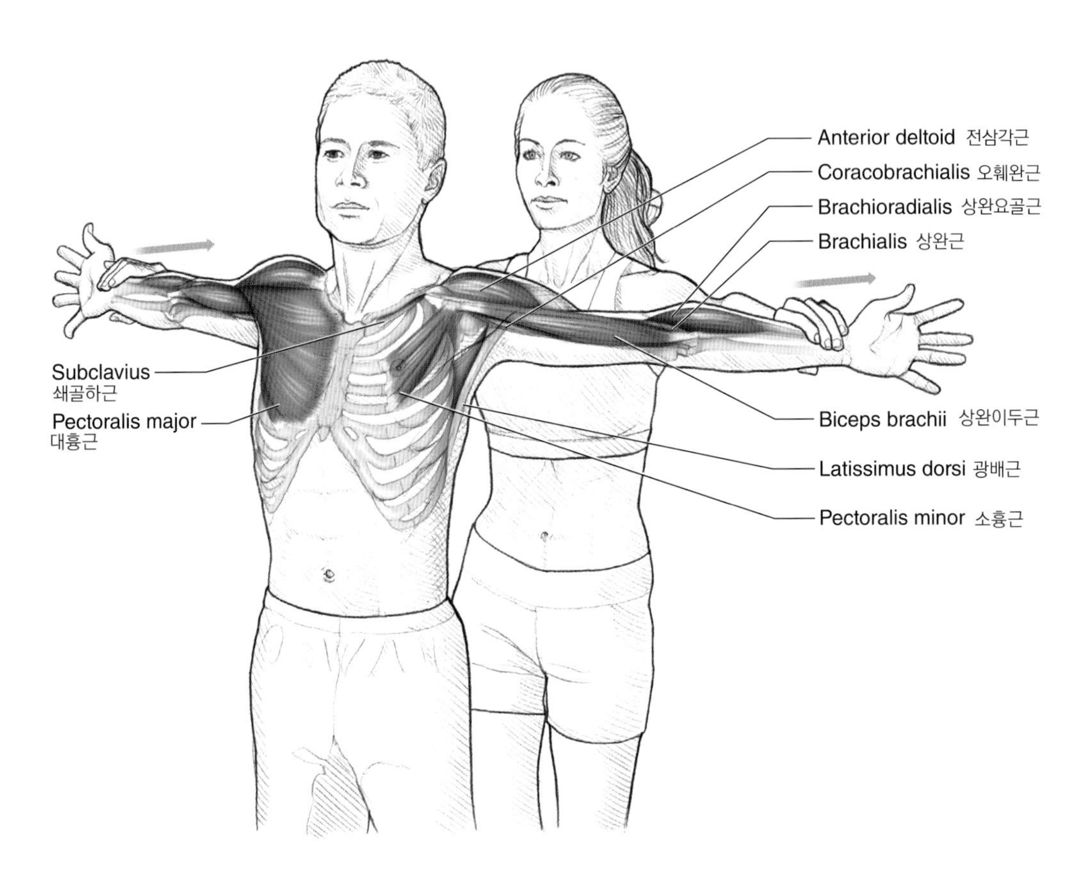

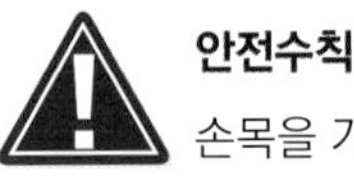

안전수칙

손목을 가볍게 뒤로 당긴다.

운동

1. 똑바로 서거나 안정성을 더 갖기 위해 바닥에 앉는다.
2. 서 있다면 양발을 어깨너비로 벌리고 한 발을 다른 발보다 약간 앞으로 둔다. 앉는다면 바닥에 앉아 양쪽 다리를 몸의 앞쪽으로 뻗는다.
3. 양팔을 바닥과 평행하게 신전시킨다.
4. 손이 약간 뒤로 향하게 한다.
5. 파트너가 뒤에 서서 등을 마주하고 손목에서 양팔을 붙잡도록 한다.
6. 파트너가 양쪽 손목을 당겨 손목이 서로를 향하게 하되, 관절이 과신전되지 않도록 주의한다.

스트레칭 근육

스트레칭이 많은 근육: 대/소흉근, 전삼각근, 오훼완근, 상완이두근, 상완근, 상완요골근
스트레칭이 적은 근육: 광배근, 하승모근, 쇄골하근

스트레칭 지침

이 스트레칭은 나쁜 자세로 인한 독수리 목 또는 굽은 어깨를 교정하는 데 아주 좋다. 또한 어깨 충돌, 어깨 윤활낭염, 회전근개 건염 및 동결견에 동반하는 통증의 완화에도 도움이 된다. 아울러 굽고 앞으로 밀린 어깨를 하고 있으면서 팔을 완전히 펼 수 없는 상태의 방지에도 도움을 준다. 이 스트레칭은 어깨 및 팔꿈치 굴근에 모두 더 좋은 운동의 하나이다. 파트너는 단순히 통증 내성점(pain toleration point)까지 스트레칭 시킴으로써 스트레칭을 변경하여 운동을 초급에서 상급까지 맞춤화할 수 있다.

이 스트레칭을 보조하는 파트너는 양쪽 손목을 당길 때 너무 과격하게 하지 않는 것이 중요하다. 너무 과격한 스트레칭은 근육 염좌와 극단적인 경우에 어깨 탈구를 초래할 수 있다. 더욱이 양쪽 손목이 서로 더 가까워지면서 사람들은 통증을 감소시키기 위해 몸통을 뒤로 기울이는 경향이 있다. 이러한 경향이 있는 사람이라면, 스트레칭을 시작할 때 허리를 구부려 몸통을 약간 앞으로 기울이는 것이 좋다.

앉아 어깨 굴근, 내림근과 후인근 스트레칭
Seated Shoulder Flexor, Depressor, and Retractor Stretch

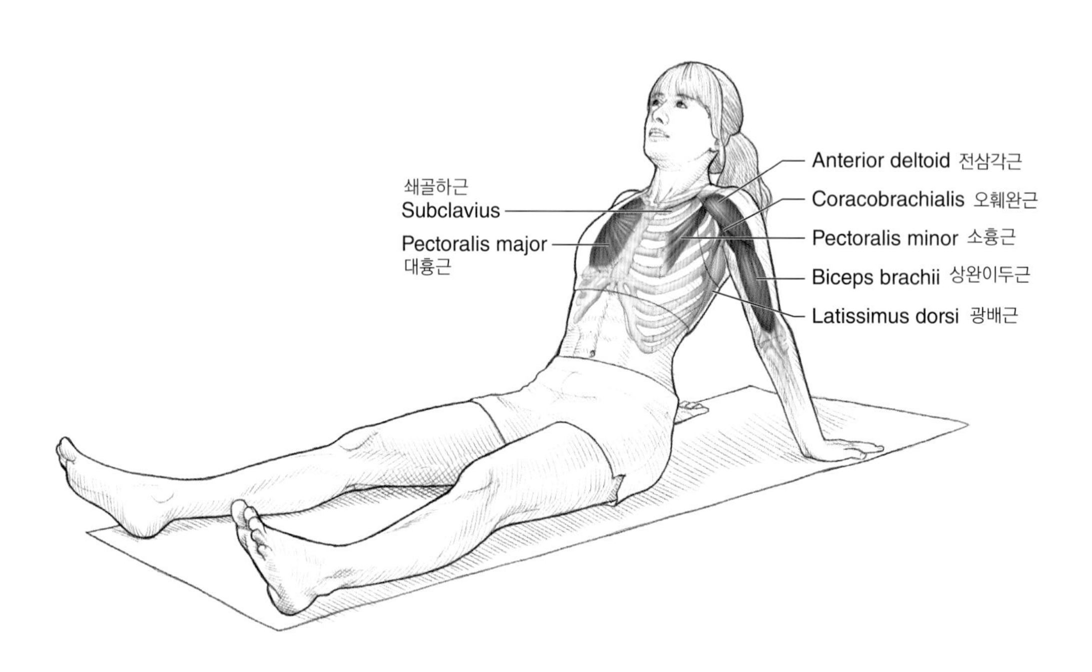

운동

1. 다리를 편 채 바닥에 앉는다.
2. 양팔을 편 상태를 유지하면서, 엉덩이에서 약 30cm 뒤로 손바닥을 바닥에 대고 손가락이 뒤로 향하게 한다.
3. 양팔을 편 상태를 유지하면서, 몸통을 뒤로 바닥 쪽으로 기울인다.

스트레칭 근육

스트레칭이 많은 근육: 대흉근, 전삼각근, 오훼완근, 상완이두근, 소흉근
스트레칭이 적은 근육: 광배근, 하승모근, 쇄골하근, 능형근

스트레칭 지침

이 스트레칭 운동은 파트너의 보조를 받지 않는 운동 가운데 어깨 및 팔꿈치 굴근의 동시 스트레칭에 더 좋은 운동의 하나이다. 이는 나쁜 자세로 인한 독수리 목 또는 굽은 어깨를 교정하는 데 아주 좋은 스트레칭이다. 또한 어깨 충돌, 어깨 윤활낭염, 회전근개 건염 및 동결견에 동반하는 통증의 완화에도 도움이 된다. 아울러 굽고 앞으로 밀린 어깨를 하고 있으면서 팔을 완전히 펼 수 없는 상태의 방지에도 도움을 준다.

스트레칭을 극대화하기 위해서는 팔을 편 상태를 유지해야 한다. 팔의 굴곡을 피하기가 어려우면 손을 엉덩이에 더 가까이 둔다. 손을 엉덩이에서 더 멀리 이동시키면 스트레칭을 증가시킬 수 있다. 몸이 바닥을 따라 밀리지 않도록 하려면 발바닥을 벽에 대어 받쳐야 할 수도 있다. 매트에 앉아 손을 단단한 표면에 놓으면 보다 편안할 뿐만 아니라 스트레칭이 증가할 것이다.

초급 어깨 신근, 내전근과 후인근 스트레칭
Beginner Shoulder Extensor, Adductor, and Retractor Stretch

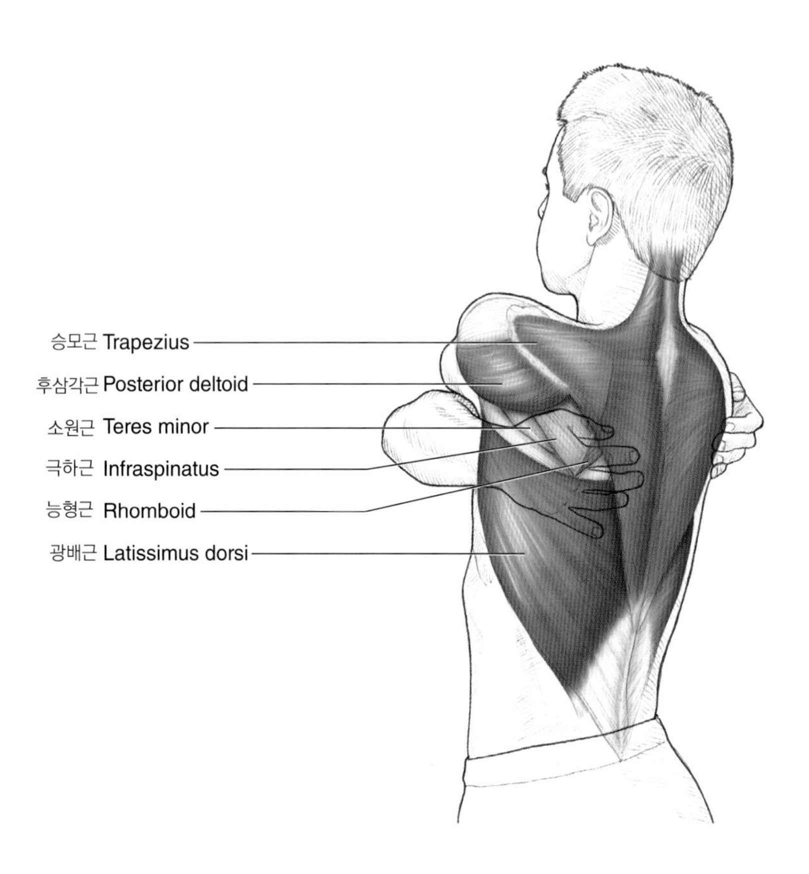

운동

1. 똑바로 서서 양발을 어깨너비로 벌리고 발가락이 정면을 향하도록 한다.
2. 마치 스스로 포옹하는 것처럼 양팔로 어깨를 두르고, 팔을 가장 편안한 꼭대기에 둔다.
3. 어깨를 앞으로 당긴다.

스트레칭 근육

스트레칭이 많은 근육: 후삼각근, 광배근, 승모근, 능형근
스트레칭이 적은 근육: 소원근, 극하근

스트레칭 지침

나쁜 자세는 삼각근, 광배근, 승모근과 능형근을 과작용시켜 긴장을 유발한다. 이 스트레칭은 견갑골 사이에서 느껴지는 많은 통증을 완화한다. 반대로 이들 근육은 사용하지 않음으로써 혹은 팔로 어깨 높이 아래에서 제한된 활동을 함으로써도 긴장될 수 있다. 이들 근육이 긴장되면 천장 페인트칠하기, 머리 위에 있는 창문 세척하기나 덤벨 머리 위로 밀어올리기(dumbbell overhead press)처럼 머리 위로 하는 활동이 더 힘들고 보다 고통스러워진다. 이 스트레칭은 근육조직에 가하는 스트레칭이 적으므로 근육이 매우 긴장되어 있는 사람이 시작하기에 가장 좋은 운동이다. 또한 이 스트레칭을 하면 어깨 충돌, 어깨 윤활낭염, 회전근개 건염 및 동결견에 동반하는 통증의 완화에도 도움이 된다.

중급 어깨 신근, 내전근과 후인근 스트레칭
Intermediate Shoulder Extensor, Adductor, and Retractor Stretch

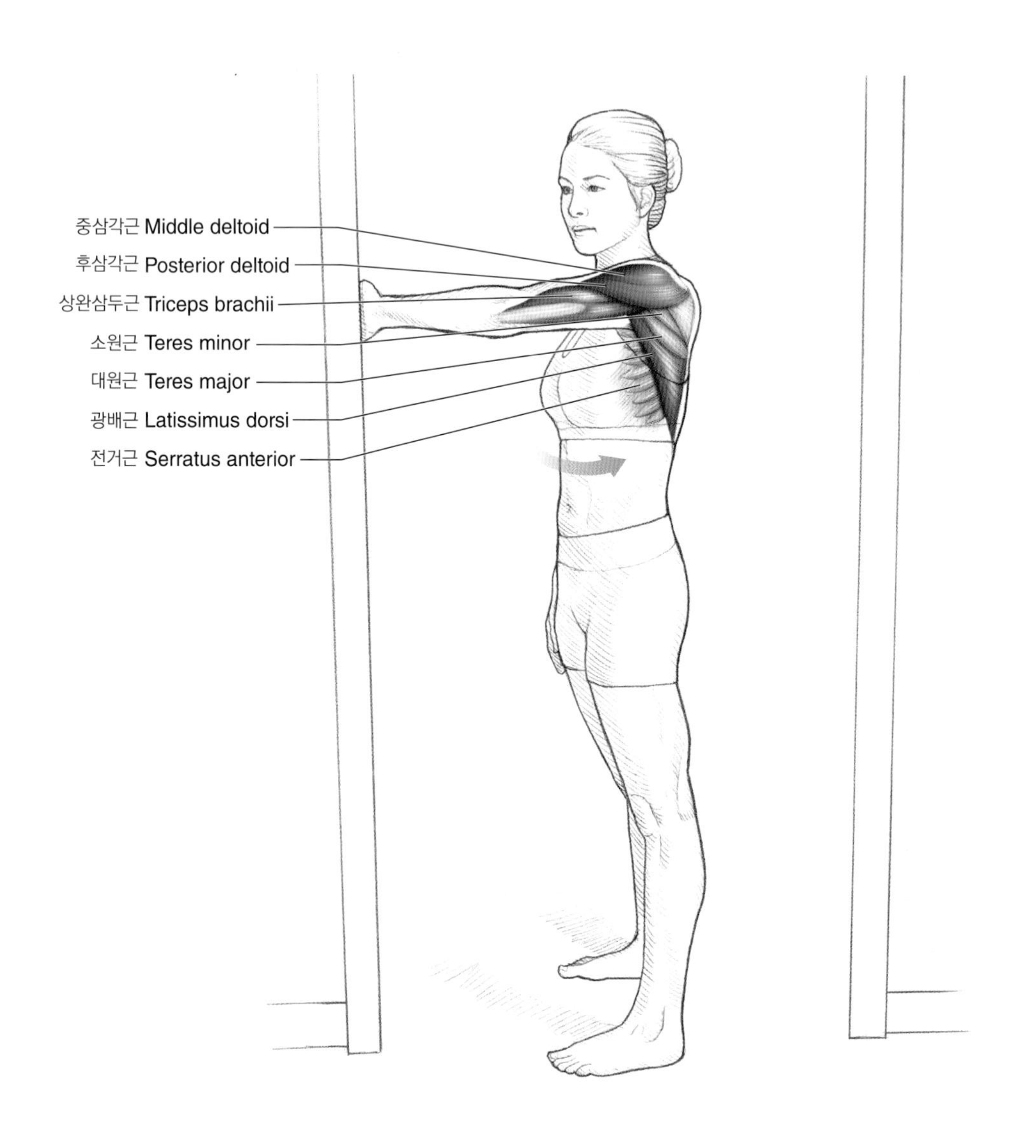

운동

1. 문기둥을 향한 채 문간 안에 똑바로 서되, 문기둥이 오른쪽 어깨와 정렬되도록 한다.
2. 양발을 어깨너비로 벌리고 발가락이 정면을 향하도록 한다.
3. 왼팔을 몸통을 가로질러 오른쪽 어깨 쪽으로 가져간다.
4. 엄지가 아래로 향하게 하고 어깨 높이에서 문기둥을 붙잡는다.
5. 왼쪽 어깨 후방에서 스트레칭을 느낄 때까지 몸통을 안으로 회전시킨다.
6. 반대쪽 팔에 대해 이상의 단계를 반복한다.

스트레칭 근육

스트레칭이 많은 근육: (좌측) 중/후삼각근, 광배근, 상완삼두근, 중승모근, 능형근
스트레칭이 적은 근육: (좌측) 대/소원근, 극상근, 전거근

스트레칭 지침

나쁜 자세는 삼각근, 광배근, 상완삼두근, 승모근과 능형근을 과작용시켜 긴장을 유발한다. 이 중급 스트레칭은 이들 근육에 더 많은 스트레칭을 가한다. 이 운동은 초급 스트레칭보다 견갑골 사이에서 느껴지는 많은 통증을 더 잘 완화한다. 반대로 이들 근육은 사용하지 않음으로써 혹은 팔로 어깨 높이 아래에서 제한된 활동을 함으로써도 긴장될 수 있다. 이들 근육이 긴장되면 머리 위로 하는 활동이 더 힘들고 보다 고통스러워진다. 이 스트레칭 운동은 기초 어깨 신근, 내전근과 후인근 스트레칭보다 근육조직에 더 많은 스트레칭을 가한다. 또한 이 스트레칭을 하면 어깨 충돌, 어깨 윤활낭염, 회전근개 건염 및 동결견에 동반하는 통증의 완화에도 도움이 된다.

이 스트레칭에서 최대의 효과를 얻기 위해서는 팔꿈치를 편 상태를 유지해야 한다. 시간이 흘러 근육이 보다 유연해지면, 팔꿈치를 완전히 편 상태를 유지하기 위해서는 어깨 높이 위로 문틀을 붙잡아야 할 것이다. 손을 올린다고 해서 이 스트레칭의 주요 효과가 저하되지는 않는다. 그러나 손이 어깨 높이 위로 더 높아지면서 능형근에 가해지는 스트레칭은 감소하는 반면 전거근에 가해지는 스트레칭은 증가한다.

어깨 내전근, 전인근과 올림근 스트레칭
Shoulder Adductor, Protractor, and Elevator Stretch

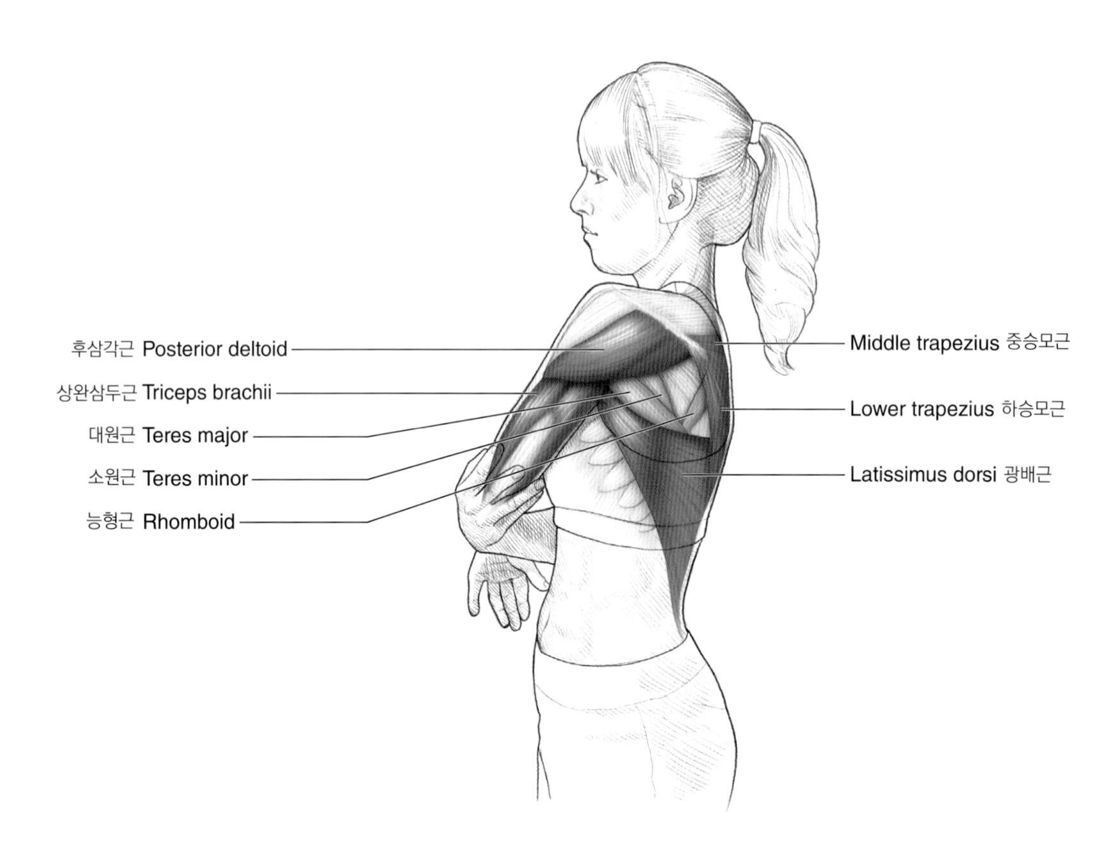

운동

1. 똑바로 서서 양발을 어깨너비로 벌린다.
2. 왼팔을 몸통의 앞쪽을 가로질러 가져가서 왼손이 우측 엉덩이 근처에 오도록 한다.
3. 오른손으로 왼쪽 팔꿈치를 붙잡는다.
4. 오른손으로 왼쪽 팔꿈치를 아래로 그리고 몸통의 우측 주위로 당기도록 한다.
5. 반대쪽 팔에 대해 이상의 단계를 반복한다.

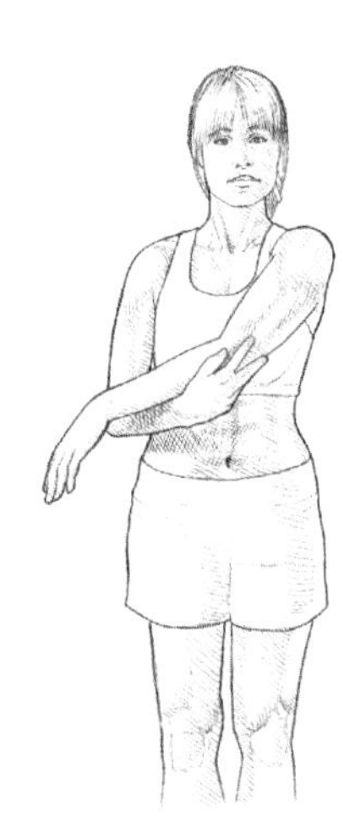

스트레칭 근육

스트레칭이 많은 근육: (좌측) 후삼각근, 광배근, 상완삼두근, 하/중승모근
스트레칭이 적은 근육: (좌측) 대/소원근, 극상근, 견갑거근, 능형근

스트레칭 지침

삼각근, 광배근, 상완삼두근과 승모근이 긴장되어 있으면 머리 위로 하는 활동이 더 힘들고 보다 고통스러워진다. 따라서 이 스트레칭을 하면 페인트칠하기와 창문 청소 같은 가사 활동은 물론 던지는 동작을 수행하기가 보다 쉬워진다. 또한 이 운동을 하면 어깨 충돌, 어깨 윤활낭염, 회전근개 건염 및 동결견에 동반하는 통증의 완화에도 도움이 될 수 있다.

스트레칭을 극대화하기 위해서는 어깨를 올리거나 허리를 구부려서는 안 된다. 손을 엉덩이 쪽으로 가져가는 것이 가능하지 않으면 가능한 한 가까이 오도록 한다. 팔이 어깨 아래에 있는 한 스트레칭은 효과적일 것이다.

응용운동 머리 위로 어깨 내전근, 전인근과 올림근 스트레칭
Overhead Shoulder Adductor, Protractor, and Elevator Stretch

팔을 어깨 위로 가져가면 올림근과 전인근에 더 많은 스트레칭이 가해지고 머리 위로 높이 하는 활동에 보다 유익하다. 똑바로 서서 양발을 어깨너비로 벌린다. 왼손을 머리 위로 높이 올리고 왼팔을 머리의 좌측에 갖다 댄다. 그런 다음 오른손으로 왼쪽 팔꿈치를 붙잡고 머리 뒤로 왼쪽 귀를 지나가게 당기도록 한다. 반대쪽 팔에 대해 이상의 단계를 반복한다.

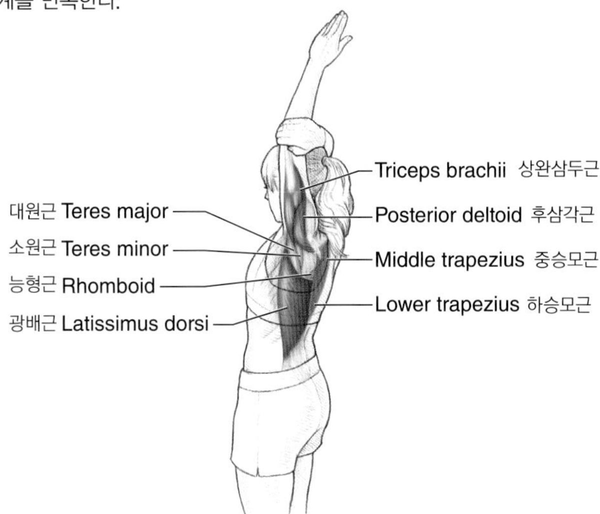

어깨 내전근과 신근 스트레칭
Shoulder Adductor and Extensor Stretch

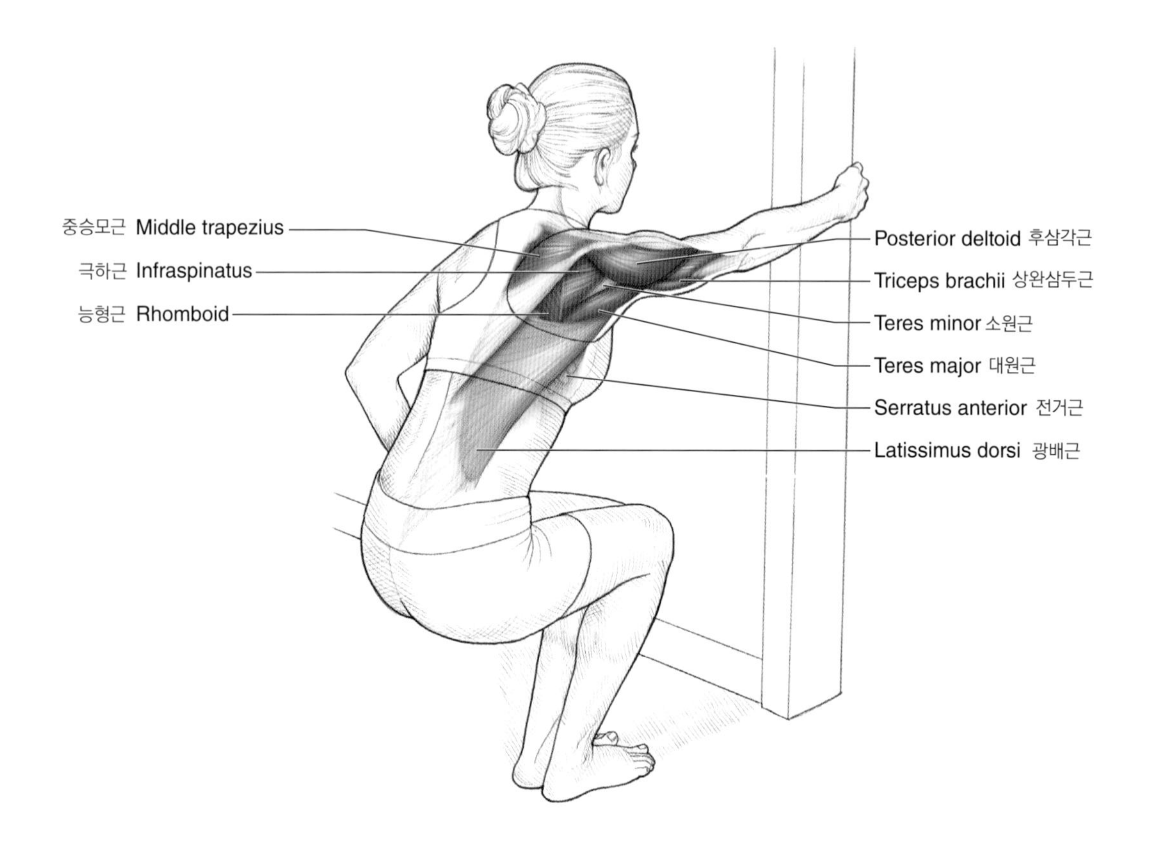

운동

1. 문간을 향한 채 스쿼트 자세를 취하되, 오른쪽 어깨가 좌측 문기둥과 정렬되도록 한다.
2. 오른팔을 문간으로 내민다. 오른손으로 어깨 높이에서 문기둥의 내측을 붙잡는다.
3. 오른팔을 펴고 양발을 단단히 디딘 상태를 유지하면서, 둔부를 바닥 쪽으로 내린다.
4. 반대쪽 팔에 대해 이상의 단계를 반복한다.

스트레칭 근육

스트레칭이 많은 근육: (우측) 후삼각근, 중승모근, 상완삼두근, 대원근, 능형근, 극하근

스트레칭이 적은 근육: (우측) 광배근, 소원근, 극상근, 전거근

스트레칭 지침

나쁜 자세는 신체의 양측에 부정적인 영향을 미치고 전반적인 긴장을 초래하지만, 대부분의 사람들이 한쪽 팔을 다른 쪽 팔보다 더 많이 사용하므로 한쪽 근육이 사용하지 않음으로써 더 긴장될 수 있다. 이는 페인트칠하기, 창문 세척이나 머리 위로 밀어 올리는 운동과 같이 머리 위로 하는 활동을 수행할 때 특히 발생할 가능성이 있다. 그러면 이들 활동이 더 힘들고 보다 고통스러워질 수도 있다. 따라서 때로 한쪽을 다른 쪽보다 더 많이 스트레칭 할 필요가 있다. 이 스트레칭은 한쪽 팔을 사용해 머리 위로 하는 활동과 비슷하므로, 한쪽이 다른 쪽보다 더 긴장되어 있는 것으로 인해 발생하는 문제에 보다 적합하다. 또한 중력의 도움을 받아 한쪽을 단독으로 스트레칭 함으로써, 이 운동은 비슷한 근육들을 대상으로 하는 기타 어느 스트레칭보다도 스트레칭을 더 많이 일으킨다. 더욱이 이 스트레칭은 견갑골 사이에서 느껴지는 많은 통증을 완화한다.

스쿼트의 자세가 내려갈수록 스트레칭은 커지나, 슬관절에 가해지는 압력과 과긴장(strain)이 증가한다. 그러므로 스쿼트의 자세를 너무 낮춰 다리나 무릎에서 통증을 느끼지 않도록 주의해야 한다. 무릎에 가해지는 과긴장을 감소시키기 위해서는 문기둥을 붙잡는 지점을 변화시켜야 한다. 그러나 붙잡는 위치를 변화시키면 다양한 근육에 가해지는 스트레칭의 정도에 영향을 미친다(응용운동 참조). 어디를 붙잡든 상관없이 등을 곧게 펴거나 아치를 이루게 한 상태를 유지해야 한다. 허리를 구부려서는 안 된다. 한층 더 큰 스트레칭을 하려면 몸통을 안쪽으로 회전시킨다.

응용운동 머리 위로 어깨 내전근과 신근 스트레칭
Overhead Shoulder Adductor and Extensor Stretch

머리 높이 위로 문기둥의 내측을 붙잡으면 중승모근에 가해지는 스트레칭이 감소하고 후삼각근, 광배근, 상완삼두근, 대원근과 극하근에 더 많은 스트레칭이 허용된다. 우선 문간의 앞쪽에서 스쿼트 자세를 취하되, 오른쪽 어깨가 좌측 문기둥과 정렬되도록 한다. 오른팔을 문간으로 뻗고, 오른손으로 머리 위로 적당한 높이에서 문기둥의 내측을 붙잡는다. 둔부를 바닥 쪽으로 내려 스트레칭을 증가시킨다. 반대쪽에 대해 다시 반복한다.

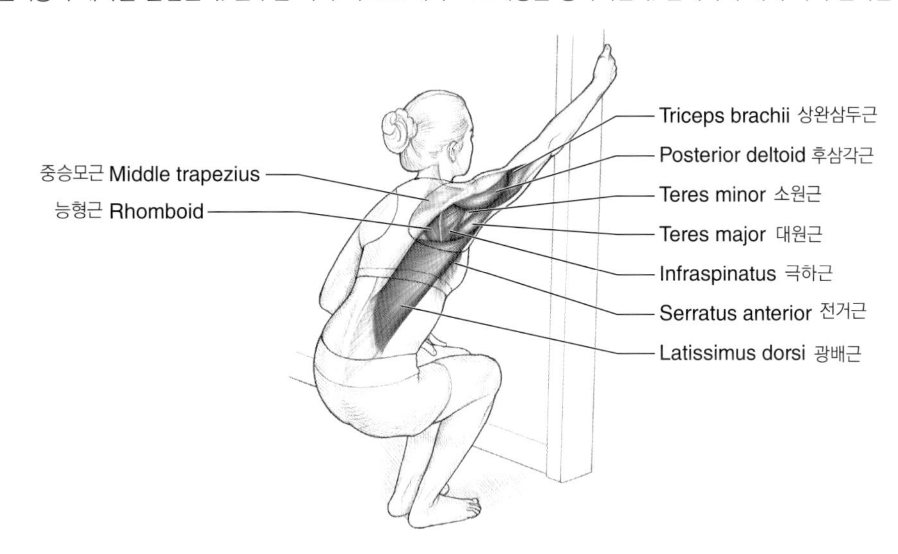

파트너와 어깨 외전근 스트레칭
Assisted Shoulder Abductor Stretch

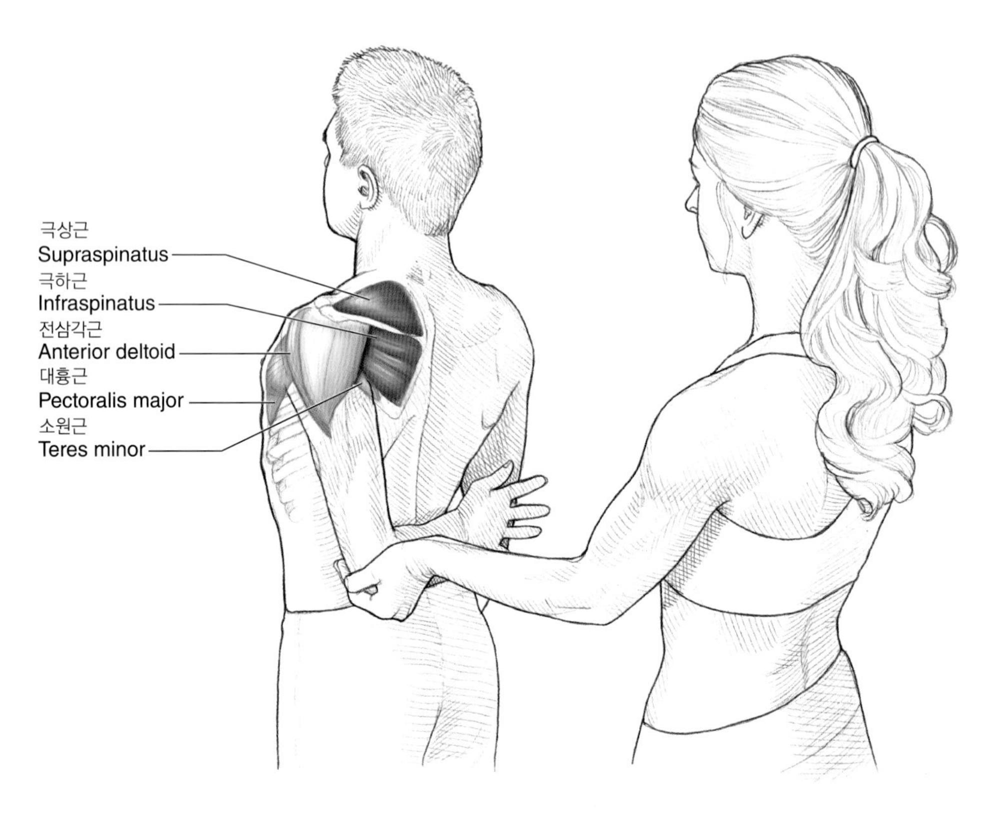

안전수칙
팔꿈치를 가볍게 뒤로 당긴다.

운동

1. 똑바로 서서 양발을 어깨너비로 벌리고 발가락이 정면을 향하도록 한다.
2. 왼팔을 등 뒤로 가져가고 팔꿈치를 90도로 구부린다.
3. 파트너가 뒤에 서서 등을 바라보고 왼쪽 팔꿈치를 붙잡도록 한다.
4. 파트너가 팔꿈치를 뒤와 위로 머리 쪽으로 가볍게 당기되, 갑자기 또는 과격하게 당기지 않도록 유의한다.
5. 반대쪽 팔에 대해 이상의 단계를 반복한다.

스트레칭 근육

스트레칭이 많은 근육: (좌측) 극상근, 극하근
스트레칭이 적은 근육: (좌측) 전삼각근, 대흉근, 소원근, 오훼완근

스트레칭 지침

극상근과 극하근은 뒤에서 미는 식의 잔디 깎는 기계를 사용하는 일처럼 앞으로 미는 동작을 반복하거나 도르래 장치로 물체를 지면에서 올리는 일처럼 아래로 당기는 동작을 반복할 때 긴장될 수 있다. 특히 극상근은 머리 위로 하는 동작에서 항상 작용하므로 피로해지면 과긴장되기 쉽다. 이 스트레칭은 이러한 극상근과 극하근의 긴장을 풀어주는 외에, 어깨 충돌, 어깨 윤활낭염, 회전근개 건염 및 동결견에 동반하는 통증의 완화에도 도움이 될 수 있다.

누군가가 자신의 팔을 등 뒤로 비트는 것을 당해본 사람은 그것이 고통스럽다는 점을 안다. 위와 같은 근육이 매우 긴장되어 있으면 고통은 심해진다. 그러므로 이 스트레칭을 보조하는 파트너는 팔을 위와 뒤로 당길 때 서서히 진행해야 한다.

어깨 내전근 스트레칭
Shoulder Adductor Stretch

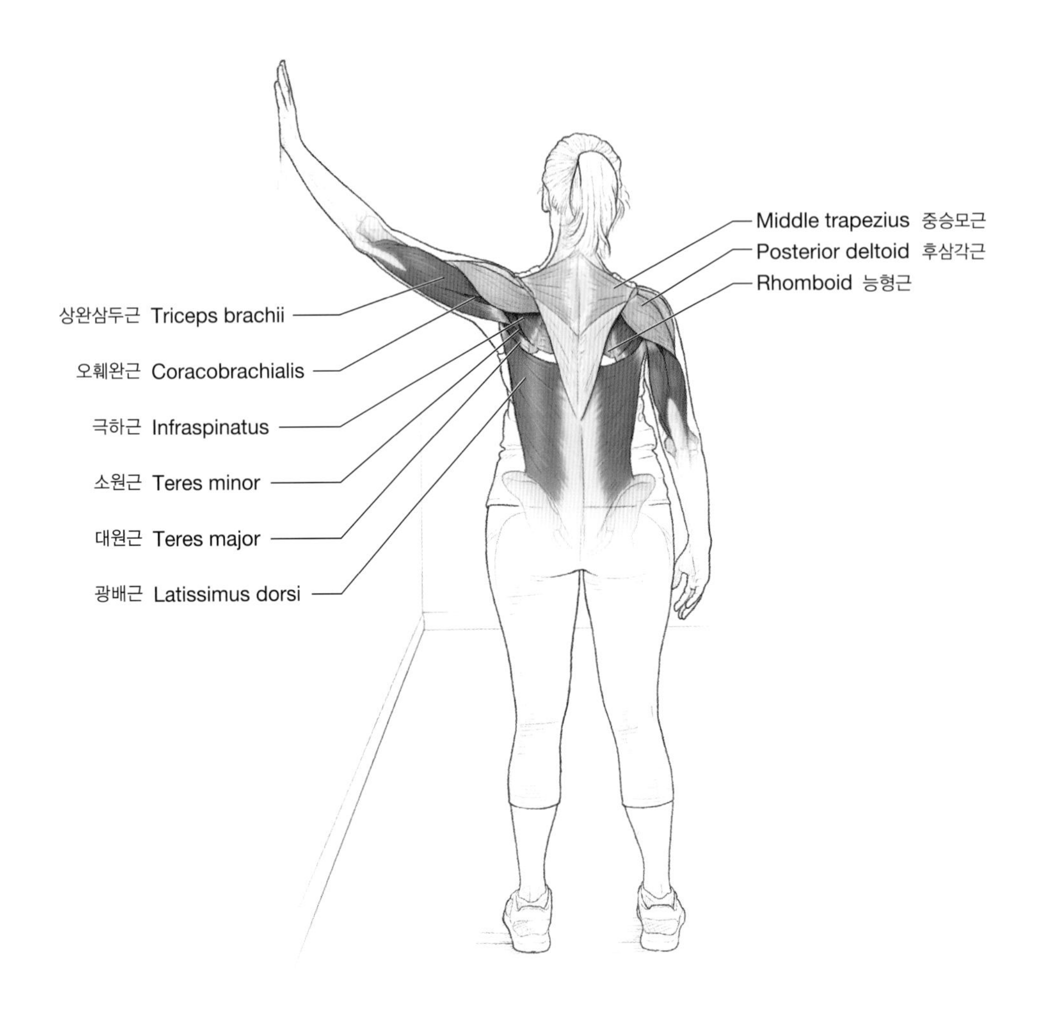

운동

1. 벽에서 팔 길이 정도 떨어져 몸의 좌측이 벽을 향하도록 하고 똑바로 서서 양발을 어깨너비로 벌린다.
2. 왼손의 손바닥을 어깨 높이로 벽에 댄다.
3. 통증을 동반하지 않는 한도에서 가능한 한 높이 손가락으로 점차 벽을 '기어' 오른다.
4. 손을 벽에 대어 펴며, 체중이 손으로 쏠리도록 한다.
5. 이 자세를 원하는 시간만큼 유지한다.
6. 반대 측에 대해 이상의 단계를 반복한다.

스트레칭 근육

스트레칭이 많은 근육: (좌측) 오훼완근, 극하근, 광배근, 대/소원근, 상완삼두근
스트레칭이 적은 근육: (좌측) 후삼각근, 중승모근, 능형근

스트레칭 지침

이 스트레칭은 페인트칠하기와 창문 청소처럼 머리 위로 하는 집안일과 아울러 던지는 동작의 수행을 보다 수월하게 한다. 또한 이 스트레칭은 어깨 충돌, 어깨 윤활낭염, 회전근개 건염 및 동결견에 동반하는 통증의 완화에도 도움이 될 수 있다. 이 운동은 특히 동결견에 도움이 된다. 손가락으로 벽을 '기어' 오르면서 손가락에 체중을 실은 상태를 유지하면 최종 높이에서 체중을 실을 때 어깨관절 내전근의 스트레칭은 물론 어깨관절 외전근의 강화에 도움이 될 것이다.

몸과 벽 사이에서 팔을 일직선으로 유지하면 전방 및 후방 근육에 스트레칭이 골고루 일어난다. 손을 몸의 앞쪽으로 옮기면 후방 근육에 스트레칭이 더 일어나고 손을 뒤쪽으로 옮기면 전방 근육에 스트레칭이 더 일어난다. 이 스트레칭은 제5장에서 소개한 중급 하부 몸통 측면 굴근 스트레칭과 함께 해도 된다.

어깨 내회전근 스트레칭
Shoulder Internal Rotator Stretch

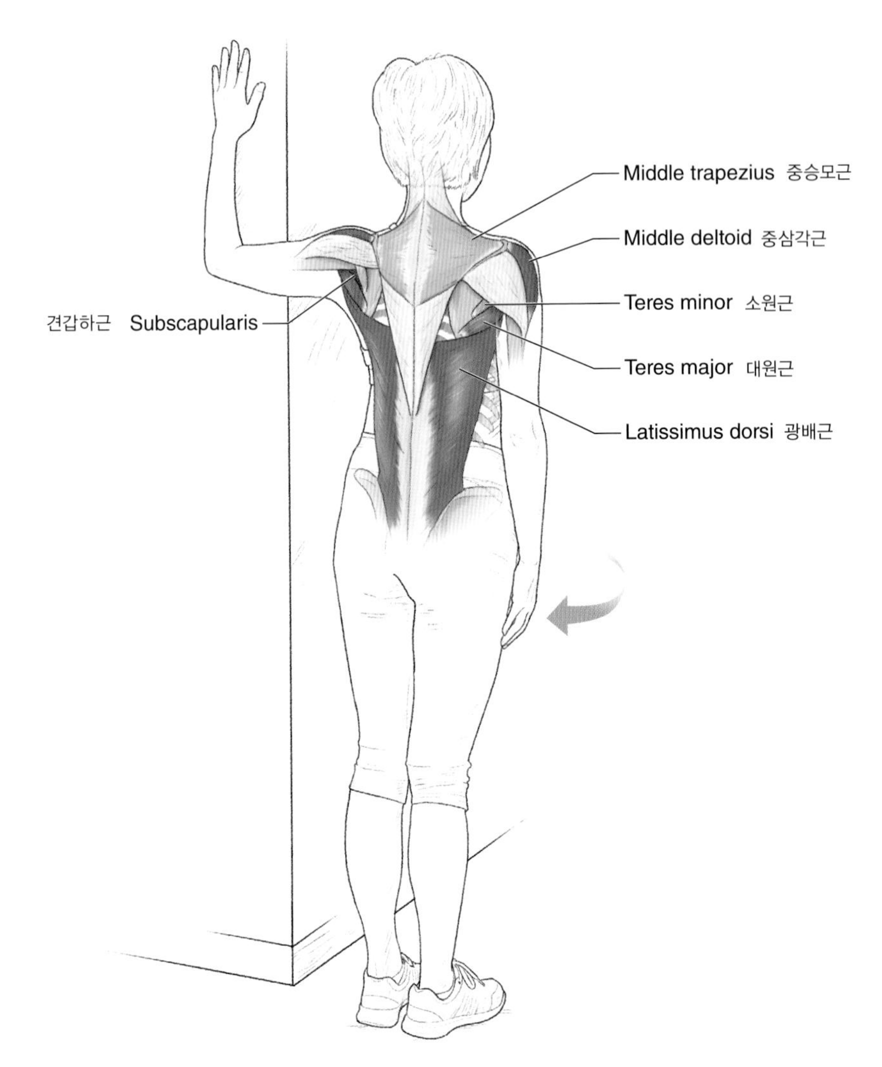

운동

1. 모퉁이의 벽을 향해 똑바로 서서 왼쪽 어깨를 모퉁이의 모서리와 정렬한다.
2. 양발을 어깨너비로 벌리고 발가락이 벽 쪽으로 향하게 한다.
3. 가슴을 가능한 한 벽에 가까이 두며, 왼쪽 팔꿈치를 90도로 굴곡시킨다.
4. 팔꿈치를 90도로 한 채 전완과 손바닥을 모퉁이의 다른 쪽 벽에 평평하게 댄다.

5. 전완과 손바닥을 벽에 평평하게 댄 상태를 유지하면서, 뒷걸음질해서 가슴을 회전시켜 벽에서 멀어지게 한다.
6. 왼쪽 어깨 및 등에서 스트레칭이 느껴질 때까지 회전시킨다.
7. 반대쪽 팔에 대해 이상의 단계를 반복한다.

스트레칭 근육

스트레칭이 많은 근육: (좌측) 전/중삼각근, 광배근, 대흉근, 견갑하근, 대원근
스트레칭이 적은 근육: (좌측) 소흉근, 소원근, 중승모근

스트레칭 지침

동결견, 즉 유착성 관절낭염(adhesive capsulitis)은 팔의 사용이 감소해 일어나며, 질환 또는 시술에서 회복하고 있을 때 특히 그렇다. 증상은 어깨의 경직 및 통증이 특징이고 보통 서서히 시작되어 시간이 흐르면서 악화된다. 동결견이 있는 사람은 숙련된 의료 서비스를 받을 필요가 있지만, 이 운동은 이러한 질환의 예방 및 완화에 도움이 될 수 있다. 또한 이 스트레칭은 어깨 충돌, 어깨 윤활낭염, 회전근개 건염, 상부교차 증후군(upper crossed syndrome) 및 자세 불량으로 인한 흉근 긴장에 동반하는 통증의 완화에 도움이 된다.

이 스트레칭에서 최대의 효과를 보려면 팔꿈치를 90도로 고정시킨 상태를 유지한다. 시간이 지나 근육이 보다 유연해지면서는 근육의 고립 스트레칭이 추가로 필요한지 여부를 알아보기 위해 팔꿈치의 각도를 90도 이상 및 이하로 변화시키는 시도를 해도 된다. 일단 몸을 벽으로부터 45도 이상으로 회전시킬 수 있으면, 앞쪽으로 기울여 스트레칭을 증가시킬 수 있다. 모퉁이를 찾기가 어렵거나 팔꿈치를 고정시킨 상태를 유지하기가 곤란할 경우에는 문틀의 안쪽이나 문의 안쪽 가장자리를 잡아도 된다. 문틀 또는 문을 잡는다고 해서 이 스트레칭의 주요 효과가 떨어지지는 않는다.

어깨 외회전근 스트레칭
Shoulder External Rotator Stretch

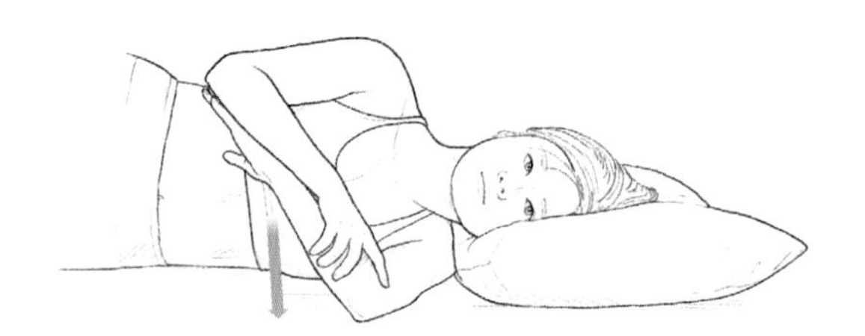

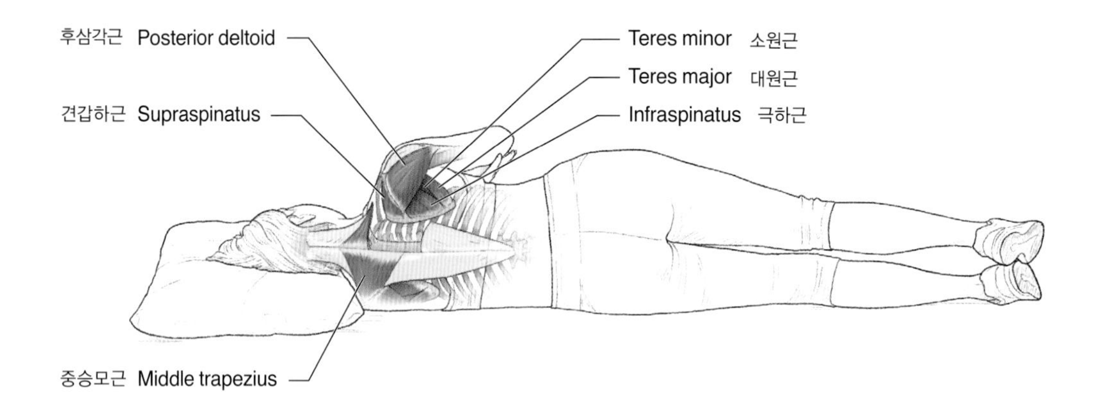

운동

1. 왼쪽 측면으로 누워 왼팔을 몸에서 떨어뜨려 두고 어깨 높이에서 최소한 10도 아래로 위치시킨다.
2. 등을 후방으로 기울여 체중이 견갑골의 외연(외측 경계)에 실리도록 한다.
3. 왼쪽 팔꿈치를 90도로 구부리고 손가락이 천장 쪽으로 향하게 한다.
4. 왼쪽 팔꿈치를 오른손으로 잡고 오른쪽 전완을 왼쪽 전완에 얹는다.
5. 오른쪽 전완으로 왼쪽 전완을 가볍게 아래로 누른다.
6. 반대쪽 팔에 대해 이상의 단계를 반복한다.

스트레칭 근육

스트레칭이 많은 근육: (좌측) 극하근, 후삼각근, 소원근
스트레칭이 적은 근육: (좌측) 중승모근, 극상근, 대원근

스트레칭 지침

근육이 스트레칭 되는 외에, 이 운동은 어깨 후관절낭의 스트레칭에 가장 좋은 운동의 하나이다. 이 스트레칭 도중 견갑골이 고정된 상태로 남아 있는 것이 중요하다. 전완을 쉽게 완전히 평평하게 누를 수 있으면 견갑골이 움직이면서 어깨 또는 등에서는 스트레칭을 거의 느끼지 못한다. 견갑골이 고정된 상태로 남아 있도록 도우려면, 머리를 지지해 어깨와 직각이 되도록 하고 등을 지지해 후방으로 기운 상태로 남아 있도록 한다. 몸을 적절한 자세로 두려면, 우선 바로 누워(얼굴을 위로 향해) 양팔을 T자 자세로 내뻗는다. 그런 다음 몸을 한쪽으로 굴리고 내뻗은 양팔을 모아 손바닥이 서로 닿도록 한다. 그러고는 몸을 뒤쪽으로 기울인다.

팔과 어깨가 이루는 각도를 어깨 높이(90도) 아래로 유지하는 것이 중요하다. 어깨관절을 90도로 한 채 이 스트레칭을 하면 어깨 충돌을 일으키고 후관절낭을 손상시킬 수 있다. 팔꿈치를 반대쪽 손으로 잡고 전완 대 전완 압박을 가하면 어깨 충돌의 감소에 도움이 된다. 절대 한 손으로 다른 손을 아래로 밀어서는 안 된다.

8 목 NECK

7개의 경추와 함께 관련 근육 및 인대가 목의 유연한 틀을 형성한다. 추골, 근육과 인대는 협력하여 머리를 지지하고 움직인다. 1번 및 2번 경추는 형태가 독특하며 환추(atlas) 및 축추(axis)라고 한다. 환추는 두개골을 지지하는 고리 모양의 뼈이다. 축추에는 위로 돌출된 치돌기(dens)가 있어 환추가 회전하는 축이 된다. 축추와 나머지 5개의 경추에는 극돌기(spinous process, 후방으로 돌출된 뼈)가 있고 여기에 크고 두터운 항인대(nuchal ligament)가 부착되어 있다. 몸통에서처럼 척추체(vertebral body,

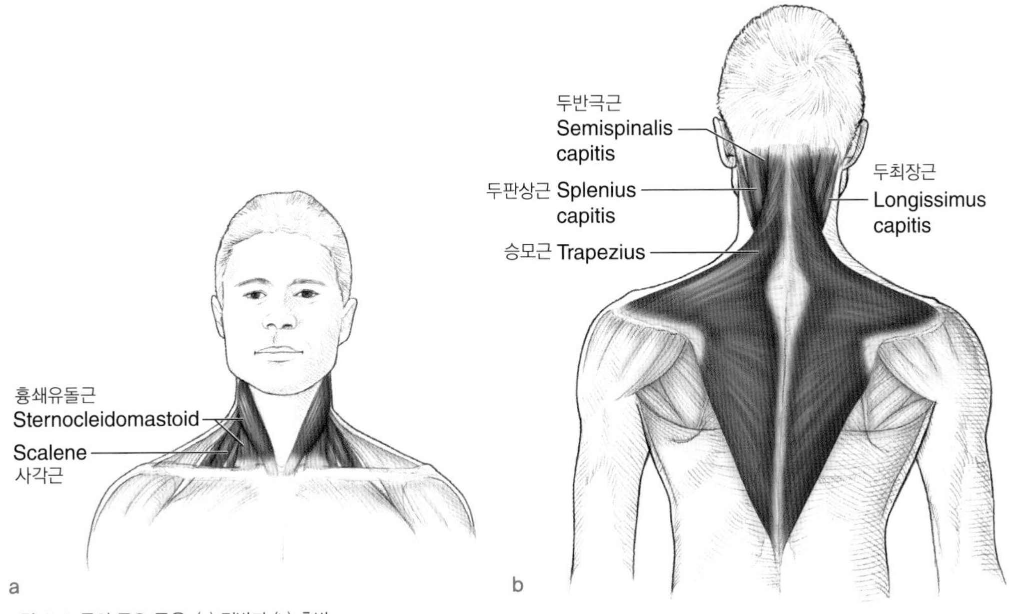

그림 8-1. 목의 주요 근육: (a) 전방과 (b) 후방.

타원형의 추골 몸통)들은 후방 및 전방 인대에 의해, 그리고 각각의 극돌기 및 횡돌기(transverse process, 측면으로 돌출된 뼈)를 인접 추골의 해당 부위에 이어주는 기타 인대들에 의해 연결된다. 아울러 각각의 추골은 추간판(intervertebral disc)에 의해 분리된다. 추골이 추간판에 가하는 압박을 통해 목은 전방, 후방 및 측면으로 움직일 수 있다.

목 근육은 전삼각형과 후삼각형이라고 하는 2개의 삼각형 부위에 위치해 있다. 전삼각형의 경계는 하악골(mandible, 아래턱뼈), 흉골(sternum, 복장뼈)과 흉쇄유돌근으로 이루어진다. 주요 전방 근육은 흉쇄유돌근과 사각근이다(그림 8-1a). 후삼각형의 경계는 쇄골(clavicle, 빗장뼈), 흉쇄유돌근과 승모근으로 형성된다. 주요 후방 근육은 승모근, 두최장근, 두반극근과 두판상근이다(그림 8-1b).

머리는 굴곡(머리를 앞으로 숙이는 동작), 신전(머리를 뒤로 젖히는 동작), 측면 굴곡 및 신전(머리를 좌우로 기울이는 동작)과 회전으로 움직인다. 목의 근육들은 좌우로 짝을 이루므로 모든 목 근육이 측면 굴곡 및 신전에 관여한다. 예를 들어 우측 흉쇄유돌근은 우측 측면 굴곡의 수행을 돕고 좌측 흉쇄유돌근은 우측 측면 신전의 수행을 돕는다.

목의 굴곡은 후방 근육의 뻣뻣함에 의해 제한될 뿐만 아니라 후방 인대의 뻣뻣함, 굴근의 근력, 척추체가 인접 추골과 이루는 정렬, 추간판 전방 부분의 압축성, 그리고 턱의 가슴 접촉에 의해서도 제한된다. 마찬가지로 목의 신전은 전방 근육의 뻣뻣함은 물론 전방 인대의 뻣뻣함, 신근의 근력, 척추체가 인접 추골과 이루는 정렬, 그리고 추간판 후방 부분의 압축성에 의해 억제된다. 마지막으로 목의 측면 기능은 대측 근육 및 건의 뻣뻣함 외에 각 추골의 횡돌기가 이웃 횡돌기와 일으키는 충돌에 의해서도 억제된다.

사람들은 스트레칭 할 때 목 근육을 거의 고려하지 않는다. 목의 유연성에 대해서는 아마도 목이 뻣뻣하다는 사실을 알고 나서야 비로소 생각할 것이다. 뻣뻣한 목은 흔히 이상한 자세로 잠을 자는 경우(예로 장시간 비행기를 탈 때) 또는 오랜 시간 책상 앞에 앉아 있는 경우와 연관이 있으나, 목의 뻣뻣함은 거의 모든 유형의 신체 활동으로 인해 나타날 수 있다. 이는 머리를 계속해서 안정된 자세로 유지해야 하는 활동인 경우에 특히 그렇다. 뻣뻣한 목은 골프처럼 머리 자세가 중요한 스포츠 또는 라켓 운동처럼 머리를 빠르게 움직이면서 공의 비행을 추적하는 것이 중요한 스포츠에서 부정적인 영향을 줄 수 있다. 목의 유연성 불량은 대개 오랫동안 머리를 동일한 자세로 유지하는 데 기인한다. 아울러 운동 후 피로한 목 근육은 뻣뻣해질 수 있다. 이 장에서 소개하는 스트레칭들은 운동을 한 후 또는 이상한 자세나 어색한 수면 자세를 취한 후 목이 뻣뻣해지지 않도록 도와줄 수 있다.

목의 주요 근육은 모두 목의 회전에 관여하므로 목 근육을 스트레칭 하기는 아주 쉽다. 특정한 목 스트레칭을 선택할 때 먼저 고려해야 할 사항은 굴곡 또는 신전으로 인해 더 많이 뻣뻣해지느냐이다. 그러므로 연계된 2가지 운동군들에서 첫 운동은 이들 특정 동작에 초점을 둔다. 일단 순수한 굴곡이나 순수한 신전에서 유연성이 커지면, 측면 동작을 포함하는 스트레칭을 추가해도 된다. 다시 말해 목 신근의 유연성을 증가시키기 위해서는 목 신근 스트레칭으로 시작한 다음, 유연성이 증가하면서 목 신근 회전 스트레칭을 추가해야 한다.

목의 스트레칭은 적절히 하지 않으면 위험할 수 있다. 일부 목 스트레칭에서는 머리의 뒤쪽을 표면에 놓고 몸통을 거의 직각으로 세우는 소위 쟁기 자세(plow position)를 사용한다. 이러한 자세는 특히 목의 유연성이 떨어지는 사람들에서 굴곡 지점에 높은 스트레스를 가할 수 있다. 이와 같이 높은 스트레스는 추골을 손상시키거나 전방 추간판을 크게 압박할 수 있다. 추간판 압박은 돌출과 척수에 대한 압력을 유발해 척수를 손상시킬 수 있다. 아울러 목을 스트레칭 할 때에는 갑작스런 또는 급속한 힘을 가하지 않도록 주의해야 한다. 갑자기 힘을 가하면 편타 손상(whiplash injury)을 초래할 수 있으며, 최악의 경우에 편타 손상은 척추동맥을 절단시키고 치돌기가 뇌의 연수로 유입되게끔 해서 사망을 일으킬 수 있다.

목 신근 스트레칭
Neck Extensor Stretch

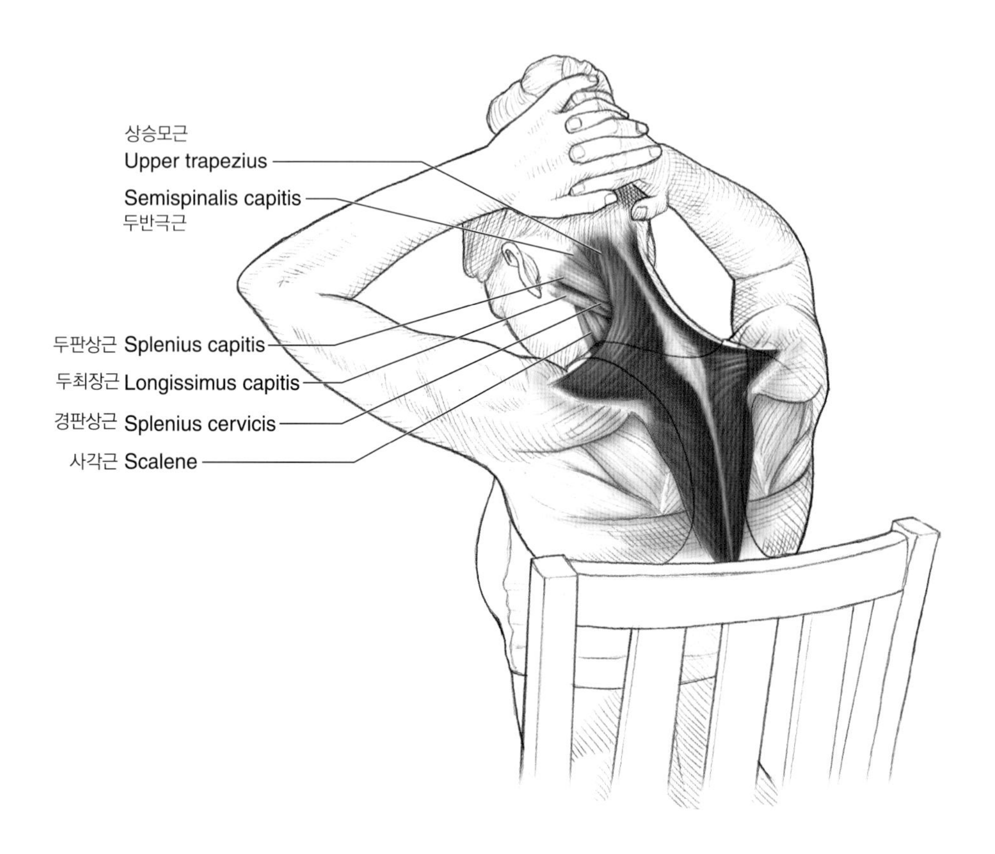

운동

1. 등을 곧게 편 채 편안히 앉는다.
2. 머리의 뒤쪽 두정부 가까이서 손을 깍지 낀다.
3. 머리를 곧장 아래로 가볍게 당기고 턱이 가슴에 닿도록 한다.

스트레칭 근육

스트레칭이 많은 근육: 상승모근
스트레칭이 적은 근육: 두최장근, 두반극근, 두판상근, 경판상근, 사각근

스트레칭 지침

이 스트레칭은 앉거나 서서 할 수 있다. 앉으면 더 많은 스트레칭이 가해진다. 서면 스트레칭 능력이 감소하는데, 균형의 상실을 막으려고 반사가 작용하기 때문이다. 그러므로 앉아서 스트레칭을 하도록 권장한다. 스트레칭 중에 어깨가 아래로 머물도록 한다. 어깨를 구부리면 스트레칭이 감소한다. 또한 목을 가능한 한 편 상태를 유지한다(목이 굽어서는 안 된다). 턱이 가능한 한 가슴의 제일 아래 지점에 닿도록 한다.

스트레스를 받는 사람들이 어깨를 구부리는 경우가 흔하다. 계속 어깨를 구부리면 후방 목 근육이 이완되는 능력이 제한된다. 이에 따라 이들 근육이 긴장되어 통증과 피로가 증가하고 어깨는 더욱 구부러진다. 아울러 이들 근육은 목 좌상(strain)이나 편타 손상(whiplash injury) 후 긴장될 수 있다. 이 스트레칭을 하면 통증이 완화되고 근육이 이완될 수 있어 어깨가 구부러지는 현상이 크게 감소한다. 또한 적절한 자세를 유지하기 위해 목 신근이 이완된 상태를 유지해야 하며, 적절한 자세를 유지하면 결국 근육 좌상 및 긴장의 감소에 도움이 될 수 있다.

목 신근 회전 스트레칭
Neck Extensor and Rotation Stretch

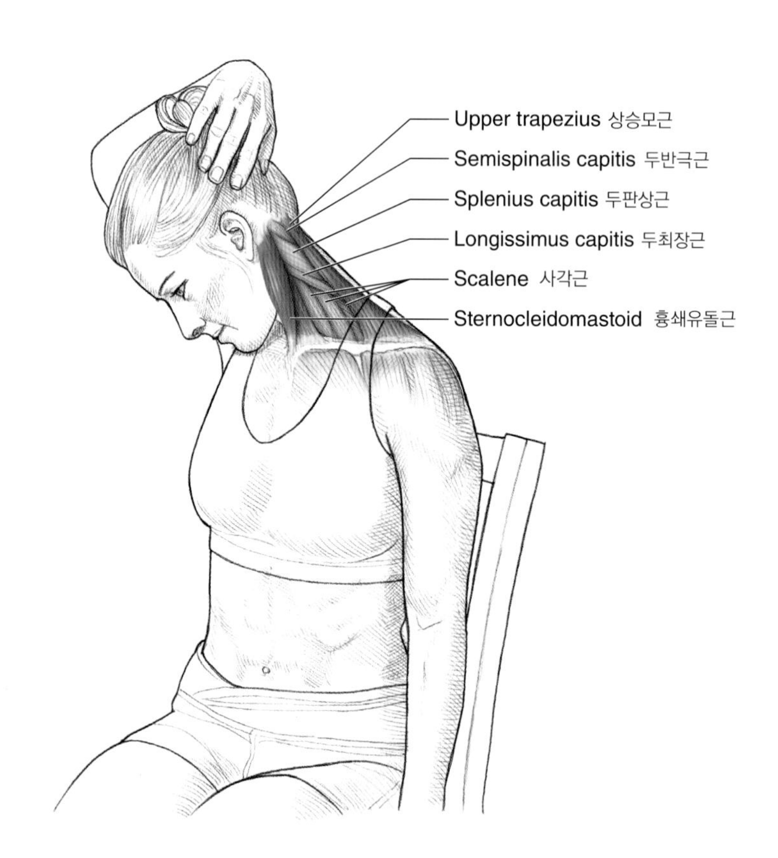

운동

1. 등을 곧게 편 채 편안히 앉는다.
2. 오른손을 머리의 뒤쪽 두정부 가까이에 얹는다.
3. 머리를 아래와 오른쪽으로 당겨 오른쪽 어깨를 향하도록 한다. 턱을 가능한 한 오른쪽 어깨 가까이로 가져간다.
4. 반대쪽에서 스트레칭을 반복한다.

스트레칭 근육

스트레칭이 많은 근육: (좌측) 상승모근, 흉쇄유돌근
스트레칭이 적은 근육: (좌측) 두최장근, 두반극근, 두판상근, 사각근

스트레칭 지침

목 신근이 유연해진 후에는 목의 양측을 동시에 스트레칭 하는 운동에서 좌측과 우측을 개별적으로 스트레칭 하는 운동으로 진행할 수 있다. 한 번에 한쪽씩 스트레칭 하면 근육에 더 많은 스트레칭을 가할 수 있다. 흔히 목의 한쪽은 다른 쪽보다 더 뻣뻣하다. 이러한 현상은 굳이 한쪽으로만 누워 자거나 책상 앞에 앉아 정면을 보지 않고 계속 좌측이나 우측으로 보는 경우에 자주 발생한다.

목의 양측을 동시에 스트레칭 하면 가해지는 스트레칭의 정도가 가장 뻣뻣한 근육에 의해 제한된다. 따라서 한쪽이 보다 유연한 경우에 그쪽은 충분한 스트레칭을 받지 못할 수도 있다. 각각의 측면을 개별적으로 스트레칭 하면 보다 뻣뻣한 측면에 노력을 더 집중시킬 수 있다.

이 스트레칭은 앉거나 서서 수행할 수 있다. 앉으면 스트레칭이 더 잘될 수 있지만, 자신에게 최선이라고 생각한다면 어느 자세를 선택해도 좋다.

목 굴근 스트레칭
Neck Flexor Stretch

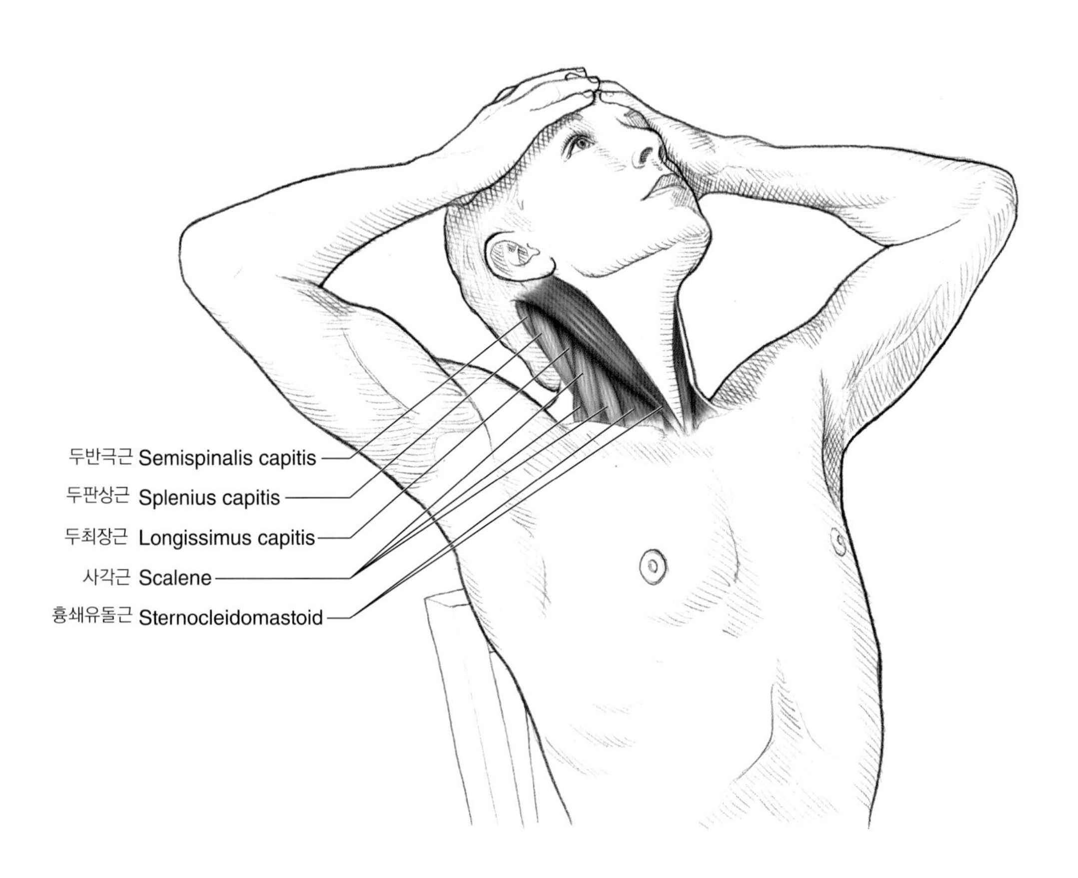

운동

1. 등을 곧게 편 채 편안히 앉는다.
2. 손을 깍지 껴서 손바닥을 이마에 얹는다.
3. 머리를 뒤로 당겨 코가 곧장 위로 천장을 향하도록 한다.

스트레칭 근육

스트레칭이 많은 근육: 흉쇄유돌근
스트레칭이 적은 근육: 두최장근, 두반극근, 두판상근, 사각근

스트레칭 지침

이 스트레칭은 앉거나 서서 할 수 있다. 앉으면 더 많은 스트레칭이 가해진다. 서면 스트레칭 능력이 감소하는데, 균형의 상실을 막으려고 반사가 작용하기 때문이다. 그러므로 앉아서 스트레칭을 하도록 권장한다. 스트레칭 중에 어깨를 아래로 유지한다. 어깨를 구부리면 스트레칭이 감소한다. 또한 턱을 가능한 한 뒤로 멀리 가져가도록 한다.

사람들은 스트레스를 받고 있으면 일반적으로 어깨가 들려진 상태에서 강하게 호흡한다. 이는 전방 목 근육에 통증과 긴장을 초래할 수 있다. 이 스트레칭을 하면 단기적으로 통증이 완화될 수 있다. 또한 적절한 자세를 유지하기 위해 목 굴근이 이완된 상태를 유지해야 한다. 이들 근육을 긴장되게 하면 결국에는 흔히 '독수리 목(vulture neck)'이라고 하는 변형을 일으킬 수 있다. 독수리 목에서 머리 자세는 독수리의 돌출된 머리와 비슷하다. 올바른 자세의 유지를 돕기 위해서는 이 스트레칭을 매주 여러 번 해야 한다.

목 굴근 회전 스트레칭
Neck Flexor and Rotation Stretch

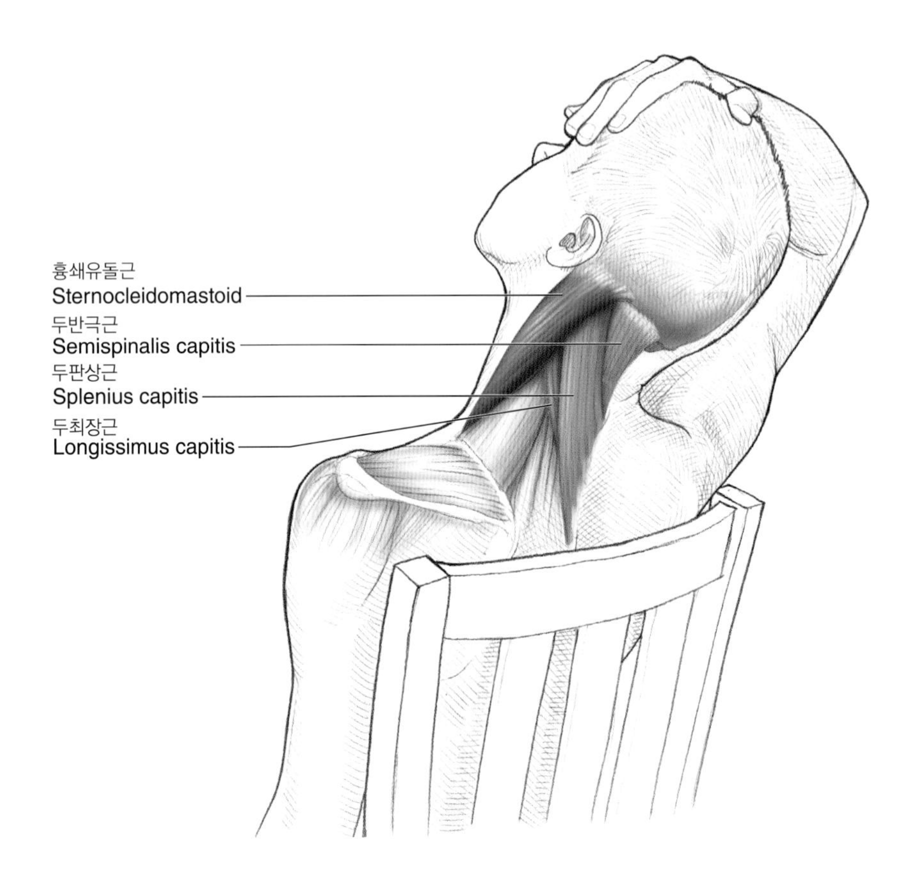

운동

1. 등을 곧게 편 채 편안히 앉는다.
2. 오른손을 이마에 얹는다.
3. 머리를 뒤와 오른쪽으로 당겨 오른쪽 어깨를 향하도록 한다.
4. 왼쪽에 대해 반복한다.

스트레칭 근육

스트레칭이 많은 근육: (좌측) 흉쇄유돌근
스트레칭이 적은 근육: (좌측) 두최장근, 두반극근, 두판상근

스트레칭 지침

목 굴근이 유연해진 후에는 목의 양측을 동시에 스트레칭 하는 운동에서 좌측과 우측을 개별적으로 스트레칭 하는 운동으로 진행한다. 한 번에 한쪽씩 스트레칭 하면 근육에 더 많은 스트레칭을 가할 수 있다. 이는 머리가 주로 한쪽으로 향한 채 구부정하게 서 있는 사람들에게 특히 중요하다.

목의 양측을 동시에 스트레칭 하면 가해지는 스트레칭의 정도가 가장 뻣뻣한 근육에 의해 제한된다. 따라서 보다 유연한 측면이 충분한 스트레칭을 받지 못할 수도 있다. 각각의 측면을 개별적으로 스트레칭 하면 보다 뻣뻣한 측면에 노력을 더 집중시킬 수 있다.

이 스트레칭은 앉거나 서서 수행할 수 있다. 앉으면 스트레칭이 더 잘될 수 있지만, 자신에게 최선이라고 생각한다면 어느 자세를 선택해도 좋다.

9 동적 스트레칭 DYNAMIC STRETCHES

동적 스트레칭(dynamic stretch)은 신체가 스트레칭 후 활동에서 반복할 가능성이 있는 동작을 수행하기 때문에 정적 스트레칭(static stretch)보다 더 특이적인 방식으로 근육과 관절을 준비시킬 수 있다. 동적 스트레칭 중에는 활동을 준비하는 시간 내내 신체가 활성화된다. 이러한 끊임없는 움직임은 체온을 올리고 오른 체온을 유지하므로 준비운동의 중요한 부분이 된다. 반면 정적 스트레칭을 할 때에는 대개 체온이 약간 떨어지거나 변화가 없다. 동적 스트레칭은 신체 움직임을 보다 정확히 흉내 내기 때문에 근육이 실제 움직임에 대비하게 한다. 이는 신경과 근육에 대한 훈련 효과를 증진시킨다. 동적 스트레칭은 제1장에서 설명한 기타 스트레칭 방법(탄력, 고유수용감각 신경근 촉진 및 정적 스트레칭)에서 비롯될 수 있는 경기력 저하를 초래할 가능성이 덜하다.

어느 다른 활동을 위해서도 그러듯이 동적 스트레칭을 수행할 때에는 구체적인 지침 및 원칙을 따라야 한다.

- 동적 스트레칭을 포함하는 효과적인 준비운동은 세션 당 10~15분 지속되거나 스트레칭 당 10~20회 반복으로 이루어져야 한다.
- 특정한 활동을 수행 할 때에는 초기 체위를 관찰한 다음 동적 스트레칭을 동일한 초기 체위로 시작하도록 한다.
- 각각의 관절들이 움직이는 운동범위를 식별한다. 동적 스트레칭의 가동범위는 준비

하는 활동의 가동범위를 약간만 초과해야 한다.

- 동적 스트레칭은 활동 중에 사용되는 동작들을 세밀하게 재현해야 한다. 적절한 테크닉을 이용하고 활동 중에 정상적으로 사용되는 모든 근육을 사용한다. 동적 스트레칭이 높이 무릎 들어올리기와 같은 구체적인 스포츠 기술을 흉내 내면, 스트레칭이 그러한 기술의 세부적인 요소들을 사용하게 된다. 주의해서 그런 기술을 가능한 한 세밀하게 흉내 내면, 기술의 세부사항에 대한 학습이 향상되고 부적절한 테크닉을 도입할 가능성이 감소한다.
- 동작을 너무 빨리 수행하거나 관절의 가동범위를 크게 초과시킬 정도의 가속도를 일으키면 부상의 위험이 증가한다.
- 동적 스트레칭을 할 때에는 제자리에서 반복하거나 정해진 거리를 이동할 수 있다. 제자리에 머물든 이동하든 각각의 스트레칭을 천천히 시작해 반복이 거듭되면서 점진적으로 가동범위와 동작 속도를 증가시켜야 한다. 예를 들어 일정한 거리를 이동한다면 걷기로 시작해 깡충깡충 뛰기로 진행한 다음 달리기로 끝낸다.
- 동적 스트레칭은 단독으로 또는 복합으로 할 수 있다. 두 가지 이상의 스트레칭을 복합하면 프로그램에 다양성이 생기고 보다 복잡한 기술을 더 잘 흉내 낼 수 있다.

요컨대 각각의 동적 스트레칭은 제자리에서나 정해진 거리를 이동하면서 10~20회 반복으로 해야 하고, 가동범위와 동작 속도를 점진적으로 증가시켜야 하고, 스트레칭 내내 근육들을 수축시켜야 하고, 동작을 정상적으로 수행하는 것처럼 각각의 반복에서 적절한 테크닉을 사용해야 하고, 동작에 반동을 주지 않은 채 의도한 동작을 수행함으로써 움직임을 완벽히 제어하도록 해야 한다.

경기 또는 레크리에이션 활동을 준비하는 사람들은 다음에 소개하는 동적 스트레칭을 운동 전 준비운동으로 사용할 수 있다. 대부분의 경우에 이들 스트레칭은 거의 모든 스포츠에 유용하다. 이들 동적 스트레칭은 신체의 주요 근육군들에 집중하고 수행하기가 매우 쉽다. 이들 운동 전 동적 스트레칭을 자신의 프로그램에 포함시키면 훈련 또는 활동에서 즐거움이 더할 것이다. 제11장에서는 다양한 스포츠 경기에 특화된 프로그램 및 권장지침을 소개한다. 그래서 독자는 자신의 목적에 가장 잘 맞는 스트레칭 운동을 결정할 때 복수의 대안 중에서 선택하게 된다.

동적 엉덩이 외/내회전근 스트레칭
Dynamic Hip External and Internal Rotator Stretch

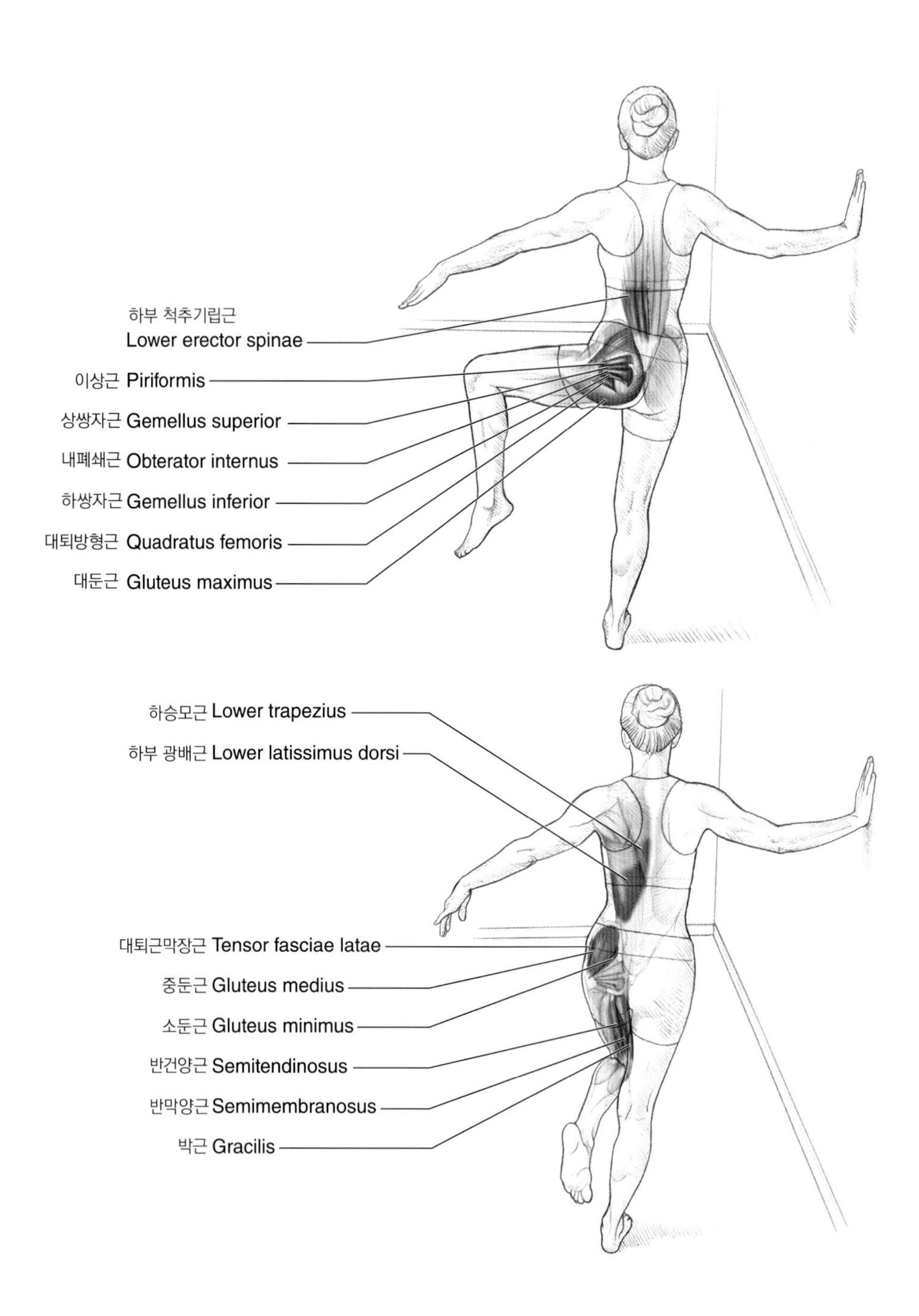

운동

1. 무릎을 편 채 오른쪽 다리로 똑바로 선다. 몸의 우측이 벽, 코너의 모서리, 또는 문간과 같은 지지 면을 향하게 한 채 선다. 지지물을 어깨높이에서 붙잡는다.
2. 왼쪽 무릎 및 엉덩이를 약간 구부리고, 이 동적 스트레칭의 시작 자세로서 왼쪽 다리를 느긋하게 늘어뜨리도록 한다.
3. 엉덩이를 중심으로 원을 그리면서 구부린 왼쪽 다리를 내측 및 외측 방향으로 그리고 동적 방식으로 움직여 회전시킨다.
4. 몸통을 똑바로 세운 상태를 유지하고, 원을 그리는 동작이 고관절을 중심으로 일어나도록 한다.
5. 반대쪽 다리에 대해 이 스트레칭을 반복한다.

스트레칭 근육

외회전에서 스트레칭이 많은 근육: (좌측) 대/중/소둔근, 이상근, 상/하쌍자근, 내/외폐쇄근, 대퇴방형근, 하부 척추기립근(장늑근, 최장근, 극근)

내회전에서 스트레칭이 많은 근육: (좌측) 중/소둔근, 대퇴근막장근, 반건양근, 반막양근, 박근, 하부 광배근, 하승모근

스트레칭 지침

엉덩이 외회전근은 대둔근 바로 아래 엉덩이의 심부 조직에 위치한다. 이들 특정 근육은 이례적인 스트레스가 가해지거나 일상에서 흔하지 않은 활동을 한 후 아프거나 긴장될 수 있다. 이러한 통증 또는 긴장은 흔히 빙상 스케이트, 인라인 스케이트, 혹은 스케이트 스타일의 크로스컨트리 스키와 같은 활동에서 엉덩이 외/내회전근의 광범위한 사용에 기인한다. 즉흥적인 축구 게임을 하면서 전력질주, 점프와 갑작스런 방향 전환을 해야 할 경우처럼 기타 많은 활동도 나중에 쉽게 근육의 불편 또는 통증을 초래할 수 있다.

이어지는 날들에 이들 특정 근육에 여전히 통증이나 긴장이 있으면, 엉덩이 외회전 또는 내회전 동작을 요하는 활동을 시작하기 전에 이 동적 스트레칭을 이용하여 준비운동을 하도록 한다. 이 동적 스트레칭은 많은 스포츠 활동에서 근육 움직임의 효과를 증가시키고 전체 경기력을 향상시킨다.

동적 엉덩이 내/외전근 스트레칭
Dynamic Hip Adductor and Abductor Stretch

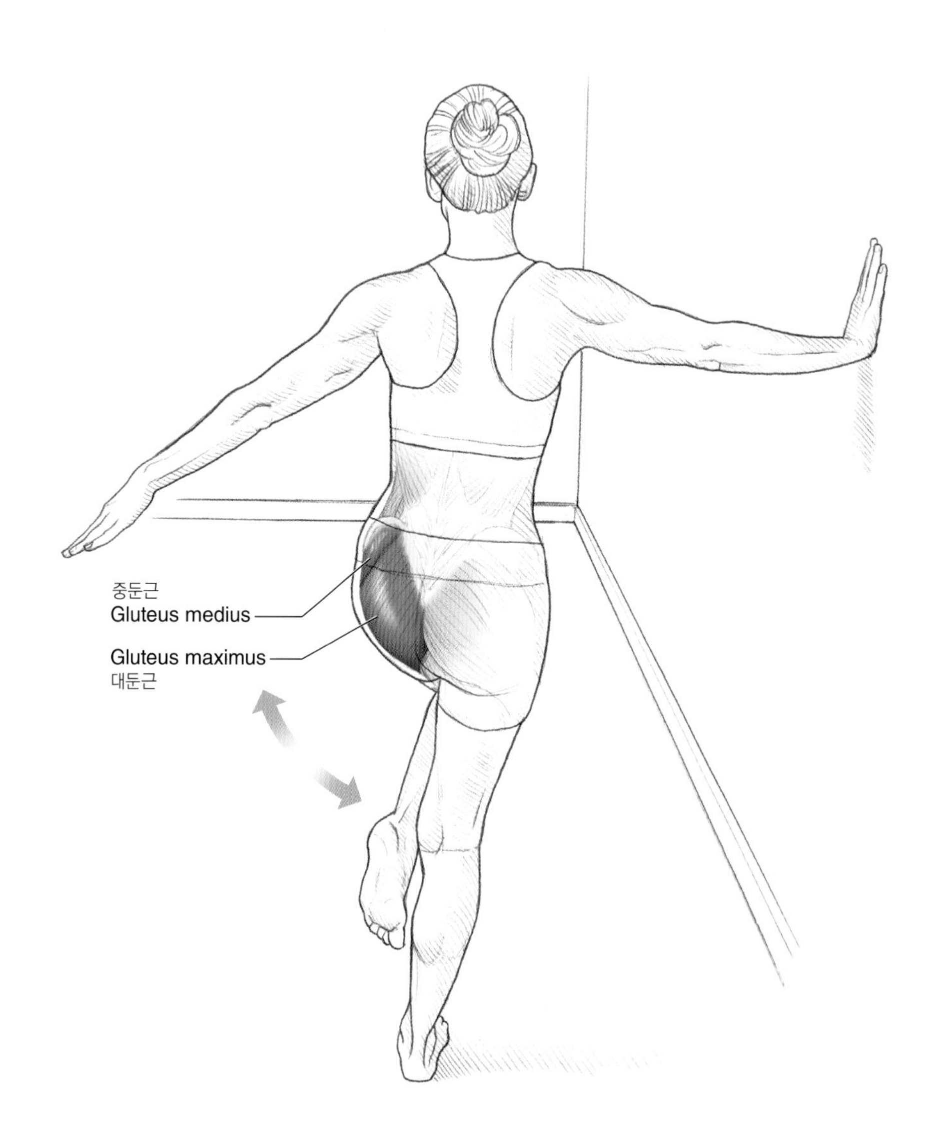

운동

1. 무릎을 편 채 오른쪽 다리로 똑바로 선다. 몸의 우측이 벽, 코너의 모서리, 또는 문간과 같은 지지 면을 향하게 한 채 선다. 지지물을 어깨높이에서 붙잡는다.

2. 왼쪽 무릎 및 엉덩이를 약간 구부리고, 이 동적 스트레칭의 시작 자세로서 왼쪽 다리를 느긋하게 늘어뜨리도록 한다.
3. 왼쪽 다리를 몸의 앞쪽에서 좌우로 그리고 동적 방식으로 움직이되, 오른쪽 다리에 닿지 않을 정도의 여유 공간을 둔다. 움직이는 다리의 무릎이 약간 구부러진 상태로 유지되도록 한다.
4. 몸통을 똑바로 세운 상태를 유지하고, 넓적다리와 엉덩이의 내측에 위치한 내전근과 넓적다리와 엉덩이의 외측에 위치한 외전근을 사용함으로써 움직임이 고관절에서 일어나도록 한다.
5. 반대쪽 다리에 대해 이 스트레칭을 반복한다.

스트레칭 근육

넓적다리의 내측에서 스트레칭이 많은 근육: (좌측) 박근, 대/장/단내전근, 치골근, 중부 및 하부 봉공근, 반건양근, 반막양근

넓적다리의 외측에서 스트레칭이 많은 근육: (좌측) 대/중/소둔근, 대퇴근막장근, 상부 봉공근

스트레칭 지침

엉덩이와 넓적다리의 내측 및 외측에 있는 근육들은 꽤 크다. 근육군으로서 이들 근육은 각각 내전근 및 외전근이라고 한다. 이들 근육은 엉덩이 내전(다리를 몸의 정중선 쪽으로 가져가는 동작) 및 외전(다리를 몸의 정중선에서 반대쪽으로 움직이는 동작)을 일으킨다. 또한 이들은 다리가 몸통 아래에서 중심이 잡힌 상태를 유지하고 일상 활동의 수행에서 안정근으로 사용된다. 반복되는 계단 오르기나 오르막 또는 내리막의 하이킹처럼 일부 흔치 않은 움직임이나 활동은 이 부위의 근육에 통증 또는 피로를 일으킬 수 있으며, 이러한 상태는 이어지는 날들에도 계속되기 쉽다. 규칙적인 스트레칭이 증상의 일부를 완화할 가능성이 높다. 스포츠 또는 기타 격렬한 활동을 하기 전과 후에 모두 내전근과 외전근을 스트레칭 하여 부상이나 증상의 방지를 돕도록 강력히 권장한다.

이 운동은 내측 또는 외측 대퇴부에서 근육통이나 전반적으로 뻣뻣한 감각을 느끼는 사람들에게 유용하고 효과적인 운동 전 동적 스트레칭이다. 신체의 어느 부위든 통증은 흔히 근육통의 결과이다. 근육이 아프면 종종 뻣뻣하다고도 느껴진다. 이러한 상태의 사람은 통증을 피하기 위해 아픈 근육의 운동범위를 제한하는 경향이 있다. 그러므로 통증의 중증도에 따라 보통의 일상 활동이 현저한 영향을 받을 수 있다. 근육의 통증 또는 긴장을 겪는 사람은 움직임을 피하기보다는 운동 루틴을 시작하기 전에 손상된 근육을 특정적으로 그리고 동적 방식으로 움직이고 스트레칭 하도록 해야 한다. 엉덩이 내전근 및 외전근을 위한 이 동적 스트레칭을 수행하면 활동 바로 전에 이들 근육군에서 유연성과 온기가 증가하고, 이에 따라 부상의 가능성 또는 부상의 심각성이 감소하고 아마도 운동 능력도 증가할 것이다.

동적 엉덩이 굴근과 신근 스트레칭
Dynamic Hip Flexor and Extensor Stretch

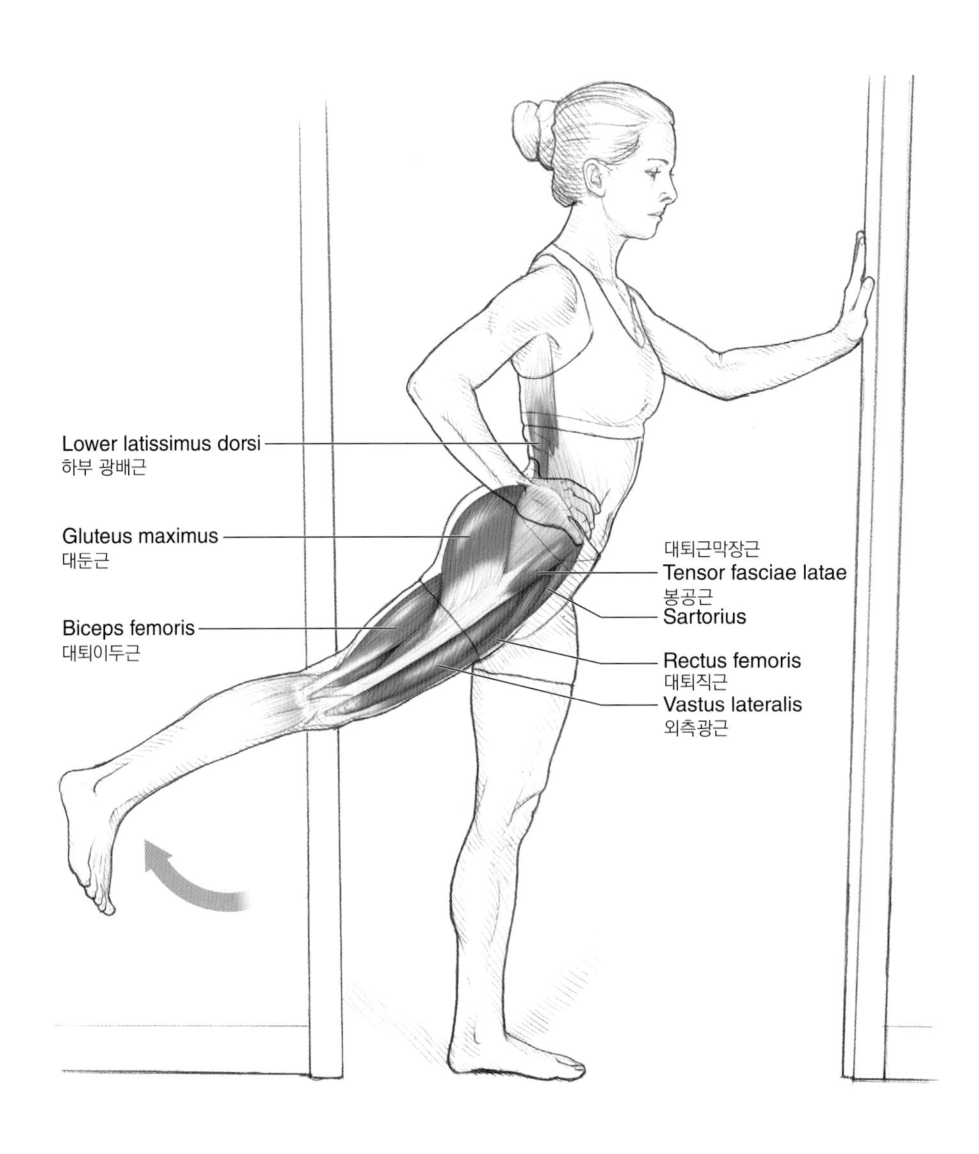

운동

1. 문간의 한쪽을 향해 똑바로 선다. 무릎을 편 채 왼쪽 다리로 선다. 지지물을 어깨높이에서 붙잡는다.
2. 오른쪽 무릎 및 엉덩이를 약간 구부리고, 이 동적 스트레칭의 시작 자세로서 오른쪽 다리를 느긋하게 늘어뜨리도록 한다.
3. 다리를 약간 구부린 상태를 유지하면서, 오른쪽 다리를 곧장 앞뒤로 그리고 동적 방식으로 움직여 문간의 입구와 평행하게 움직이도록 한다.
4. 몸통을 똑바로 세운 상태를 유지하고, 엉덩이의 굴근과 신근을 사용해 움직임이 고관절의 앞쪽과 뒤쪽에서 일어나도록 한다.
5. 반대쪽 다리에 대해 이 스트레칭을 반복한다.

스트레칭 근육

엉덩이의 앞쪽에서 스트레칭이 많은 근육: (우측) 대퇴사두근(대퇴직근, 내측/중간/외측광근), 대퇴근막장근, 봉공근

엉덩이의 뒤쪽에서 스트레칭이 많은 근육: (우측) 대둔근, 햄스트링(반건양근, 반막양근, 대퇴이두근), 하부 척추기립근(장늑근, 최장근, 극근), 하부 광배근

스트레칭 지침

엉덩이 굴근 및 신근은 대부분의 스포츠에서 광범위하게 사용된다. 이들 근육은 흔히 먼저 피로해지며, 그 결과 경기력이 저하된다. 운동선수가 계속해서 이들 근육을 사용하면서 근육 통증 및 긴장이 뒤따른다. 이들을 적절히 스트레칭 하지 않으면 햄스트링과 대퇴사두근이 한층 더 긴장될 가능성이 높다. 햄스트링과 대퇴사두근의 긴장은 속도, 장거리 달리기, 또는 훈련 중 오르막 오르기 훈련 양을 현저히 증가시키는 운동선수들 사이에 흔하다. 이들 근육의 긴장은 운동 중 근육이 더 따뜻해지면서 완화될 수 있으나, 운동을 멈추면 통증이 되돌아올 수 있다. 따라서 운동 후 적절히 스트레칭 하는 것이 특히 중요하다.

마찬가지로 중요한 것이 규칙적인 운동 루틴을 하기 전에 일부 동적 운동 전 스트레칭을 하는 것이다. 엉덩이 굴근 및 신근을 위한 이 동적 스트레칭은 이들 근육을 집중적으로 운동시키면서 경험할 수도 있는 일부 문제를 완화시킬 것이다. 고강도 운동을 하기 전에 준비운동으로 이 스트레칭을 수행하도록 권장한다.

동적 서서 무릎 굴근 스트레칭
Dynamic Standing Knee Flexor Stretch

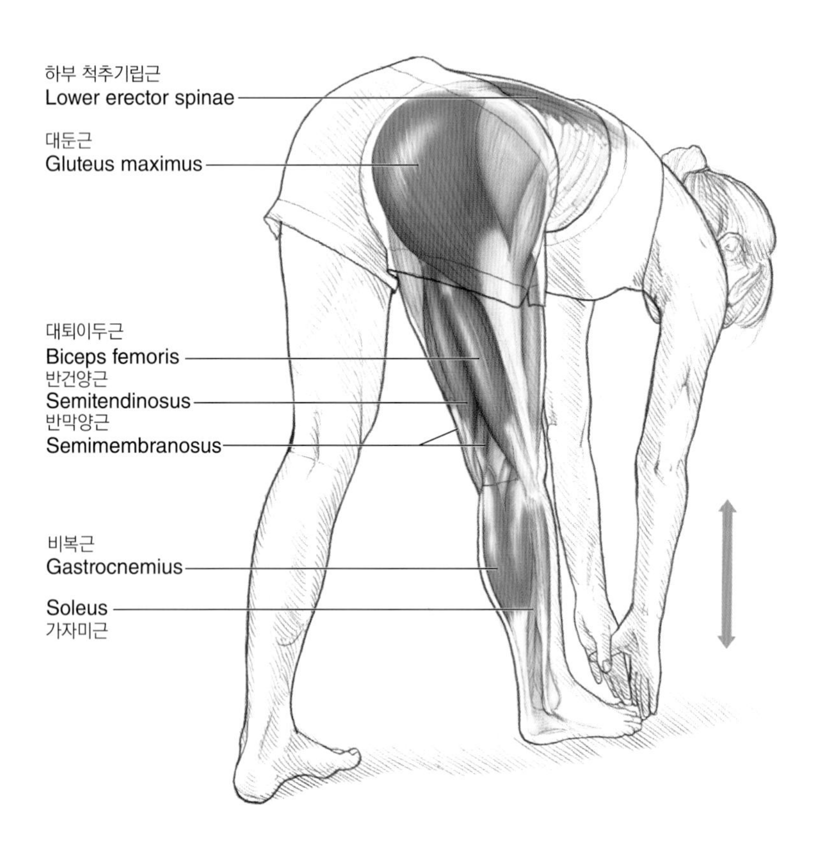

운동

1. 오른쪽 발뒤꿈치를 왼 발가락에서 30~60cm 앞으로 둔 채 똑바로 선다.
2. 오른쪽 무릎을 펴고 왼쪽 무릎을 약간 구부린 상태를 유지하면서, 몸통을 오른쪽 무릎 쪽으로 구부린다.
3. 양손을 오른발 쪽으로 뻗는다.
4. 상하 동작(bobbing)을 사용해 동적 방식으로 스트레칭을 한다.
5. 반대쪽 다리에 대해 이 스트레칭을 반복한다.

스트레칭 근육

스트레칭이 많은 근육: (우측) 햄스트링(반건양근, 반막양근, 대퇴이두근), 대둔근, 비복근, 하부 척추기립근(장늑근, 최장근, 극근)

스트레칭이 적은 근육: (우측) 가자미근, 족저근, 슬와근, 장지굴근, 장무지굴근, 후경골근

스트레칭 지침

스포츠를 하기 시작하였지만 적절히 스트레칭 하지 않을 경우에는 햄스트링이 긴장될 가능성이 더 많다. 햄스트링의 긴장은 많은 운동선수와 레크리에이션 활동을 하는 사람들 사이에 흔하다. 이들 근육의 긴장은 운동 중 근육이 더 따뜻해지면서 완화될 수 있으나, 운동을 멈추면 통증이 되돌아올 수 있다.

긴장은 흔히 경미한 또는 주요한 근육 좌상의 지표로, 주로 운동 후에 느껴지는 흔한 현상이다. 아울러 햄스트링보다 무릎 신근이 더 강하거나 둔근이 더 약한 근력 불균형도 긴장을 일으킬 것이다. 따라서 운동 후 적절히 스트레칭 하는 것이 특히 중요한데, 이때가 바로 근육이 따뜻하고 스트레칭에 보다 수용적인 시점이기 때문이다.

이는 햄스트링과 종아리 근육을 위한 가장 흔한 운동 전 스트레칭이다. 햄스트링은 대부분의 활동에서 사용되며, 사람들은 이전 운동 세션으로 인해 이들 근육에서 불편을 느낄 수도 있다. 어느 종류의 피트니스 활동을 하든 햄스트링에서 경미한 통증 및 긴장을 일으킬 가능성이 있다. 이들 근육의 가벼운 스트레칭에 최적인 시점은 또 다른 운동 세션을 시작하기 바로 전이다. 대부분의 경우에 가벼운 동적 스트레칭은 위와 같은 불편한 증상을 완화할 것이고 이러한 동적 스트레칭을 한 후에는 훨씬 더 나아질 것이다.

최선의 결과를 얻으려면 오른쪽 무릎을 편 상태를 유지하도록 하고 몸통을 바로 엉덩이에서 구부린다. 등을 가능한 한 편 상태로 유지하는 것도 중요하다. 햄스트링의 외측에 긴장이 있을 경우에는 오른발을 약간 바깥으로 돌리고 머리와 몸통을 보다 오른쪽 무릎의 내측으로 구부려 대퇴이두근의 스트레칭을 증가시킨다. 반면 오른발을 약간 안으로 돌리고 머리와 몸통을 보다 오른쪽 무릎의 외측으로 구부리면 햄스트링의 내측에 위치한 반건양근과 반막양근의 스트레칭이 증가할 것이다.

동적 족저 굴근 스트레칭
Dynamic Plantar Flexor Stretch

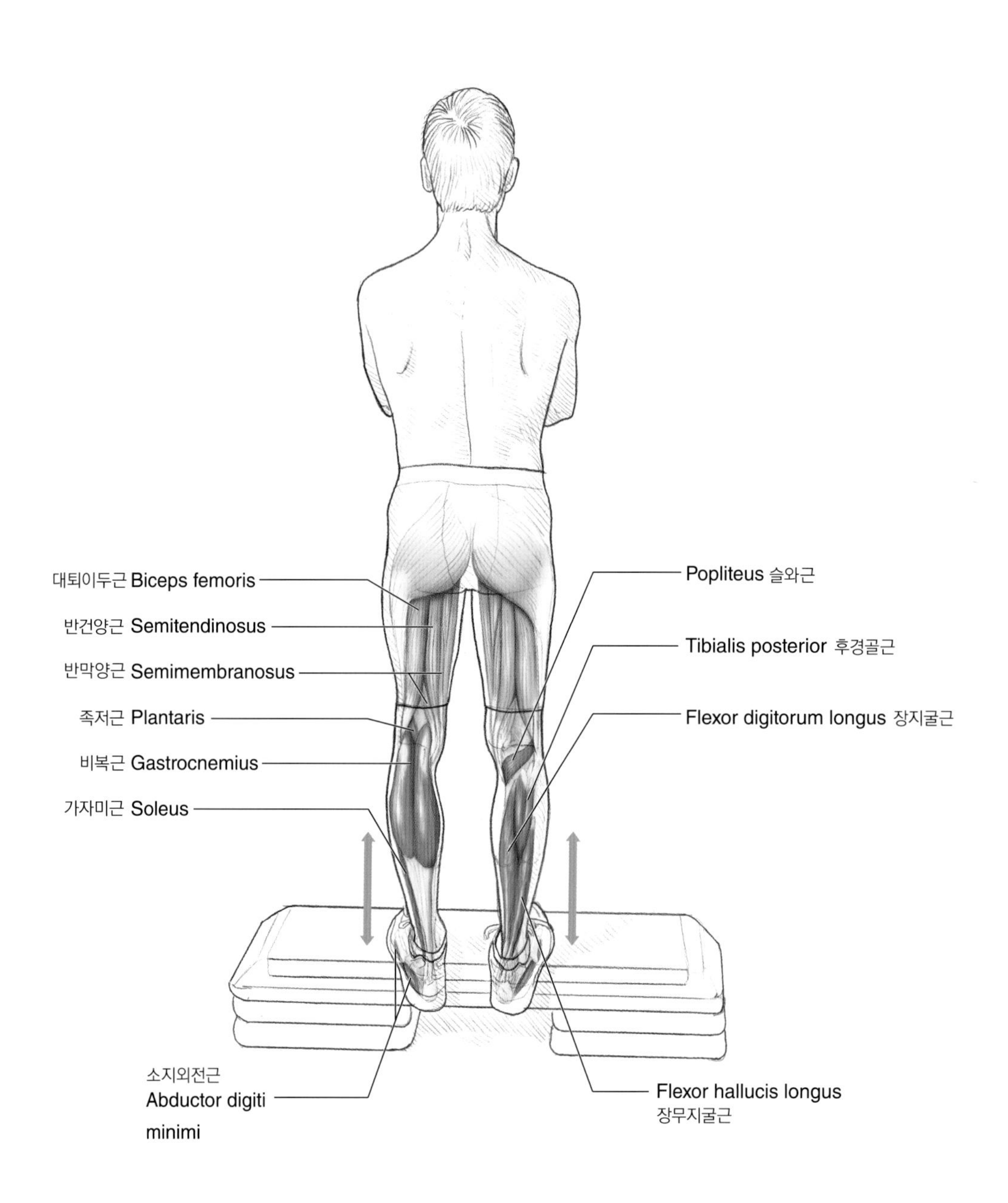

운동

1. 계단 또는 빔의 가장자리에 똑바로 서서 양발의 중간 부분을 모서리에 걸친다.
2. 적어도 한 손으로 지지대를 붙잡고, 무릎을 편 상태를 유지한다.
3. 발뒤꿈치를 가능한 한 멀리 내리고, 이 스트레칭을 동적 상하 운동(bobbing) 방식으로 수행한다. 각각의 상향 동작에서 발을 중립 자세로 되돌리고 각각의 하향 동작에서 발뒤꿈치를 편안한 한도로 가능한 한 낮게 내린다.

스트레칭 근육

스트레칭이 많은 근육: 비복근, 가자미근, 족저근, 슬와근, 장지굴근, 단지굴근, 장무지굴근, 단무지굴근, 후경골근, 족저방형근, 단소지굴근, 소지외전근, 무지외전근

스트레칭이 적은 근육: 햄스트링(반건양근, 반막양근, 대퇴이두근)

스트레칭 지침

이 스트레칭은 흔히 운동 후에 수행하나, 운동 전 스트레칭으로도 적극 권장한다. 종아리 근육은 하루 대부분의 시간에 심하게 사용되며, 걷기, 달리기 및 점프 활동 중에 대부분의 부하를 받는다. 따라서 자연히 이들 근육은 과작용하게 되며, 이는 때로 건염이나 심지어 근육 파열과 같은 심각한 문제를 초래한다. 운동 전 스트레칭으로서 족저 굴근을 위한 이 동적 스트레칭은 이들 근육을 집중적으로 운동시키면서 경험할 수도 있는 일부 문제를 완화시킬 것이다. 고강도 운동을 하기 전에 준비운동으로 이 스트레칭을 수행하도록 권장한다. 또한 운동 후 정적 족저 굴근 스트레칭도 전반적인 훈련 프로그램에 추가해야 한다.

신발을 착용한 채 이 스트레칭을 하면 보다 편안하다. 항상 몸을 지지하도록 한다. 몸을 지지하지 않으면 근육의 스트레칭이 아니라 수축을 유발할 수 있다. 이 운동을 할 때 이들 근육을 과도하게 스트레칭 해서는 안 된다. 쉽게 시작하고, 천천히 고강도 레벨로 진행한다.

동적 몸통 측면 굴곡 스트레칭
Dynamic Trunk Lateral Flexion Stretch

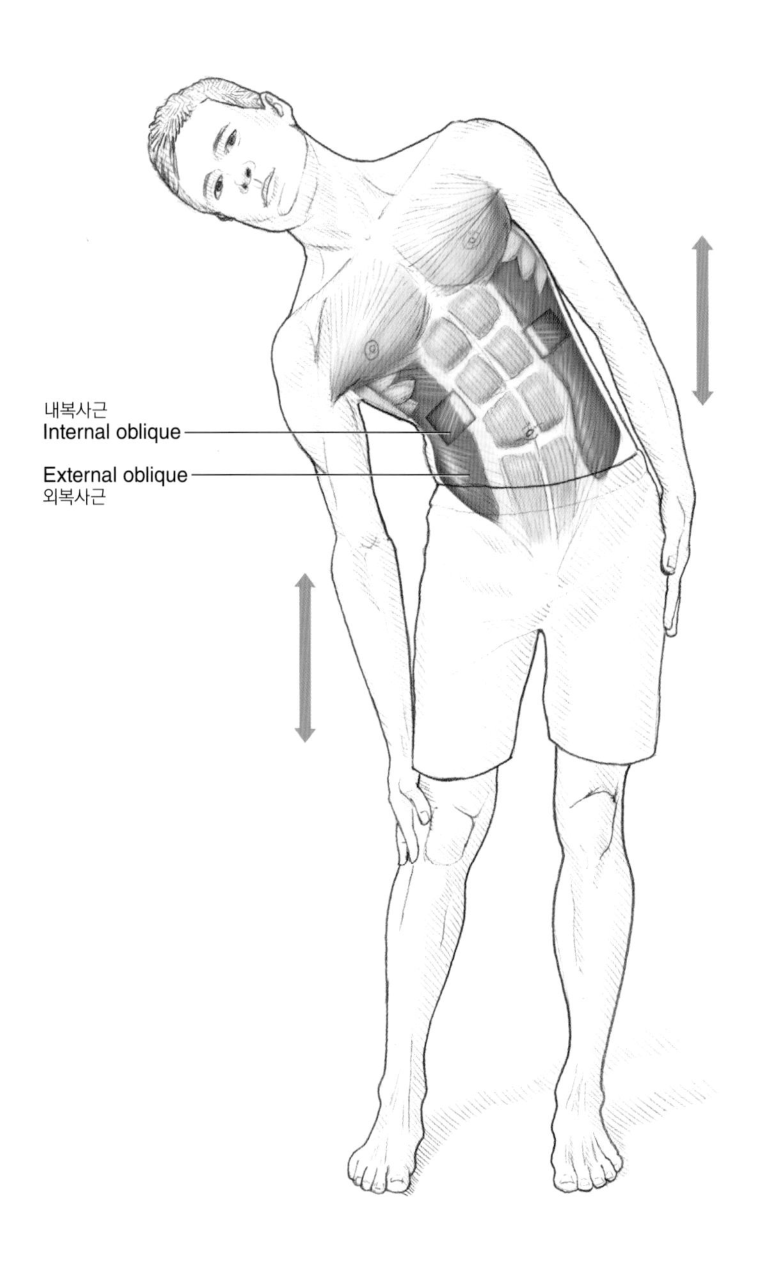

운동

1. 양발을 어깨너비로 벌린 채 똑바로 선다.
2. 팔을 몸의 양옆으로 늘어뜨리도록 한다.
3. 팔의 도움을 받아 몸통을 좌우 측면으로 동적 방식으로 구부린다. 우측으로 구부리면서 오른팔이 오른쪽 넓적다리를 따라 무릎 쪽으로 밀려 내려가게 한다. 시작 자세로 되돌아간 다음 좌측으로 구부린다. 교대하며 우측과 좌측으로 구부린다.
4. 몸통의 측면에서 모든 동적 움직임이 일어나도록 한다.

스트레칭 근육

스트레칭이 많은 근육: 내/외복사근, 횡돌간근, 다열근, 요방형근, 회선근

스트레칭 지침

몸통 측면 굴곡 스트레칭 운동은 흔히 비특이적 스포츠 활동을 위한 규칙적인 루틴에서 사용된다. 사람들은 하루에 여러 번 몸통을 서로 다른 방향으로 규칙적으로 구부린다. 이들 근육에서 이례적인 긴장 또는 통증을 느껴 그저 이러한 불편을 완화하려 하기 위함일 수도 있다. 몸통을 비트는 움직임은 몸통 측면 굴곡과 함께 일어난다. 이와 같은 2가지 근육 움직임은 몸통 신근, 굴근 및 측면 굴근을 동원한다. 모든 하부 몸통 근육의 운동범위가 향상되면 몸통 측면 굴곡의 운동범위가 증가하고 비특이적 스포츠 동작을 요하는 활동들에서 수행능력이 향상될 수 있다.

또한 이들 중심부 근육군은 흔히 안정근으로도 사용돼 기타 근육이 힘을 가할 수 있도록 한다. 따라서 이들 근육을 좋은 상태로 유지하는 것이 중요하다. 이들 근육이 완전한 능력으로 작용하지 않으면 기타 근육의 기능에 영향을 미쳐 사람들의 활동 수준과 수행능력이 자동적으로 떨어질 것이다.

어떤 종류이든 몸통 굴곡 움직임을 수행하기 전에 이들 근육을 풀어주는 것이 중요하다. 이 스트레칭을 동적 방식으로 수행하면 확실히 유용할 것이다. 또한 이는 활동 중 이들 근육군에서 손상 또는 불편의 가능성도 줄인다.

동적 몸통 회전근 스트레칭
Dynamic Trunk Rotator Stretch

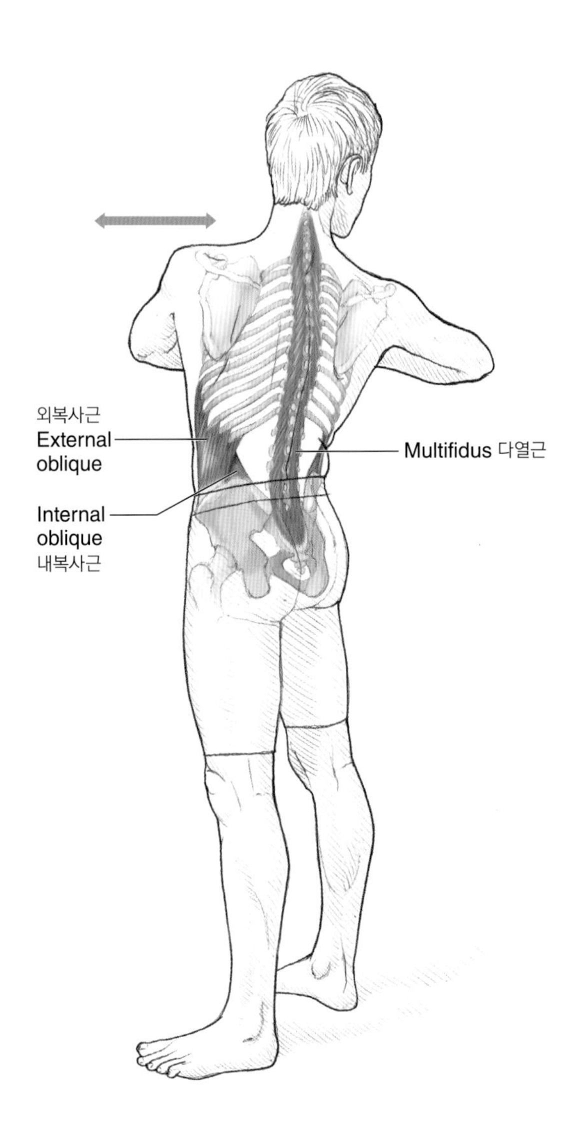

운동

1. 양발을 어깨너비로 벌린 채 똑바로 선다. 이 스트레칭은 앉은 자세에서 해도 된다.
2. 팔꿈치를 구부려 양손을 가슴 가까이 둔다. 이 스트레칭 도중 팔을 이러한 자세로 유지한다.
3. 팔의 도움을 받아 몸통을 좌우 각 측으로 그리고 동적 방식으로 회전시킨다.
4. 몸통을 똑바로 세우고, 몸통에서 동적 움직임이 일어나도록 한다.

스트레칭 근육

스트레칭이 많은 근육: 다열근, 회선근, 내/외복사근

스트레칭 지침

몸통은 신체의 중심부로 생각된다. 몸통 회전은 많은 스포츠와 아울러 일반적인 가사 활동에서 흔한 움직임이다. 사람들은 일상 활동에서 자주, 아마도 하루에 수백 번 몸통을 구부린다. 따라서 이 부위에서 근육 문제를 일으킬 수도 있다는 것은 놀랄 일이 아니다. 또한 골프, 테니스와 던지기 스포츠 같은 수많은 스포츠 활동에서 몸통 회전이 요구된다.

몸통을 비트는 움직임은 몸통 신근, 굴근 및 측면 굴근을 동원한다. 모든 하부 몸통 근육의 운동범위가 향상되면 몸통 회전의 운동범위가 증가하고 이러한 동작을 요하는 활동들에서 수행능력이 향상될 수 있다. 어떤 종류이든 몸통 회전 움직임을 수행하기 전에 이들 근육을 풀어주면 확실히 유용할 것이다. 또한 이 스트레칭을 동적 방식으로 수행하면 이들 활동에서 경험하는 특정한 동작 패턴을 흉내 내게 된다. 이는 활동 중 이들 근육군에서 손상 또는 불편의 가능성을 줄인다

동적 어깨 굴곡과 신전 스트레칭
Dynamic Shoulder Flexion and Extension Stretch

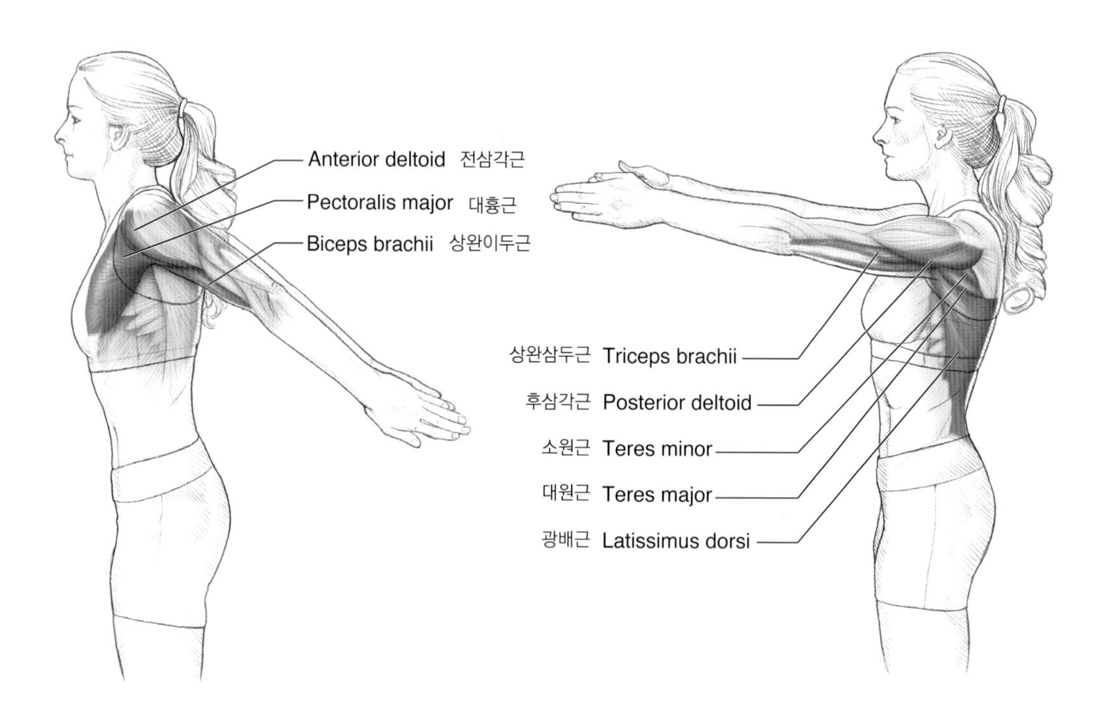

운동

1. 똑바로 서서 양발을 어깨너비로 벌리고 양팔을 엉덩이 옆으로 늘어뜨린다.
2. 양팔을 가능한 한 동적 방식으로 완전한 가동범위에 걸쳐 앞뒤로 움직인다.
3. 몸통을 똑바로 세운 상태를 유지하고, 어깨관절에서 동적 움직임이 일어나도록 한다.

스트레칭 근육

팔의 전방 움직임에서 스트레칭이 많은 근육: 후삼각근, 광배근, 대/소원근, 상완삼두근
팔의 후방 움직임에서 스트레칭이 많은 근육: 상완이두근, 오훼완근, 전삼각근, 대흉근

스트레칭 지침

경기에서든 혹은 레크리에이션에서든 언더핸드 또는 오버핸드 드로잉을 요하는 활동을 할 때에는 언제나 이들 근육을 집중적으로 사용한다. 연중 내내가 아니라 계절적으로 이러한 활동을 하는 사람들은 어깨에서 어느 정도 긴장 또는 통증을 일으키는 경향이 있다. 이 스트레칭은 이들 근육에 긴장 또는 통증이 있을 때면 언제나 수행해야 하는 아주 좋은 운동 전 스트레칭이다. 또한 이 준비운동용 스트레칭은 근육을 이완시킴으로써 어깨 굴곡 및 신전을 요하는 많은 스포츠 활동에서 관찰되는 스윙 패턴을 향상시키는 데에도 좋은 방법이다. 이 스트레칭은 실제 훈련 세션 중 물체를 던질 때 경험하는 동적 움직임의 패턴을 흉내 낸다. 이러한 활동 전후에 이들 근육을 규칙적으로 스트레칭 하여 통증과 긴장의 추가 발생을 방지하도록 한다. 이런 활동을 하는 한 계속해서 이들 근육군을 스트레칭 해야 한다. 이 동적 스트레칭을 사용해 준비운동을 하면 신체가 운동을 위한 준비를 갖추게 된다. 이는 이들 근육군에서 손상 또는 불편의 가능성을 줄인다.

동적 견갑대 외전과 내전 스트레칭
Dynamic Shoulder Girdle Abduction and Adduction Stretch

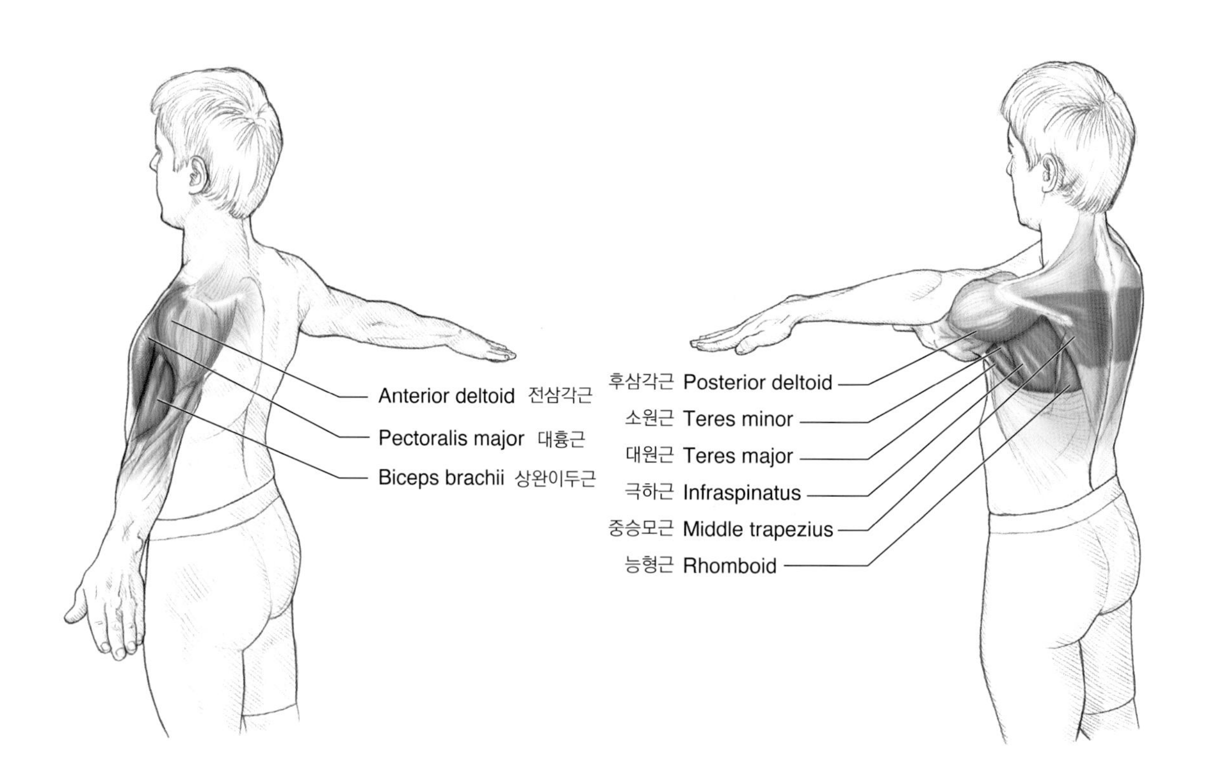

운동

1. 양발을 어깨너비로 벌린 채 똑바로 선다.
2. 양팔을 어깨 높이보다 약간 더 아래로, 측면으로 내뻗는다.
3. 양팔을 가슴의 앞쪽으로 가져갔다 다시 측면으로 되돌리는 동작을 반복하되, 양팔을 가능한 한 몸통 쪽으로, 내측으로 가져가 양팔이 서로 교차하도록 한다.
4. 몸통을 똑바로 세운 상태를 유지하고, 어깨관절에서 동적 움직임이 일어나도록 한다.

스트레칭 근육

팔을 바깥으로 움직일 때 스트레칭이 많은 근육: 대/소흉근, 전삼각근, 오훼완근, 상완이두근
팔을 안으로 움직일 때 스트레칭이 많은 근육: 중승모근, 능형근, 후삼각근, 대/소원근, 극하근, 극상근

스트레칭 지침

이 스트레칭은 레크리에이션 또는 경기에서 테니스, 배드민턴, 스쿼시와 라켓볼처럼 라켓이 필요한 종류의 게임을 하는 사람들에게 아주 좋은 운동 전 스트레칭이다. 이 스트레칭은 견갑대 사이와 아울러 가슴에서 통증 및 긴장을 완화한다. 또한 이는 스윙 패턴을 이완시키고 운동 수행능력을 부드럽게 하는 좋은 방법이기도 하다. 이 스트레칭은 운동 전 통증 또는 긴장을 제거하기 위해 관련 근육을 풀어주며, 훈련 세션 중 경험하는 동적 움직임의 패턴을 흉내 낸다. 이 동적 스트레칭을 사용해 준비운동을 하면 신체가 운동을 위한 준비를 갖추게 된다. 어느 종류든 운동, 스포츠, 또는 격렬한 활동을 시작하기 전에 일련의 가벼운 스트레칭을 하면 항상 유익하다. 이러한 가벼운 스트레칭은 위와 같은 근육군들에서 손상 또는 불편의 가능성을 줄인다.

동적 어깨 회선근 스트레칭
Dynamic Shoulder Circumductor Stretch

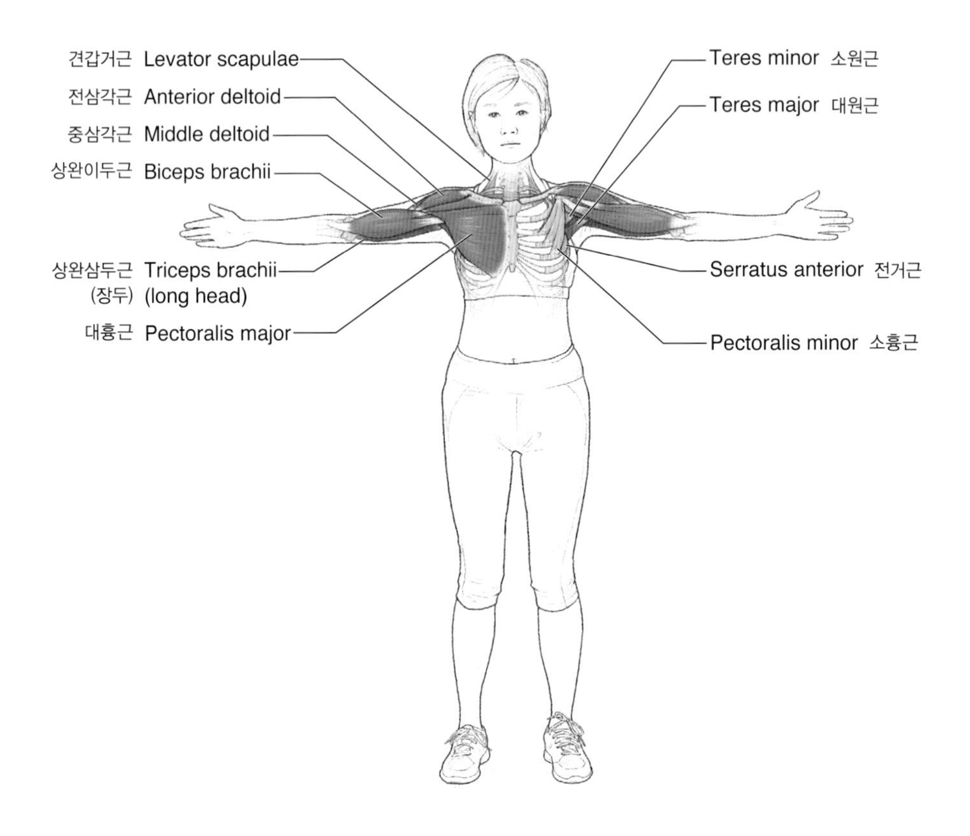

운동

1. 양발을 어깨너비로 벌린 채 똑바로 선다.
2. 양팔을 곧장 측면으로 내밀어 바닥과 거의 평행하게 든다.
3. 팔을 회전시켜 엄지손가락이 천장 쪽으로 향하게 한다.
4. 작고 제어된 동작을 사용해 팔로 앞쪽 방향으로 원을 그린다.
5. 어깨 및 겨드랑이 부위에서 스트레칭이 느껴질 때까지 점차 원을 더 크게 그린다.
6. 팔을 반대 방향(뒤쪽 방향)으로 원을 그리며 운동을 반복한다.

스트레칭 근육

스트레칭이 많은 근육: 상완이두근, 오훼완근, 삼각근(전, 중 및 후), 극하근, 광배근, 대흉근, 극상근, 대/소원근, 승모근, 상완삼두근(장두)

스트레칭이 적은 근육: 소흉근, 견갑거근, 능형근, 전거근, 두판상근, 견갑하근, 쇄골하근

스트레칭 지침

컴퓨터 앞에서 하루의 대부분을 보내는 사람들 또는 언더핸드나 오버핸드 스로잉을 요하는 경기 또는 레크리에이션 활동에 참여하는 사람들은 흔히 어깨 통증을 경험한다. 이 운동은 어깨 통증을 완화한다. 팔로 원을 그리면 어깨를 완전한 가동범위로 움직임으로써 통증의 완화에 도움이 된다. 근육을 스트레칭 하는 외에 경미한 정도로 강화하도록 도울 수 있다.

이 스트레칭을 수행하면서는 적절한 자세를 유지하는 것이 중요하다. 어깨를 펴서 든 채(어깨를 구부리면 안 됨) 똑바로 선다. 부적절한 자세는 회전근개 전체와 관절낭에 과도한 힘을 가할 수 있다. 또한 처지고 구부정한 어깨는 어깨 충돌 손상의 가능성을 증가시킬 수 있다. 절대로 팔을 어깨 높이 위로 또는 통증을 일으킬 정도로 높이 들어 올려서는 안 된다. 또한 팔로 그리는 원의 크기가 통증을 초래하지 않도록 한다. 이 운동이 통증을 일으키거나 운동 중에 팔이 무거워지면, 각각의 손을 각각의 어깨에 두고 팔꿈치로 원을 그림으로써 지렛대 길이를 단축한다.

10 일상의 가동성과 유연성을 위한 프로그램

PROGRAMS FOR DAILY MOBILITY AND FLEXIBILITY

이 장에서 소개하는 프로그램은 유연성, 근력 및 근지구력의 향상에 관심이 있는 사람이면 누구나 수행할 수 있다. 일상 활동에 스트레칭 운동을 추가하면 몸의 균형이 향상될 것이다. 이와 같은 측면의 어느 것에도 변화를 가져오기 위해서는 규칙적인 스트레칭 프로그램을 가급적 매일의 루틴으로 수행해야 한다. 향상은 하루나 이틀이 아니라 수 주간의 헌신적인 노력 후에나 온다.

이러한 프로그램은 또 다른 종류의 운동 루틴과 함께 또는 단독으로 수행할 수 있다. 스트레칭은 지속적으로 하면 또 다른 운동 활동 없이도 유연성뿐만 아니라 근력, 근지구력 및 균형도 향상시키는 변화를 가져올 수 있다.

어느 다른 운동 프로그램에서처럼 진행(progression)은 성공적인 스트레칭 프로그램의 필수적인 부분이다. 스트레칭의 진행은 점진적이어야 하는데, 부하가 더 작으면서 각각의 스트레칭에 시간이 덜 소요되는 것으로부터 부하가 더 크면서 각각의 스트레칭에 시간이 더 소요되는 것으로 나아가야 한다. 여기서 소개하는 프로그램의 경우에 초기 프로그램을 초급 레벨로 시작한 다음 상급 레벨로 진행해간다. 이러한 프로그램은 개인별 현재의 경험 및 유연성 수준에 따라 맞춤화할 수도 있다.

강도(intensity)는 운동 프로그램으로 변화와 향상을 원할 때 항상 중요한 요인이다. 스트레칭 루틴에서 강도는 스트레칭에 동반하는 통증의 정도, 다시 말해 근육의 스트레칭에 얼마만큼의 노력을 기울이느냐에 의해 조절된다. 0~10의 통증 척도를 사용하면, 가벼운 스트레칭(light stretching, 1~3등급)은 특정 근육군을 스트레칭을 느끼는 정도로만 스트레칭 하고 가벼운 통증을 동반하며 이러한 초기 통증은 각각의 스트레칭 루틴에서 스트레칭 시간이 늘어나면서 대개 사라진다. 중간 스트레칭(moderate stretching, 4~6등급)에서는 스트레칭 하는 근육에서 증가된, 즉 중간 통증을 느끼기 시작한다. 강한 스트레칭(heavy stretching, 7~10등급)에서는 스트레칭을 시작하는 초기에 중간 통증에서 강한 통증까지를 경험할 것이나, 통증은 스트레칭이 계속되면서 서서히 사라진다.

더 가벼운 스트레칭보다는 더 강한 스트레칭이 유연성 및 근력 면에서 더 큰 향상을 제공한다. 자신의 성공은 자신에게 달려 있으며, 자신이 얼마나 잘 스트레칭 강도를 모니터링 하고 통증 수준을 감내할 수 있는지에 따라 얼마나 신속히 그리고 현저히 향상이 이루어질지가 결정된다. 강도의 조절은 어느 운동 프로그램에서든 핵심 요인이며, 이는 스트레칭 프로그램에도 적용된다.

근육 부착부들의 복잡성 때문에, 많은 스트레칭 운동이 동시에 신체의 다양한 근육군에 영향을 미치고 여러 관절 주위의 근육군을 스트레칭 한다. 따라서 체위의 작은 변화도 어느 특정 근육에 가해지는 스트레칭의 특성을 변화시킬 수 있다. 어느 근육에서 최대의 스트레칭 효과를 얻기 위해서는 각각의 근육이 일으킬 수 있는 관절 동작을 알면 유용하다. 각각의 동작에서 관절을 완전한 가동범위로 움직이면 최대의 스트레칭이 이루어진다.

이 장에서 소개하는 프로그램에는 스트레칭 자세를 유지하는 시간, 각각의 스트레칭 사이에 휴식하는 시간, 아울러 해야 하는 반복 횟수와 관련해 구체적인 지침이 제시되어 있다. 설명한 효과를 얻기 위해서는 이러한 지침을 따라야 한다. 예를 들어 지침이 스트레칭 자세를 10초간 유지해야 한다고 하면 스트레칭의 시간을 재거나 수를 세어 권장된 시간 동안 그 자세를 유지하도록 한다. 또한 각각의 주에 더 강한 스트레칭을 하는 날을 2~4일만 포함시키고 더 가벼운 스트레칭을 하는 날을 더 강한 스트레칭을 하는 각각의 날 사이에 넣어야 한다.

스트레칭 프로그램을 시작할 때에는 각각의 스트레칭을 가벼운 스트레칭으로 시작하고 이를 준비운동이라고 생각한다. 초기 준비운동 스트레칭을 한 후에는 자신의 규칙적인 프로그램으로 넘어간다. 스트레칭에 대한 내성(tolerance)을 서서히 기른 다음 유연성이 향상되면서 프로그램을 진행해나간다. 어느 유형의 운동 프로그램과 마찬가지로 내성은 스트레칭을 규칙적으로 함으로써 길러진다. 스트레칭은 기타 어느 운동 루틴처럼 운동으로 여겨진다.

앉거나 누워서 해야 하는 스트레칭인 경우에는 바닥에 카펫이나 운동용 매트와 같은 것을 깔아 표면을 부드럽게 한다. 완충이 되면 운동이 보다 편안하고 즐거워진다. 그러나 완충은 탄탄해야 한다. 완충재가 너무 부드러우면 스트레칭의 효과가 감소할 것이다.

모든 스트레칭 프로그램에 공통적인 일반 지침

- 자신의 스트레칭 프로그램에 신체의 모든 주요 근육군을 포함시킨다.
- 각각의 관절 동작에 대해 최소한 1가지의 스트레칭을 한다.
- 신체 활동 전에 준비운동의 일부로 가벼운 스트레칭만 한다.
- 운동 루틴 후에 가벼운 스트레칭에서 중간 강도 스트레칭까지로 정리운동을 한다.
- 운동 후 근육에 통증이 있으면, 가벼운 스트레칭만 2~3회 수행하고 스트레칭 자세를 5~10초 유지하며 각각의 스트레칭 사이에 5~10초 휴식한다.
- 근육통이 며칠 동안 지속되면, 가벼운 스트레칭을 2~3회 계속해서 하고 각각의 스트레칭에서 자세를 5~10초 유지한다.
- 대다수의 스트레칭은 특성상 정적이어야 한다.

전반적인 일상 가동성과 유연성을 위한 기본 스트레칭 프로그램

제2장부터 8장까지에서 소개한 모든 스트레칭은 스트레칭 자세를 구체적인 시간 길이로 유지함으로써 정적 방식으로 수행하면 가장 좋다. 조깅이나 웨이트리프팅과 같은 어느 다른 운동 활동을 끝내고 이러한 정적 스트레칭을 주 당 여러 번 실시하면 최대의 효과를 본다. 일반적이고 전반적인 신체 유연성을 위해서는 앞서 나열한 스트레칭의 일반 지침과 아울러 표 10-1~10-4에서 설명하는 능력 수준별 지침을 따른다. 표 10-5~10-7에는 스트레칭 프로그램이 유익할 수 있는 비스포츠 활동을 위한 스트레칭이 제시되어 있다.

표 10-8에는 전당뇨병이나 당뇨병이 있는 사람들의 혈당 저하를 돕는 것으로 밝혀진 특별 스트레칭 프로그램이 소개되어 있다. 2011년 넬슨(Nelson), 코코넨(Kokkonen)과 아널(Arnall)이 〈물리치료저널(JP)〉에 발표한 연구에 따르면 수동적 정적 스트레칭들로 이루어진 프로그램이 혈당을 20분 후 평균 18%, 40분 후 26% 저하시킬 수 있는 것으로 나타났다. 연구팀은 정적 스트레칭이 추가로 실행 가능한 활동으로 혈당의 조절에 현저한 도움이 될 수 있다고 결론지었다. 더욱이 스트레칭은 노력을 거의 요하지 않으므로 신체 능력이 저하된 사람들에게 유리한 치료인 것으로 보인다. 또한 스트레칭은 추가로 장비, 시설 또는 비용 없이 할 수 있어 당뇨병이 있는 사람에 대한 치료 방식의 목록에 끼워 넣기가 쉬울 것이다. 아울러 연구에서 모든 스트레칭은 보조사의 도움을 받아 수동적으로 이루어졌으므로, 환자가 혼자서 능동적으로 스트레칭을 하면 혈당 저하 효과는 더 클 것이다.

초급

1. 스트레칭 자세를 5~10초 유지한다.
2. 각각의 스트레칭 사이에 5~10초 휴식한다.
3. 각각의 스트레칭을 2~3회 반복한다.
4. 가벼운 통증을 동반하는 1~3등급의 강도 수준을 사용한다.
5. 각각의 세션에서 총 15~20분 스트레칭 한다.
6. 주 당 2~3번 스트레칭 한다.
7. 이 프로그램을 최소한 4주 지속한 후 다음 레벨로 넘어간다.

표 10-1. 초급 정적 스트레칭 루틴

부위	스트레칭	페이지
목	목 신근 스트레칭 Neck Extensor Stretch	196
	목 굴근 스트레칭 Neck Flexor Stretch	200
어깨, 등과 가슴	초급 어깨 굴근 스트레칭 Beginner Shoulder Flexor Stretch	166
	앉아 어깨 굴근, 내림근과 후인근 스트레칭 Seated Shoulder Flexor, Depressor, and Retractor Stretch	174
	초급 어깨 신근, 내전근과 후인근 스트레칭 Beginner Shoulder Extensor, Adductor, and Retractor Stretch	176
팔, 손목과 손	팔꿈치 굴근 스트레칭 Elbow Flexor Stretch	132
	상완삼두근 스트레칭 Triceps Brachii Stretch	130
	덤벨 전완 회내근 스트레칭 Forearm Pronator Stretch With Dumbbell	138
	초급 손목 신근 스트레칭 Beginner Wrist Extensor Stretch	142
	초급 손목 굴근 스트레칭 Beginner Wrist Flexor Stretch	146
하부 몸통	바로 누워 하부 몸통 굴근 스트레칭 Supine Lower-Trunk Flexor Stretch	110
	앉아 하부 몸통 신근 스트레칭 Seated Lower-Trunk Extensor Stretch	116
	초급 하부 몸통 측면 굴근 스트레칭 Beginner Lower-Trunk Lateral Flexor Stretch	120
엉덩이	초급 앉아 엉덩이 외회전근 스트레칭 Beginner Seated Hip External Rotator Stretch	84
	엉덩이와 등 신근 스트레칭 Hip and Back Extensor Stretch	82
	앉아 엉덩이 내전근과 신근 스트레칭 Seated Hip Adductor and Extensor Stretch	98
무릎과 넓적다리	초급 앉아 무릎 굴근 스트레칭 Beginner Seated Knee Flexor Stretch	58
	초급 앉아 무릎 신근 스트레칭 Beginner Seated Knee Extensor Stretch	68
발과 종아리	초급 앉아 발가락 신근 스트레칭 Beginner Seated Toe Extensor Stretch	28
	초급 앉아 발가락 굴근 스트레칭 Beginner Seated Toe Flexor Stretch	32
	초급 족저 굴근 스트레칭 Beginner Plantar Flexor Stretch	36

중급

1. 스트레칭 자세를 15~20초 유지한다.
2. 각각의 스트레칭 사이에 15~20초 휴식한다.
3. 각각의 스트레칭을 3~4회 반복한다.
4. 중간 통증을 동반하는 4~6등급의 강도 수준을 사용해 주 당 2~3번 스트레칭 한다.
5. 1~3등급의 강도 수준을 사용해 주 당 2~3번 스트레칭 한다.
6. 각각의 세션에서 총 30~40분 스트레칭 한다.
7. 주 당 4~5번 스트레칭 한다.
8. 이 프로그램을 최소한 4주 지속한 후 다음 레벨로 넘어간다.

표 10-2. 중급 정적 스트레칭 루틴

부위	스트레칭	페이지
목	목 신근 스트레칭 Neck Extensor Stretch	196
	목 굴근 스트레칭 Neck Flexor Stretch	200
어깨, 등과 가슴	중급 어깨 굴근 스트레칭 Intermediate Shoulder Flexor Stretch	168
	앉아 어깨 굴근, 내림근과 후인근 스트레칭 Seated Shoulder Flexor, Depressor, and Retractor Stretch	174
	중급 어깨 신근, 내전근과 후인근 스트레칭 Intermediate Shoulder Extensor, Adductor, and Retractor Stretch	178
	어깨 내전근, 전인근과 올림근 스트레칭 Shoulder Adductor, Protractor, and Elevator Stretch	180
팔, 손목과 손	팔꿈치 굴근 스트레칭 Elbow Flexor Stretch	132
	상완삼두근 스트레칭 Triceps Brachii Stretch	130
	덤벨 전완 회내근 스트레칭 Forearm Pronator Stretch With Dumbbell	138
	중급 손목 신근 스트레칭 Intermediate Wrist Extensor Stretch	144
	중급 손목 굴근 스트레칭 Intermediate Wrist Flexor Stretch	148
하부 몸통	바로 누워 하부 몸통 굴근 스트레칭 Supine Lower-Trunk Flexor Stretch	110
	중급 하부 몸통 측면 굴근 스트레칭 Intermediate Lower-Trunk Lateral Flexor Stretch	122
엉덩이	중급 앉아 엉덩이 외회전근과 신근 스트레칭 Intermediate Seated Hip External Rotator and Extensor Stretch	86
	엉덩이와 등 신근 스트레칭 Hip and Back Extensor Stretch	82
	앉아 엉덩이 내전근과 신근 스트레칭 Seated Hip Adductor and Extensor Stretch	98
무릎과 넓적다리	중급 서서 무릎 굴근 스트레칭 Intermediate Standing Knee Flexor Stretch	60
	중급 누워 무릎 신근 스트레칭 Intermediate Lying Knee Extensor Stretch	70
발과 종아리	초급 앉아 발가락 신근 스트레칭 Beginner Seated Toe Extensor Stretch	28
	초급 앉아 발가락 굴근 스트레칭 Beginner Seated Toe Flexor Stretch	32
	초급 족저 굴근 스트레칭 Beginner Plantar Flexor Stretch	36

상급

1. 스트레칭 자세를 25~30초 유지한다.
2. 각각의 스트레칭 사이에 25~30초 휴식한다.
3. 각각의 스트레칭을 5회 반복한다.
4. 강한 통증을 동반하는 7~10등급의 강도 수준을 사용해 주 당 2~3번 스트레칭 한다.
5. 1~6등급의 강도 수준을 사용해 주 당 2~3번 스트레칭 한다.
6. 각각의 세션에서 총 50~60분 스트레칭 한다.
7. 주 당 4~5번 스트레칭 한다.
8. 이 레벨의 프로그램을 원하는 만큼 오래 지속한다.

표 10-3. 상급 정적 스트레칭 루틴

부위	스트레칭	페이지
목	목 신근 스트레칭 Neck Extensor Stretch	196
	목 굴근 스트레칭 Neck Flexor Stretch	200
어깨, 등과 가슴	상급 어깨 굴근 스트레칭 Advanced Shoulder Flexor Stretch	170
	앉아 어깨 굴근, 내림근과 후인근 스트레칭 Seated Shoulder Flexor, Depressor, and Retractor Stretch	174
	중급 어깨 신근, 내전근과 후인근 스트레칭 Intermediate Shoulder Extensor, Adductor, and Retractor Stretch	178
	어깨 내전근, 전인근과 올림근 스트레칭 Shoulder Adductor, Protractor, and Elevator Stretch	180
팔, 손목과 손	팔꿈치 굴근 스트레칭 Elbow Flexor Stretch	132
	상완삼두근 스트레칭 Triceps Brachii Stretch	130
	중급 손목 신근 스트레칭 Intermediate Wrist Extensor Stretch	144
하부 몸통	엎드려 누워 하부 몸통 굴근 스트레칭 Prone Lower-Trunk Flexor Stretch	112
	상급 하부 몸통 측면 굴근 스트레칭 Advanced Lower-Trunk Lateral Flexor Stretch	124
엉덩이	상급 서서 엉덩이 외회전근 스트레칭 Advanced Standing Hip External Rotator Stretch	88
	엉덩이와 등 신근 스트레칭 Hip and Back Extensor Stretch	82
	상급 앉아 엉덩이 내전근 스트레칭 Advanced Seated Hip Adductor Stretch	96
무릎과 넓적다리	상급 앉아 무릎 굴근 스트레칭 Advanced Seated Knee Flexor Stretch	62
	상급 무릎 꿇어 무릎 신근 스트레칭 Advanced Kneeling Knee Extensor Stretch	72
발과 종아리	상급 서서 발가락 신근 스트레칭 Advanced Standing Toe Extensor Stretch	30
	상급 서서 발가락 굴근 스트레칭 Advanced Standing Toe Flexor Stretch	34
	상급 족저 굴근 스트레칭 Advanced Plantar Flexor Stretch	38
	상급 족저 굴근과 발 외번근 스트레칭 Advanced Plantar Flexor and Foot Evertor Stretch	44

전문가급

1. 스트레칭 자세를 30~40초 유지한다.
2. 각각의 스트레칭 사이에 30~40초 휴식한다.
3. 각각의 스트레칭을 5회 반복한다.
4. 강한 통증을 동반하는 7~10등급의 강도 수준을 사용해 주 당 2~3번 스트레칭 한다.
5. 각각의 세션에서 총 50~60분 스트레칭 한다.
6. 주 당 4~5번 스트레칭 한다.
7. 이 레벨의 프로그램을 원하는 만큼 오래 지속한다.

표 10-4. 전문가급 정적 스트레칭 루틴

부위	스트레칭	페이지
목	목 신근 스트레칭 Neck Extensor Stretch	196
	목 굴근 스트레칭 Neck Flexor Stretch	200
어깨, 등과 가슴	파트너와 어깨와 팔꿈치 굴근 스트레칭 Assisted Shoulder and Elbow Flexor Stretch	172
	파트너와 어깨 외전근 스트레칭 Assisted Shoulder Abductor Stretch	184
팔, 손목과 손	팔꿈치와 손목 굴근 스트레칭 Elbow and Wrist Flexor Stretch	134
	상완삼두근 스트레칭 Triceps Brachii Stretch	130
	덤벨 전완 회내근 스트레칭 Forearm Pronator Stretch With Dumbbell	138
	중급 손목 신근 스트레칭 Intermediate Wrist Extensor Stretch	144
하부 몸통	엎드려 누워 하부 몸통 굴근 스트레칭 Prone Lower-Trunk Flexor Stretch	112
	상급 하부 몸통 측면 굴근 스트레칭 Advanced Lower-Trunk Lateral Flexor Stretch	124
엉덩이	상급 서서 엉덩이 외회전근 스트레칭 Advanced Standing Hip External Rotator Stretch	88
	상급 앉아 엉덩이 내전근 스트레칭 Advanced Seated Hip Adductor Stretch	96
무릎과 넓적다리	전문가급 다리 올려 무릎 굴근 스트레칭 Expert Raised-Leg Knee Flexor Stretch	64
	상급 지지형 서서 무릎 신근 스트레칭 Advanced Supported Standing Knee Extensor Stretch	74
발과 종아리	상급 서서 발가락 신근 스트레칭 Advanced Standing Toe Extensor Stretch	30
	상급 족저 굴근 스트레칭 Advanced Plantar Flexor Stretch	38
	상급 족저 굴근과 발 외번근 스트레칭 Advanced Plantar Flexor and Foot Evertor Stretch	44

구체적인 일상 가동성과 유연성 문제를 위한 스트레칭 프로그램

다음 프로그램들에서 제시하는 대부분의 스트레칭들은 정적 방식으로 수행하면 가장 좋다. 이러한 스트레칭을 위해서는 앞서 설명한 스트레칭의 일반 지침을 따른다. 아울러 일부 스트레칭들은 운동 전 루틴으로 동적 방식으로 수행할 수 있다. 스트레칭을 동적으로 수행하려면 제11장에서 설명하는 능력 수준별 지침과 아울러 제9장에서 설명한 일반 지침을 따른다.

기본 지침

1. 각각의 스트레칭에서 스트레칭 자세를 30~40초 유지한다.
2. 각각의 스트레칭 사이에 15초 휴식한다.
3. 각각의 스트레칭을 4회 반복한다.
4. 가벼운 통증 감각을 동반하는 1~3등급의 강도 수준을 사용한다.
5. 한쪽 사지에서 4회의 스트레칭을 모두 한 후 동일한 스트레칭을 반대쪽 사지에서 한다.
6. 최선의 결과를 위해서는 표에 나열한 스트레칭을 모두 실시한다.
7. 스트레칭은 표에 나열한 순서로 실시할 필요는 없다. 자신의 요구에 가장 잘 맞는 순서로 스트레칭을 실시해도 된다.

표 10-5. 긴장된 어깨 또는 동결견을 위한 스트레칭 프로그램

부위	스트레칭	페이지
어깨, 등과 가슴	동적 어깨 회선근 스트레칭 Dynamic Shoulder Circumductor Stretch	226
	상급 어깨 굴근 스트레칭 Advanced Shoulder Flexor Stretch	170
	어깨 내전근 스트레칭 Shoulder Adductor Stretch	186
	어깨 내회전근 스트레칭 Shoulder Internal Rotator Stretch	188
	어깨 외회전근 스트레칭 Shoulder External Rotator Stretch	190
	동적 견갑대 외전과 내전 스트레칭 Dynamic Shoulder Girdle Abduction and Adduction Stretch	224
	동적 어깨 굴곡과 신전 스트레칭 Dynamic Shoulder Flexion and Extension Stretch	222

표 10-6 장시간 걷기와 서기를 위한 스트레칭 프로그램

부위	스트레칭	페이지
목	목 신근 스트레칭 Neck Extensor Stretch	196
어깨, 등과 가슴	상급 어깨 굴근 스트레칭 Advanced Shoulder Flexor Stretch	170
	중급 어깨 신근, 내전근과 후인근 스트레칭 Intermediate Shoulder Extensor, Adductor, and Retractor Stretch	178
하부 몸통	서서 하부 몸통 굴근 스트레칭 Standing Lower-Trunk Flexor Stretch	114
	중급 하부 몸통 측면 굴근 스트레칭 Intermediate Lower-Trunk Lateral Flexor Stretch	122
엉덩이	상급 서서 엉덩이 외회전근 스트레칭 Advanced Standing Hip External Rotator Stretch	88
	누워 엉덩이 외회전근과 신근 스트레칭 Recumbent Hip External Rotator and Extensor Stretch	90
	엉덩이 외회전근과 등 신근 스트레칭 Hip External Rotator and Back Extensor Stretch	92
	엉덩이와 등 신근 스트레칭 Hip and Back Extensor Stretch	82
	상급 앉아 엉덩이 내전근 스트레칭 Advanced Seated Hip Adductor Stretch	96
무릎과 넓적다리	상급 앉아 무릎 굴근 스트레칭 Advanced Seated Knee Flexor Stretch	62
	상급 무릎 꿇어 무릎 신근 스트레칭 Advanced Kneeling Knee Extensor Stretch	72
발과 종아리	상급 서서 발가락 신근 스트레칭 Advanced Standing Toe Extensor Stretch	30
	상급 족저 굴근 스트레칭 Advanced Plantar Flexor Stretch	38
	상급 족저 굴근과 발 외번근 스트레칭 Advanced Plantar Flexor and Foot Evertor Stretch	44
	상급 족저 굴근과 발 내번근 스트레칭 Advanced Plantar Flexor and Foot Invertor Stretch	50

표 10-7 사무직 일과 앉아 하는 일 또는 비행기와 자동차 여행객을 위한 스트레칭 프로그램

부위	스트레칭	페이지
목	목 신근 스트레칭 Neck Extensor Stretch 목 굴근 스트레칭 Neck Flexor Stretch	196 200
어깨, 등과 가슴	동적 어깨 회선근 스트레칭 Dynamic Shoulder Circumductor Stretch 동적 어깨 굴곡과 신전 스트레칭 Dynamic Shoulder Flexion and Extension Stretch 동적 견갑대 외전과 내전 스트레칭 Dynamic Shoulder Girdle Abduction and Adduction Stretch	226 222 224
엉덩이와 등 하부	동적 엉덩이 외/내회전근 스트레칭 Dynamic Hip External and Internal Rotator Stretch 동적 엉덩이 굴근과 신근 스트레칭 Dynamic Hip Flexor and Extensor Stretch 동적 엉덩이 내/외전근 스트레칭 Dynamic Hip Adductor and Abductor Stretch	 208 212 210
무릎, 넓적다리와 몸통	동적 서서 무릎 굴근 스트레칭 Dynamic Standing Knee Flexor Stretch 동적 몸통 측면 굴곡 스트레칭 Dynamic Trunk Lateral Flexion Stretch 동적 몸통 회전근 스트레칭 Dynamic Trunk Rotator Stretch	214 218 220
발과 종아리	동적 족저 굴근 스트레칭 Dynamic Plantar Flexor Stretch 초급 앉아 발가락 신근 스트레칭 Beginner Seated Toe Extensor Stretch 초급 앉아 발가락 굴근 스트레칭 Beginner Seated Toe Flexor Stretch 초급 앉아 발가락 신근과 발 외번근 스트레칭 Beginner Seated Toe Extensor and Foot Evertor Stretch 초급 앉아 발가락 신근과 발 내번근 스트레칭 Beginner Seated Toe Extensor and Foot Invertor Stretch 초급 앉아 발가락 굴근과 발 외번근 스트레칭 Beginner Seated Toe Flexor and Foot Evertor Stretch 초급 앉아 발가락 굴근과 발 내번근 스트레칭 Beginner Seated Toe Flexor and Foot Invertor Stretch	216 28 32 40 46 42 48

표 10-8 혈당을 저하시키는 스트레칭(순서대로 한다)

부위	스트레칭	페이지
무릎과 넓적다리	초급 앉아 무릎 굴근 스트레칭 Beginner Seated Knee Flexor Stretch	58
엉덩이	앉아 엉덩이 내전근과 신근 스트레칭 Seated Hip Adductor and Extensor Stretch	98
어깨, 등과 가슴	상급 어깨 굴근 스트레칭 Advanced Shoulder Flexor Stretch	170
무릎과 넓적다리	중급 누워 무릎 신근 스트레칭 Intermediate Lying Knee Extensor Stretch	70
엉덩이	중급 앉아 엉덩이 외회전근과 신근 스트레칭 Intermediate Seated Hip External Rotator and Extensor Stretch	86
어깨, 등과 가슴	중급 어깨 신근, 내전근과 후인근 스트레칭 Intermediate Shoulder Extensor, Adductor, and Retractor Stretch	178
무릎과 넓적다리	상급 앉아 무릎 굴근 스트레칭 Advanced Seated Knee Flexor Stretch	62
발과 종아리	초급 족저 굴근 스트레칭 Beginner Plantar Flexor Stretch	36
어깨, 등과 가슴	어깨 내전근과 신근 스트레칭 Shoulder Adductor and Extensor Stretch	182

11 스포츠 종목별 스트레칭 프로그램

SPORT-SPECIFIC STRETCHING PROGRAMS

자신이 선택한 스포츠를 위해 유연성을 기르거나 유지하면 그 스포츠를 보다 충분히, 더 길게 즐기고 부상의 위험을 감소시킬 수 있다. 웨이트트레이닝과 기타 스포츠 활동 후 스트레칭은 특히 꾸준히 실시하면 많은 효과를 제공한다. 자신의 스포츠를 위한 프로그램을 따라하면 근육 불균형을 해소하고 가동범위를 향상시키며 근력을 기르는 데 도움이 될 수 있다.

이 장에서 소개하는 스트레칭을 실시하기 위해서는 중급 수준의 유연성이 필요하다. 자신의 유연성이 초급 수준이라면 제10장에서 초급자에게 권장되는 일상 가동성을 위한 스트레칭을 수행한 후 스포츠 종목별 프로그램으로 진행한다.

이 책에 소개된 스트레칭들은 개인별로 맞춤화할 수 있고 수많은 스트레칭 조합으로 엮어 자신의 몸과 스포츠에 가장 효과적인 프로그램을 구성할 수 있다. 또한 이 책은 이용 가능한 스트레칭들 가운데 일부만 제시한다. 특정한 운동에 대한 스트레칭 지침을 참조해 실험해보도록 한다. 아울러 체위의 각도 및 방향을 약간 변경시켜 근육에 대한 서로 다른 스트레칭을 탐구해볼 수 있도록 하는 정보도 제공되어 있다. 따라서 개인은 스트레칭들을 자신의 개별적 요구 및 바람에 맞게 응용할 수 있다. 예를 들어 어느 스트레칭에서 표적이 되는 근육들의 하나 또는 근육의 한 부분에만 통증이 있는 사람은 그 특정 근육의 문제를 가장 잘 해소하도록 그 스트레칭을 응용할 수 있다. 어느 스트레칭에서 설명되어 있는 체위가 자신이 원하는 만큼 특정 근육을 스트레칭 하지 못한다면, 그 체위를 약간 변화시켜 실험해본다. 제10장에서 제시한 통증 척도 평가에 기초해 자신이 원하는 수준의 스트레칭에 이를 때까지 계속 체위에 변경을 가해본다.

근육이 피로한 듯하면 그러한 근육군에 가벼운 스트레칭만 한다. 몸에 무리가 가서는 안 된다. 몸은 뒤로 물러나야 하는 경우를 말해준다. 몸은 스트레칭 루틴을 포함해 운동 루틴에서 회복해야 한다는 점을 명심한다. 회복기 동안 몸은 더 높은 수준으로 재건된다. 근육의 만성적인 과사용은 흔히 근육 피로, 약화와 심지어 근육 수축의 부분 실패를 초래한다.

경기 전 동적 스트레칭

동적 스트레칭은 경기 전에 실시하면 더 좋기 때문에 이 섹션의 표들에는 제9장에서 소개한 동적 스트레칭 중 각각의 스포츠에 가장 유익한 것들이 포함되어 있고 이어 정적 훈련 스트레칭이 제시되어 있다. 동적 스트레칭은 활동을 하기 바로 전에 준비운동 프로그램의 일부로 하면 이상적이다. 자신의 초기 유연성 수준에 따라, 다음과 같은 동적 스트레칭을 위한 지침을 따라 스트레칭 하도록 권장한다.

초급

1. 각각의 스트레칭에서 제시된 흔드는 또는 상하로 움직이는 동작을 사용해 5~10초 동적으로 스트레칭 한다.
2. 각각의 스트레칭 사이에 5~10초 휴식한다.
3. 각각의 스트레칭을 2회 반복한다.
4. 가벼운 통증 감각을 동반하는 1~3등급의 강도 수준을 사용한다.
5. 각각의 세션에서 총 5~10분 동적으로 스트레칭 한다.
6. 이들 동적 스트레칭을 운동 경기를 하기 전에 준비운동으로 사용한다.
7. 이 프로그램을 최소한 4주 지속한 후 다음 레벨로 넘어간다.

중급

1. 각각의 스트레칭에서 제시된 흔드는 또는 상하로 움직이는 동작을 사용해 10~15초 동적으로 스트레칭 한다.
2. 각각의 스트레칭 사이에 10~15초 휴식한다.
3. 각각의 스트레칭을 3회 반복한다.
4. 가벼운 통증 감각을 동반하는 1~3등급의 강도 수준을 사용한다.
5. 각각의 세션에서 총 10~15분 동적으로 스트레칭 한다.
6. 이들 동적 스트레칭을 운동 경기를 하기 전에 준비운동으로 사용한다.
7. 이 프로그램을 최소한 4주 지속한 후 다음 레벨로 넘어간다.

상급

1. 각각의 스트레칭에서 제시된 흔드는 또는 상하로 움직이는 동작을 사용해 15~20초 동적으로 스트레칭 한다.
2. 각각의 스트레칭 사이에 15~20초 휴식한다.
3. 각각의 스트레칭을 3회 반복한다.
4. 중간 통증 감각을 동반하는 4~6등급의 강도 수준을 사용한다.
5. 각각의 세션에서 총 15~20분 동적으로 스트레칭 한다.
6. 이들 동적 스트레칭을 운동 경기를 하기 전에 준비운동으로 사용한다.
7. 이 레벨의 프로그램을 원하는 만큼 오래 지속한다.

스포츠 종목별 스트레칭

이 섹션에는 특정한 스포츠를 위해 유연성을 기르고 유지하는 데 권장되는 경기 전 및 훈련 스트레칭이 소개되어 있다.

표 11-1 야구를 위한 스트레칭(포지션 플레이어)

부위	스트레칭	페이지
	경기 전 스트레칭	
어깨, 등과 가슴	동적 어깨 굴곡과 신전 스트레칭 Dynamic Shoulder Flexion and Extension Stretch 동적 견갑대 외전과 내전 스트레칭 Dynamic Shoulder Girdle Abduction and Adduction Stretch	222 224
하부 몸통	동적 몸통 측면 굴곡 스트레칭 Dynamic Trunk Lateral Flexion Stretch 동적 몸통 회전근 스트레칭 Dynamic Trunk Rotator Stretch	218 220
엉덩이	동적 엉덩이 외/내회전근 스트레칭 Dynamic Hip External and Internal Rotator Stretch 동적 엉덩이 내/외전근 스트레칭 Dynamic Hip Adductor and Abductor Stretch 동적 엉덩이 굴근과 신근 스트레칭 Dynamic Hip Flexor and Extensor Stretch	208 210 212
무릎과 넓적다리	동적 서서 무릎 굴근 스트레칭 Dynamic Standing Knee Flexor Stretch	214
발과 종아리	동적 족저 굴근 스트레칭 Dynamic Plantar Flexor Stretch	216
	훈련 스트레칭	
어깨, 등과 가슴	중급 어깨 굴근 스트레칭 Intermediate Shoulder Flexor Stretch 중급 어깨 신근, 내전근과 후인근 스트레칭 Intermediate Shoulder Extensor, Adductor, and Retractor Stretch 어깨 내전근, 전인근과 올림근 스트레칭 Shoulder Adductor, Protractor, and Elevator Stretch 어깨 내전근과 신근 스트레칭 Shoulder Adductor and Extensor Stretch	168 178 180 182
팔, 손목과 손	상완삼두근 스트레칭 Triceps Brachii Stretch 중급 손목 신근 스트레칭 Intermediate Wrist Extensor Stretch 중급 손목 굴근 스트레칭 Intermediate Wrist Flexor Stretch	130 144 148
하부 몸통	서서 하부 몸통 굴근 스트레칭 Standing Lower-Trunk Flexor Stretch 중급 하부 몸통 측면 굴근 스트레칭 Intermediate Lower-Trunk Lateral Flexor Stretch	114 122
엉덩이	엉덩이 외회전근과 등 신근 스트레칭 Hip External Rotator and Back Extensor Stretch 엉덩이와 등 신근 스트레칭 Hip and Back Extensor Stretch 상급 앉아 엉덩이 내전근 스트레칭 Advanced Seated Hip Adductor Stretch	92 82 96
무릎과 넓적다리	상급 앉아 무릎 굴근 스트레칭 Advanced Seated Knee Flexor Stretch 상급 무릎 꿇어 무릎 신근 스트레칭 Advanced Kneeling Knee Extensor Stretch	62 72
발과 종아리	상급 족저 굴근과 발 외번근 스트레칭 Advanced Plantar Flexor and Foot Evertor Stretch	44

표 11-2 야구를 위한 스트레칭(투수)

부위	스트레칭	페이지
	경기 전 스트레칭	
어깨, 등과 가슴	동적 어깨 굴곡과 신전 스트레칭 Dynamic Shoulder Flexion and Extension Stretch 동적 견갑대 외전과 내전 스트레칭 Dynamic Shoulder Girdle Abduction and Adduction Stretch	222 224
하부 몸통	동적 몸통 측면 굴곡 스트레칭 Dynamic Trunk Lateral Flexion Stretch 동적 몸통 회전근 스트레칭 Dynamic Trunk Rotator Stretch	218 220
엉덩이	동적 엉덩이 외/내회전근 스트레칭 Dynamic Hip External and Internal Rotator Stretch 동적 엉덩이 내/외전근 스트레칭 Dynamic Hip Adductor and Abductor Stretch 동적 엉덩이 굴근과 신근 스트레칭 Dynamic Hip Flexor and Extensor Stretch	208 210 212
무릎과 넓적다리	동적 서서 무릎 굴근 스트레칭 Dynamic Standing Knee Flexor Stretch	214
발과 종아리	동적 족저 굴근 스트레칭 Dynamic Plantar Flexor Stretch	216
	훈련 스트레칭	
어깨, 등과 가슴	중급 어깨 굴근 스트레칭 Intermediate Shoulder Flexor Stretch 어깨 내전근, 전인근과 올림근 스트레칭 Shoulder Adductor, Protractor, and Elevator Stretch 어깨 내전근과 신근 스트레칭 Shoulder Adductor and Extensor Stretch	168 180 182
팔, 손목과 손	팔꿈치와 손목 굴근 스트레칭 Elbow and Wrist Flexor Stretch 상완삼두근 스트레칭 Triceps Brachii Stretch 중급 손목 신근 스트레칭 Intermediate Wrist Extensor Stretch 중급 손목 굴근 스트레칭 Intermediate Wrist Flexor Stretch	134 130 144 148
하부 몸통	서서 하부 몸통 굴근 스트레칭 Standing Lower-Trunk Flexor Stretch 중급 하부 몸통 측면 굴근 스트레칭 Intermediate Lower-Trunk Lateral Flexor Stretch	114 122
엉덩이	엉덩이 외회전근과 등 신근 스트레칭 Hip External Rotator and Back Extensor Stretch 엉덩이와 등 신근 스트레칭 Hip and Back Extensor Stretch 상급 앉아 엉덩이 내전근 스트레칭 Advanced Seated Hip Adductor Stretch	92 82 96
무릎과 넓적다리	상급 앉아 무릎 굴근 스트레칭 Advanced Seated Knee Flexor Stretch 상급 무릎 꿇어 무릎 신근 스트레칭 Advanced Kneeling Knee Extensor Stretch	62 72
발과 종아리	상급 족저 굴근 스트레칭 Advanced Plantar Flexor Stretch	38

표 11-3 농구를 위한 스트레칭

부위	스트레칭	페이지
	경기 전 스트레칭	
어깨, 등과 가슴	동적 어깨 굴곡과 신전 스트레칭 Dynamic Shoulder Flexion and Extension Stretch	222
	동적 견갑대 외전과 내전 스트레칭 Dynamic Shoulder Girdle Abduction and Adduction Stretch	224
하부 몸통	동적 몸통 측면 굴곡 스트레칭 Dynamic Trunk Lateral Flexion Stretch	218
	동적 몸통 회전근 스트레칭 Dynamic Trunk Rotator Stretch	220
엉덩이	동적 엉덩이 외/내회전근 스트레칭 Dynamic Hip External and Internal Rotator Stretch	208
	동적 엉덩이 내/외전근 스트레칭 Dynamic Hip Adductor and Abductor Stretch	210
	동적 엉덩이 굴근과 신근 스트레칭 Dynamic Hip Flexor and Extensor Stretch	212
무릎과 넓적다리	동적 서서 무릎 굴근 스트레칭 Dynamic Standing Knee Flexor Stretch	214
발과 종아리	동적 족저 굴근 스트레칭 Dynamic Plantar Flexor Stretch	216
	훈련 스트레칭	
어깨, 등과 가슴	상급 어깨 굴근 스트레칭 Advanced Shoulder Flexor Stretch	170
	어깨 내전근, 전인근과 올림근 스트레칭 Shoulder Adductor, Protractor, and Elevator Stretch	180
	어깨 내전근과 신근 스트레칭 Shoulder Adductor and Extensor Stretch	182
팔, 손목과 손	팔꿈치와 손목 굴근 스트레칭 Elbow and Wrist Flexor Stretch	134
	상완삼두근 스트레칭 Triceps Brachii Stretch	130
하부 몸통	서서 하부 몸통 굴근 스트레칭 Standing Lower-Trunk Flexor Stretch	114
	앉아 하부 몸통 신근 스트레칭 Seated Lower-Trunk Extensor Stretch	116
	중급 하부 몸통 측면 굴근 스트레칭 Intermediate Lower-Trunk Lateral Flexor Stretch	122
엉덩이	엉덩이 외회전근과 등 신근 스트레칭 Hip External Rotator and Back Extensor Stretch	92
	엉덩이와 등 신근 스트레칭 Hip and Back Extensor Stretch	82
	상급 앉아 엉덩이 내전근 스트레칭 Advanced Seated Hip Adductor Stretch	96
무릎과 넓적다리	상급 앉아 무릎 굴근 스트레칭 Advanced Seated Knee Flexor Stretch	62
	상급 무릎 꿇어 무릎 신근 스트레칭 Advanced Kneeling Knee Extensor Stretch	72
발과 종아리	상급 서서 발가락 굴근 스트레칭 Advanced Standing Toe Flexor Stretch	34
	상급 족저 굴근과 발 외번근 스트레칭 Advanced Plantar Flexor and Foot Evertor Stretch	44

표 11-4 볼링을 위한 스트레칭

부위	스트레칭	페이지
	경기 전 스트레칭	
어깨, 등과 가슴	동적 어깨 굴곡과 신전 스트레칭 Dynamic Shoulder Flexion and Extension Stretch 동적 견갑대 외전과 내전 스트레칭 Dynamic Shoulder Girdle Abduction and Adduction Stretch	222 224
하부 몸통	동적 몸통 측면 굴곡 스트레칭 Dynamic Trunk Lateral Flexion Stretch 동적 몸통 회전근 스트레칭 Dynamic Trunk Rotator Stretch	218 220
엉덩이	동적 엉덩이 외/내회전근 스트레칭 Dynamic Hip External and Internal Rotator Stretch 동적 엉덩이 내/외전근 스트레칭 Dynamic Hip Adductor and Abductor Stretch 동적 엉덩이 굴근과 신근 스트레칭 Dynamic Hip Flexor and Extensor Stretch	208 210 212
무릎과 넓적다리	동적 서서 무릎 굴근 스트레칭 Dynamic Standing Knee Flexor Stretch	214
발과 종아리	동적 족저 굴근 스트레칭 Dynamic Plantar Flexor Stretch	216
	훈련 스트레칭	
어깨, 등과 가슴	상급 어깨 굴근 스트레칭 Advanced Shoulder Flexor Stretch 중급 어깨 신근, 내전근과 후인근 스트레칭 Intermediate Shoulder Extensor, Adductor, and Retractor Stretch 어깨 내전근과 신근 스트레칭 Shoulder Adductor and Extensor Stretch	170 178 182
팔, 손목과 손	중급 손목 신근 스트레칭 Intermediate Wrist Extensor Stretch 중급 손목 굴근 스트레칭 Intermediate Wrist Flexor Stretch 덤벨 손목 요측 편위근 스트레칭 Wrist Radial Deviator Stretch With Dumbbell 덤벨 손목 척측 편위근 스트레칭 Wrist Ulnar Deviator Stretch With Dumbbell	144 148 150 152
하부 몸통	서서 하부 몸통 굴근 스트레칭 Standing Lower-Trunk Flexor Stretch 중급 하부 몸통 측면 굴근 스트레칭 Intermediate Lower-Trunk Lateral Flexor Stretch	114 122
엉덩이	상급 서서 엉덩이 외회전근 스트레칭 Advanced Standing Hip External Rotator Stretch 엉덩이와 등 신근 스트레칭 Hip and Back Extensor Stretch 상급 앉아 엉덩이 내전근 스트레칭 Advanced Seated Hip Adductor Stretch	88 82 96
무릎과 넓적다리	상급 앉아 무릎 굴근 스트레칭 Advanced Seated Knee Flexor Stretch 상급 무릎 꿇어 무릎 신근 스트레칭 Advanced Kneeling Knee Extensor Stretch	62 72
발과 종아리	상급 족저 굴근 스트레칭 Advanced Plantar Flexor Stretch	38

표 11-5 사이클링을 위한 스트레칭

부위	스트레칭	페이지
	경기 전 스트레칭	
어깨, 등과 가슴	동적 어깨 굴곡과 신전 스트레칭 Dynamic Shoulder Flexion and Extension Stretch	222
	동적 견갑대 외전과 내전 스트레칭 Dynamic Shoulder Girdle Abduction and Adduction Stretch	224
하부 몸통	동적 몸통 측면 굴곡 스트레칭 Dynamic Trunk Lateral Flexion Stretch	218
	동적 몸통 회전근 스트레칭 Dynamic Trunk Rotator Stretch	220
엉덩이	동적 엉덩이 외/내회전근 스트레칭 Dynamic Hip External and Internal Rotator Stretch	208
	동적 엉덩이 내/외전근 스트레칭 Dynamic Hip Adductor and Abductor Stretch	210
	동적 엉덩이 굴근과 신근 스트레칭 Dynamic Hip Flexor and Extensor Stretch	212
무릎과 넓적다리	동적 서서 무릎 굴근 스트레칭 Dynamic Standing Knee Flexor Stretch	214
발과 종아리	동적 족저 굴근 스트레칭 Dynamic Plantar Flexor Stretch	216
	훈련 스트레칭	
목	목 신근 스트레칭 Neck Extensor Stretch	196
	목 굴근 스트레칭 Neck Flexor Stretch	200
어깨, 등과 가슴	중급 어깨 신근, 내전근과 후인근 스트레칭 Intermediate Shoulder Extensor, Adductor, and Retractor Stretch	178
	어깨 내전근, 전인근과 올림근 스트레칭 Shoulder Adductor, Protractor, and Elevator Stretch	180
하부 몸통	서서 하부 몸통 굴근 스트레칭 Standing Lower-Trunk Flexor Stretch	114
	앉아 하부 몸통 신근 스트레칭 Seated Lower-Trunk Extensor Stretch	116
	중급 하부 몸통 측면 굴근 스트레칭 Intermediate Lower-Trunk Lateral Flexor Stretch	122
엉덩이	상급 서서 엉덩이 외회전근 스트레칭 Advanced Standing Hip External Rotator Stretch	88
	엉덩이 외회전근과 등 신근 스트레칭 Hip External Rotator and Back Extensor Stretch	92
	엉덩이와 등 신근 스트레칭 Hip and Back Extensor Stretch	82
	상급 앉아 엉덩이 내전근 스트레칭 Advanced Seated Hip Adductor Stretch	96
무릎과 넓적다리	상급 앉아 무릎 굴근 스트레칭 Advanced Seated Knee Flexor Stretch	62
	상급 무릎 꿇어 무릎 신근 스트레칭 Advanced Kneeling Knee Extensor Stretch	72
발과 종아리	상급 서서 발가락 신근 스트레칭 Advanced Standing Toe Extensor Stretch	30
	상급 족저 굴근 스트레칭 Advanced Plantar Flexor Stretch	38

표 11-6 댄스를 위한 스트레칭

부위	스트레칭	페이지
	경기 전 스트레칭	
어깨, 등과 가슴	동적 어깨 굴곡과 신전 스트레칭 Dynamic Shoulder Flexion and Extension Stretch 동적 견갑대 외전과 내전 스트레칭 Dynamic Shoulder Girdle Abduction and Adduction Stretch	222 224
하부 몸통	동적 몸통 측면 굴곡 스트레칭 Dynamic Trunk Lateral Flexion Stretch 동적 몸통 회전근 스트레칭 Dynamic Trunk Rotator Stretch	218 220
엉덩이	동적 엉덩이 외/내회전근 스트레칭 Dynamic Hip External and Internal Rotator Stretch 동적 엉덩이 내/외전근 스트레칭 Dynamic Hip Adductor and Abductor Stretch 동적 엉덩이 굴근과 신근 스트레칭 Dynamic Hip Flexor and Extensor Stretch	208 210 212
무릎과 넓적다리	동적 서서 무릎 굴근 스트레칭 Dynamic Standing Knee Flexor Stretch	214
발과 종아리	동적 족저 굴근 스트레칭 Dynamic Plantar Flexor Stretch	216
	훈련 스트레칭	
목	목 신근 스트레칭 Neck Extensor Stretch 목 굴근 스트레칭 Neck Flexor Stretch	196 200
어깨, 등과 가슴	상급 어깨 굴근 스트레칭 Advanced Shoulder Flexor Stretch 어깨 내전근과 신근 스트레칭 Shoulder Adductor and Extensor Stretch	170 182
팔, 손목과 손	상완삼두근 스트레칭 Triceps Brachii Stretch	130
하부 몸통	서서 하부 몸통 굴근 스트레칭 Standing Lower-Trunk Flexor Stretch 중급 하부 몸통 측면 굴근 스트레칭 Intermediate Lower-Trunk Lateral Flexor Stretch	114 122
엉덩이	상급 서서 엉덩이 외회전근 스트레칭 Advanced Standing Hip External Rotator Stretch 엉덩이와 등 신근 스트레칭 Hip and Back Extensor Stretch 상급 앉아 엉덩이 내전근 스트레칭 Advanced Seated Hip Adductor Stretch	88 82 96
무릎과 넓적다리	상급 앉아 무릎 굴근 스트레칭 Advanced Seated Knee Flexor Stretch 상급 무릎 꿇어 무릎 신근 스트레칭 Advanced Kneeling Knee Extensor Stretch	62 72
발과 종아리	상급 서서 발가락 신근 스트레칭 Advanced Standing Toe Extensor Stretch 상급 서서 발가락 굴근 스트레칭 Advanced Standing Toe Flexor Stretch 상급 족저 굴근 스트레칭 Advanced Plantar Flexor Stretch	30 34 38

표 11-7 다이빙을 위한 스트레칭

부위	스트레칭	페이지
	경기 전 스트레칭	
어깨, 등과 가슴	동적 어깨 굴곡과 신전 스트레칭 Dynamic Shoulder Flexion and Extension Stretch 동적 견갑대 외전과 내전 스트레칭 Dynamic Shoulder Girdle Abduction and Adduction Stretch	222 224
하부 몸통	동적 몸통 측면 굴곡 스트레칭 Dynamic Trunk Lateral Flexion Stretch 동적 몸통 회전근 스트레칭 Dynamic Trunk Rotator Stretch	218 220
엉덩이	동적 엉덩이 외/내회전근 스트레칭 Dynamic Hip External and Internal Rotator Stretch 동적 엉덩이 내/외전근 스트레칭 Dynamic Hip Adductor and Abductor Stretch 동적 엉덩이 굴근과 신근 스트레칭 Dynamic Hip Flexor and Extensor Stretch	208 210 212
무릎과 넓적다리	동적 서서 무릎 굴근 스트레칭 Dynamic Standing Knee Flexor Stretch	214
발과 종아리	동적 족저 굴근 스트레칭 Dynamic Plantar Flexor Stretch	216
	훈련 스트레칭	
어깨, 등과 가슴	상급 어깨 굴근 스트레칭 Advanced Shoulder Flexor Stretch 어깨 내전근과 신근 스트레칭 Shoulder Adductor and Extensor Stretch 파트너와 어깨 외전근 스트레칭 Assisted Shoulder Abductor Stretch	170 182 184
팔, 손목과 손	상완삼두근 스트레칭 Triceps Brachii Stretch	130
하부 몸통	서서 하부 몸통 굴근 스트레칭 Standing Lower-Trunk Flexor Stretch 앉아 하부 몸통 신근 스트레칭 Seated Lower-Trunk Extensor Stretch 중급 하부 몸통 측면 굴근 스트레칭 Intermediate Lower-Trunk Lateral Flexor Stretch	114 116 122
엉덩이	상급 서서 엉덩이 외회전근 스트레칭 Advanced Standing Hip External Rotator Stretch 엉덩이와 등 신근 스트레칭 Hip and Back Extensor Stretch 상급 앉아 엉덩이 내전근 스트레칭 Advanced Seated Hip Adductor Stretch	88 82 96
무릎과 넓적다리	상급 앉아 무릎 굴근 스트레칭 Advanced Seated Knee Flexor Stretch 상급 무릎 꿇어 무릎 신근 스트레칭 Advanced Kneeling Knee Extensor Stretch	62 72
발과 종아리	상급 서서 발가락 신근 스트레칭 Advanced Standing Toe Extensor Stretch 상급 서서 발가락 굴근 스트레칭 Advanced Standing Toe Flexor Stretch 상급 족저 굴근 스트레칭 Advanced Plantar Flexor Stretch	30 34 38

표 11-8 미식축구를 위한 스트레칭

부위	스트레칭	페이지
	경기 전 스트레칭	
어깨, 등과 가슴	동적 어깨 굴곡과 신전 스트레칭 Dynamic Shoulder Flexion and Extension Stretch 동적 견갑대 외전과 내전 스트레칭 Dynamic Shoulder Girdle Abduction and Adduction Stretch	222 224
하부 몸통	동적 몸통 측면 굴곡 스트레칭 Dynamic Trunk Lateral Flexion Stretch 동적 몸통 회전근 스트레칭 Dynamic Trunk Rotator Stretch	218 220
엉덩이	동적 엉덩이 외/내회전근 스트레칭 Dynamic Hip External and Internal Rotator Stretch 동적 엉덩이 내/외전근 스트레칭 Dynamic Hip Adductor and Abductor Stretch 동적 엉덩이 굴근과 신근 스트레칭 Dynamic Hip Flexor and Extensor Stretch	208 210 212
무릎과 넓적다리	동적 서서 무릎 굴근 스트레칭 Dynamic Standing Knee Flexor Stretch	214
발과 종아리	동적 족저 굴근 스트레칭 Dynamic Plantar Flexor Stretch	216
	훈련 스트레칭	
목	목 신근 스트레칭 Neck Extensor Stretch 목 굴근 스트레칭 Neck Flexor Stretch	196 200
어깨, 등과 가슴	상급 어깨 굴근 스트레칭 Advanced Shoulder Flexor Stretch 어깨 내전근과 신근 스트레칭 Shoulder Adductor and Extensor Stretch	170 182
팔, 손목과 손	중급 손목 신근 스트레칭 Intermediate Wrist Extensor Stretch 중급 손목 굴근 스트레칭 Intermediate Wrist Flexor Stretch	144 148
하부 몸통	서서 하부 몸통 굴근 스트레칭 Standing Lower-Trunk Flexor Stretch 중급 하부 몸통 측면 굴근 스트레칭 Intermediate Lower-Trunk Lateral Flexor Stretch	114 122
엉덩이	상급 서서 엉덩이 외회전근 스트레칭 Advanced Standing Hip External Rotator Stretch 엉덩이와 등 신근 스트레칭 Hip and Back Extensor Stretch 상급 앉아 엉덩이 내전근 스트레칭 Advanced Seated Hip Adductor Stretch	88 82 96
무릎과 넓적다리	상급 앉아 무릎 굴근 스트레칭 Advanced Seated Knee Flexor Stretch 상급 무릎 꿇어 무릎 신근 스트레칭 Advanced Kneeling Knee Extensor Stretch	62 72
발과 종아리	상급 서서 발가락 굴근 스트레칭 Advanced Standing Toe Flexor Stretch 상급 족저 굴근과 발 내번근 스트레칭 Advanced Plantar Flexor and Foot Invertor Stretch	34 50

표 11-9 골프를 위한 스트레칭

부위	스트레칭	페이지
	경기 전 스트레칭	
어깨, 등과 가슴	동적 어깨 굴곡과 신전 스트레칭 Dynamic Shoulder Flexion and Extension Stretch	222
	동적 견갑대 외전과 내전 스트레칭 Dynamic Shoulder Girdle Abduction and Adduction Stretch	224
하부 몸통	동적 몸통 측면 굴곡 스트레칭 Dynamic Trunk Lateral Flexion Stretch	218
	동적 몸통 회전근 스트레칭 Dynamic Trunk Rotator Stretch	220
엉덩이	동적 엉덩이 외/내회전근 스트레칭 Dynamic Hip External and Internal Rotator Stretch	208
	동적 엉덩이 내/외전근 스트레칭 Dynamic Hip Adductor and Abductor Stretch	210
	동적 엉덩이 굴근과 신근 스트레칭 Dynamic Hip Flexor and Extensor Stretch	212
무릎과 넓적다리	동적 서서 무릎 굴근 스트레칭 Dynamic Standing Knee Flexor Stretch	214
발과 종아리	동적 족저 굴근 스트레칭 Dynamic Plantar Flexor Stretch	216
	훈련 스트레칭	
어깨, 등과 가슴	상급 어깨 굴근 스트레칭 Advanced Shoulder Flexor Stretch	170
	중급 어깨 신근, 내전근과 후인근 스트레칭 Intermediate Shoulder Extensor, Adductor, and Retractor Stretch	178
	어깨 내전근, 전인근과 올림근 스트레칭 Shoulder Adductor, Protractor, and Elevator Stretch	180
	어깨 내전근과 신근 스트레칭 Shoulder Adductor and Extensor Stretch	182
	파트너와 어깨 외전근 스트레칭 Assisted Shoulder Abductor Stretch	184
팔, 손목과 손	중급 손목 신근 스트레칭 Intermediate Wrist Extensor Stretch	144
	중급 손목 굴근 스트레칭 Intermediate Wrist Flexor Stretch	148
하부 몸통	서서 하부 몸통 굴근 스트레칭 Standing Lower-Trunk Flexor Stretch	114
	중급 하부 몸통 측면 굴근 스트레칭 Intermediate Lower-Trunk Lateral Flexor Stretch	122
엉덩이	엉덩이 외회전근과 등 신근 스트레칭 Hip External Rotator and Back Extensor Stretch	92
	상급 앉아 엉덩이 내전근 스트레칭 Advanced Seated Hip Adductor Stretch	96
무릎과 넓적다리	상급 앉아 무릎 굴근 스트레칭 Advanced Seated Knee Flexor Stretch	62
	상급 무릎 꿇어 무릎 신근 스트레칭 Advanced Kneeling Knee Extensor Stretch	72
발과 종아리	상급 서서 발가락 굴근 스트레칭 Advanced Standing Toe Flexor Stretch	34
	상급 족저 굴근 스트레칭 Advanced Plantar Flexor Stretch	38

표 11-10 체조를 위한 스트레칭

부위	스트레칭	페이지
	경기 전 스트레칭	
어깨, 등과 가슴	동적 어깨 굴곡과 신전 스트레칭 Dynamic Shoulder Flexion and Extension Stretch 동적 견갑대 외전과 내전 스트레칭 Dynamic Shoulder Girdle Abduction and Adduction Stretch	222 224
하부 몸통	동적 몸통 측면 굴곡 스트레칭 Dynamic Trunk Lateral Flexion Stretch 동적 몸통 회전근 스트레칭 Dynamic Trunk Rotator Stretch	218 220
엉덩이	동적 엉덩이 외/내회전근 스트레칭 Dynamic Hip External and Internal Rotator Stretch 동적 엉덩이 내/외전근 스트레칭 Dynamic Hip Adductor and Abductor Stretch 동적 엉덩이 굴근과 신근 스트레칭 Dynamic Hip Flexor and Extensor Stretch	208 210 212
무릎과 넓적다리	동적 서서 무릎 굴근 스트레칭 Dynamic Standing Knee Flexor Stretch	214
발과 종아리	동적 족저 굴근 스트레칭 Dynamic Plantar Flexor Stretch	216
	훈련 스트레칭	
목	목 신근 스트레칭 Neck Extensor Stretch	196
어깨, 등과 가슴	상급 어깨 굴근 스트레칭 Advanced Shoulder Flexor Stretch 중급 어깨 신근, 내전근과 후인근 스트레칭 Intermediate Shoulder Extensor, Adductor, and Retractor Stretch 어깨 내전근, 전인근과 올림근 스트레칭 Shoulder Adductor, Protractor, and Elevator Stretch 어깨 내전근과 신근 스트레칭 Shoulder Adductor and Extensor Stretch	170 178 180 182
팔, 손목과 손	팔꿈치 굴근 스트레칭 Elbow Flexor Stretch 상완삼두근 스트레칭 Triceps Brachii Stretch	132 130
하부 몸통	서서 하부 몸통 굴근 스트레칭 Standing Lower-Trunk Flexor Stretch 중급 하부 몸통 측면 굴근 스트레칭 Intermediate Lower-Trunk Lateral Flexor Stretch	114 122
엉덩이	엉덩이와 등 신근 스트레칭 Hip and Back Extensor Stretch 상급 앉아 엉덩이 내전근 스트레칭 Advanced Seated Hip Adductor Stretch	82 96
무릎과 넓적다리	상급 앉아 무릎 굴근 스트레칭 Advanced Seated Knee Flexor Stretch 상급 무릎 꿇어 무릎 신근 스트레칭 Advanced Kneeling Knee Extensor Stretch	62 72
발과 종아리	상급 서서 발가락 굴근 스트레칭 Advanced Standing Toe Flexor Stretch 상급 족저 굴근 스트레칭 Advanced Plantar Flexor Stretch	34 38

표 11-11 핸드볼과 라켓볼을 위한 스트레칭

부위	스트레칭	페이지
	경기 전 스트레칭	
어깨, 등과 가슴	동적 어깨 굴곡과 신전 스트레칭 Dynamic Shoulder Flexion and Extension Stretch 동적 견갑대 외전과 내전 스트레칭 Dynamic Shoulder Girdle Abduction and Adduction Stretch	222 224
하부 몸통	동적 몸통 측면 굴곡 스트레칭 Dynamic Trunk Lateral Flexion Stretch 동적 몸통 회전근 스트레칭 Dynamic Trunk Rotator Stretch	218 220
엉덩이	동적 엉덩이 외/내회전근 스트레칭 Dynamic Hip External and Internal Rotator Stretch 동적 엉덩이 내/외전근 스트레칭 Dynamic Hip Adductor and Abductor Stretch 동적 엉덩이 굴근과 신근 스트레칭 Dynamic Hip Flexor and Extensor Stretch	208 210 212
무릎과 넓적다리	동적 서서 무릎 굴근 스트레칭 Dynamic Standing Knee Flexor Stretch	214
발과 종아리	동적 족저 굴근 스트레칭 Dynamic Plantar Flexor Stretch	216
	훈련 스트레칭	
어깨, 등과 가슴	상급 어깨 굴근 스트레칭 Advanced Shoulder Flexor Stretch 중급 어깨 신근, 내전근과 후인근 스트레칭 Intermediate Shoulder Extensor, Adductor, and Retractor Stretch 어깨 내전근, 전인근과 올림근 스트레칭 Shoulder Adductor, Protractor, and Elevator Stretch	170 178 180
팔, 손목과 손	팔꿈치 굴근 스트레칭 Elbow Flexor Stretch 상완삼두근 스트레칭 Triceps Brachii Stretch	132 130
하부 몸통	서서 하부 몸통 굴근 스트레칭 Standing Lower-Trunk Flexor Stretch 중급 하부 몸통 측면 굴근 스트레칭 Intermediate Lower-Trunk Lateral Flexor Stretch	114 122
엉덩이	엉덩이 외회전근과 등 신근 스트레칭 Hip External Rotator and Back Extensor Stretch 엉덩이와 등 신근 스트레칭 Hip and Back Extensor Stretch 상급 앉아 엉덩이 내전근 스트레칭 Advanced Seated Hip Adductor Stretch	92 82 96
무릎과 넓적다리	상급 앉아 무릎 굴근 스트레칭 Advanced Seated Knee Flexor Stretch 상급 무릎 꿇어 무릎 신근 스트레칭 Advanced Kneeling Knee Extensor Stretch	62 72
발과 종아리	상급 서서 발가락 신근 스트레칭 Advanced Standing Toe Extensor Stretch 상급 서서 발가락 굴근 스트레칭 Advanced Standing Toe Flexor Stretch 상급 족저 굴근 스트레칭 Advanced Plantar Flexor Stretch	30 34 38

표 11-12 아이스하키와 필드하키를 위한 스트레칭

부위	스트레칭	페이지
	경기 전 스트레칭	
어깨, 등과 가슴	동적 어깨 굴곡과 신전 스트레칭 Dynamic Shoulder Flexion and Extension Stretch 동적 견갑대 외전과 내전 스트레칭 Dynamic Shoulder Girdle Abduction and Adduction Stretch	222 224
하부 몸통	동적 몸통 측면 굴곡 스트레칭 Dynamic Trunk Lateral Flexion Stretch 동적 몸통 회전근 스트레칭 Dynamic Trunk Rotator Stretch	218 220
엉덩이	동적 엉덩이 외/내회전근 스트레칭 Dynamic Hip External and Internal Rotator Stretch 동적 엉덩이 내/외전근 스트레칭 Dynamic Hip Adductor and Abductor Stretch 동적 엉덩이 굴근과 신근 스트레칭 Dynamic Hip Flexor and Extensor Stretch	208 210 212
무릎과 넓적다리	동적 서서 무릎 굴근 스트레칭 Dynamic Standing Knee Flexor Stretch	214
발과 종아리	동적 족저 굴근 스트레칭 Dynamic Plantar Flexor Stretch	216
	훈련 스트레칭	
어깨, 등과 가슴	상급 어깨 굴근 스트레칭 Advanced Shoulder Flexor Stretch 중급 어깨 신근, 내전근과 후인근 스트레칭 Intermediate Shoulder Extensor, Adductor, and Retractor Stretch 어깨 내전근, 전인근과 올림근 스트레칭 Shoulder Adductor, Protractor, and Elevator Stretch 파트너와 어깨 외전근 스트레칭 Assisted Shoulder Abductor Stretch	170 178 180 184
팔, 손목과 손	팔꿈치 굴근 스트레칭 Elbow Flexor Stretch 상완삼두근 스트레칭 Triceps Brachii Stretch	132 130
하부 몸통	서서 하부 몸통 굴근 스트레칭 Standing Lower-Trunk Flexor Stretch 중급 하부 몸통 측면 굴근 스트레칭 Intermediate Lower-Trunk Lateral Flexor Stretch	114 122
엉덩이	엉덩이 외회전근과 등 신근 스트레칭 Hip External Rotator and Back Extensor Stretch 엉덩이와 등 신근 스트레칭 Hip and Back Extensor Stretch 상급 앉아 엉덩이 내전근 스트레칭 Advanced Seated Hip Adductor Stretch	92 82 96
무릎과 넓적다리	상급 앉아 무릎 굴근 스트레칭 Advanced Seated Knee Flexor Stretch 상급 무릎 꿇어 무릎 신근 스트레칭 Advanced Kneeling Knee Extensor Stretch	62 72
발과 종아리	상급 서서 발가락 신근 스트레칭 Advanced Standing Toe Extensor Stretch 상급 족저 굴근 스트레칭 Advanced Plantar Flexor Stretch	30 38

표 11-13 라크로스를 위한 스트레칭

부위	스트레칭	페이지
	경기 전 스트레칭	
어깨, 등과 가슴	동적 어깨 굴곡과 신전 스트레칭 Dynamic Shoulder Flexion and Extension Stretch	222
	동적 견갑대 외전과 내전 스트레칭 Dynamic Shoulder Girdle Abduction and Adduction Stretch	224
하부 몸통	동적 몸통 측면 굴곡 스트레칭 Dynamic Trunk Lateral Flexion Stretch	218
	동적 몸통 회전근 스트레칭 Dynamic Trunk Rotator Stretch	220
엉덩이	동적 엉덩이 외/내회전근 스트레칭 Dynamic Hip External and Internal Rotator Stretch	208
	동적 엉덩이 내/외전근 스트레칭 Dynamic Hip Adductor and Abductor Stretch	210
	동적 엉덩이 굴근과 신근 스트레칭 Dynamic Hip Flexor and Extensor Stretch	212
무릎과 넓적다리	동적 서서 무릎 굴근 스트레칭 Dynamic Standing Knee Flexor Stretch	214
발과 종아리	동적 족저 굴근 스트레칭 Dynamic Plantar Flexor Stretch	216
	훈련 스트레칭	
어깨, 등과 가슴	상급 어깨 굴근 스트레칭 Advanced Shoulder Flexor Stretch	170
	중급 어깨 신근, 내전근과 후인근 스트레칭 Intermediate Shoulder Extensor, Adductor, and Retractor Stretch	178
	어깨 내전근, 전인근과 올림근 스트레칭 Shoulder Adductor, Protractor, and Elevator Stretch	180
	어깨 내전근과 신근 스트레칭 Shoulder Adductor and Extensor Stretch	182
	파트너와 어깨 외전근 스트레칭 Assisted Shoulder Abductor Stretch	184
팔, 손목과 손	팔꿈치와 손목 굴근 스트레칭 Elbow and Wrist Flexor Stretch	134
	상완삼두근 스트레칭 Triceps Brachii Stretch	130
	중급 손목 신근 스트레칭 Intermediate Wrist Extensor Stretch	144
	중급 손목 굴근 스트레칭 Intermediate Wrist Flexor Stretch	148
하부 몸통	서서 하부 몸통 굴근 스트레칭 Standing Lower-Trunk Flexor Stretch	114
	중급 하부 몸통 측면 굴근 스트레칭 Intermediate Lower-Trunk Lateral Flexor Stretch	122
엉덩이	엉덩이 외회전근과 등 신근 스트레칭 Hip External Rotator and Back Extensor Stretch	92
	엉덩이와 등 신근 스트레칭 Hip and Back Extensor Stretch	62
	상급 앉아 엉덩이 내전근 스트레칭 Advanced Seated Hip Adductor Stretch	96
무릎과 넓적다리	상급 앉아 무릎 굴근 스트레칭 Advanced Seated Knee Flexor Stretch	62
	상급 무릎 꿇어 무릎 신근 스트레칭 Advanced Kneeling Knee Extensor Stretch	72
발과 종아리	상급 족저 굴근 스트레칭 Advanced Plantar Flexor Stretch	38
	상급 족저 굴근과 발 외번근 스트레칭 Advanced Plantar Flexor and Foot Evertor Stretch	44

표 11-14 노 젓는 스포츠를 위한 스트레칭

부위	스트레칭	페이지
	경기 전 스트레칭	
어깨, 등과 가슴	동적 어깨 굴곡과 신전 스트레칭 Dynamic Shoulder Flexion and Extension Stretch	222
	동적 견갑대 외전과 내전 스트레칭 Dynamic Shoulder Girdle Abduction and Adduction Stretch	224
	동적 어깨 회선근 스트레칭 Dynamic Shoulder Circumductor Stretch	226
하부 몸통	동적 몸통 측면 굴곡 스트레칭 Dynamic Trunk Lateral Flexion Stretch	218
	동적 몸통 회전근 스트레칭 Dynamic Trunk Rotator Stretch	220
엉덩이	동적 엉덩이 외/내회전근 스트레칭 Dynamic Hip External and Internal Rotator Stretch	208
	동적 엉덩이 내/외전근 스트레칭 Dynamic Hip Adductor and Abductor Stretch	210
	동적 엉덩이 굴근과 신근 스트레칭 Dynamic Hip Flexor and Extensor Stretch	212
무릎과 넓적다리	동적 서서 무릎 굴근 스트레칭 Dynamic Standing Knee Flexor Stretch	214
발과 종아리	동적 족저 굴근 스트레칭 Dynamic Plantar Flexor Stretch	216
	훈련 스트레칭	
목	목 신근 회전 스트레칭 Neck Extensor and Rotation Stretch	198
	목 굴근 스트레칭 Neck Flexor Stretch	200
어깨, 등과 가슴	상급 어깨 굴근 스트레칭 Advanced Shoulder Flexor Stretch	170
	중급 어깨 신근, 내전근과 후인근 스트레칭 Intermediate Shoulder Extensor, Adductor, and Retractor Stretch	178
	어깨 내전근과 신근 스트레칭 Shoulder Adductor and Extensor Stretch	182
	파트너와 어깨 외전근 스트레칭 Assisted Shoulder Abductor Stretch	184
팔, 손목과 손	팔꿈치와 손목 굴근 스트레칭 Elbow and Wrist Flexor Stretch	134
	상완삼두근 스트레칭 Triceps Brachii Stretch	130
	중급 손목 굴근 스트레칭 Intermediate Wrist Flexor Stretch	148
	덤벨 전완 회외근 스트레칭 Forearm Supinator Stretch With Dumbbell	140
	덤벨 전완 회내근 스트레칭 Forearm Pronator Stretch With Dumbbell	138
하부 몸통	서서 하부 몸통 굴근 스트레칭 Standing Lower-Trunk Flexor Stretch	114
	중급 하부 몸통 측면 굴근 스트레칭 Intermediate Lower-Trunk Lateral Flexor Stretch	122
	상급 하부 몸통 측면 굴근 스트레칭 Advanced Lower-Trunk Lateral Flexor Stretch	124
	앉아 하부 몸통 신근 스트레칭 Seated Lower-Trunk Extensor Stretch	116
엉덩이	상급 서서 엉덩이 외회전근 스트레칭 Advanced Standing Hip External Rotator Stretch	88
	엉덩이와 등 신근 스트레칭 Hip and Back Extensor Stretch	82
	상급 앉아 엉덩이 내전근 스트레칭 Advanced Seated Hip Adductor Stretch	96
	상급 엉덩이 굴근 스트레칭 Advanced Hip Flexor Stretch	108
무릎과 넓적다리	상급 앉아 무릎 굴근 스트레칭 Advanced Seated Knee Flexor Stretch	62
	상급 무릎 꿇어 무릎 신근 스트레칭 Advanced Kneeling Knee Extensor Stretch	72
발과 종아리	상급 서서 발가락 굴근 스트레칭 Advanced Standing Toe Flexor Stretch	34
	초급 앉아 발가락 신근 스트레칭 Beginner Seated Toe Extensor Stretch	28
	초급 앉아 발가락 굴근 스트레칭 Beginner Seated Toe Flexor Stretch	32

표 11-15 파워 스포츠(크로스핏 등)를 위한 스트레칭

부위	스트레칭	페이지
	경기 전 스트레칭	
어깨, 등과 가슴	동적 어깨 굴곡과 신전 스트레칭 Dynamic Shoulder Flexion and Extension Stretch	222
	동적 견갑대 외전과 내전 스트레칭 Dynamic Shoulder Girdle Abduction and Adduction Stretch	224
하부 몸통	동적 몸통 측면 굴곡 스트레칭 Dynamic Trunk Lateral Flexion Stretch	218
	동적 몸통 회전근 스트레칭 Dynamic Trunk Rotator Stretch	220
엉덩이	동적 엉덩이 외/내회전근 스트레칭 Dynamic Hip External and Internal Rotator Stretch	208
	동적 엉덩이 내/외전근 스트레칭 Dynamic Hip Adductor and Abductor Stretch	210
	동적 엉덩이 굴근과 신근 스트레칭 Dynamic Hip Flexor and Extensor Stretch	212
무릎과 넓적다리	동적 서서 무릎 굴근 스트레칭 Dynamic Standing Knee Flexor Stretch	214
발과 종아리	동적 족저 굴근 스트레칭 Dynamic Plantar Flexor Stretch	216
	훈련 스트레칭	
목	목 신근 스트레칭 Neck Extensor Stretch	196
	목 굴근 스트레칭 Neck Flexor Stretch	200
어깨, 등과 가슴	상급 어깨 굴근 스트레칭 Advanced Shoulder Flexor Stretch	170
	앉아 어깨 굴근, 내림근과 후인근 스트레칭 Seated Shoulder Flexor, Depressor, and Retractor Stretch	174
	중급 어깨 신근, 내전근과 후인근 스트레칭 Intermediate Shoulder Extensor, Adductor, and Retractor Stretch	178
	어깨 내전근과 신근 스트레칭 Shoulder Adductor and Extensor Stretch	182
팔, 손목과 손	팔꿈치와 손목 굴근 스트레칭 Elbow and Wrist Frexor Stretch	134
	삼완삼두근 스트레칭 Triceps Brachii Stretch	130
하부 몸통	서서 하부 몸통 굴근 스트레칭 Standing Lower-Trunk Flexor Stretch	114
	상급 하부 몸통 측면 굴근 스트레칭 Advanced Lower-Trunk Lateral Flexor Stretch	124
엉덩이	중급 앉아 엉덩이 외회전근과 신근 스트레칭 Intermediate Seated Hip External Rotator and Extensor Stretch	86
	상급 앉아 엉덩이 내전근 스트레칭 Advanced Seated Hip Adductor Stretch	96
	상급 엉덩이 굴근 스트레칭 Advanced Hip Flexor Stretch	108
무릎과 넓적다리	전문가급 다리 올려 무릎 굴근 스트레칭 Expert Raised-Leg Knee Flexor Stretch	64
	중급 누워 무릎 신근 스트레칭 Intermediate Lying Knee Extensor Stretch	70
발과 종아리	초급 앉아 발가락 신근 스트레칭 Beginner Seated Toe Extensor Stretch	28
	초급 앉아 발가락 굴근 스트레칭 Beginner Seated Toe Flexor Stretch	32
	상급 족저 굴근 스트레칭 Advanced Plantar Flexor Stretch	38

표 11-16 러닝을 위한 스트레칭

부위	스트레칭	페이지
	경기 전 스트레칭	
어깨, 등과 가슴	동적 어깨 굴곡과 신전 스트레칭 Dynamic Shoulder Flexion and Extension Stretch 동적 견갑대 외전과 내전 스트레칭 Dynamic Shoulder Girdle Abduction and Adduction Stretch	222 224
하부 몸통	동적 몸통 측면 굴곡 스트레칭 Dynamic Trunk Lateral Flexion Stretch 동적 몸통 회전근 스트레칭 Dynamic Trunk Rotator Stretch	218 220
엉덩이	동적 엉덩이 외/내회전근 스트레칭 Dynamic Hip External and Internal Rotator Stretch 동적 엉덩이 내/외전근 스트레칭 Dynamic Hip Adductor and Abductor Stretch 동적 엉덩이 굴근과 신근 스트레칭 Dynamic Hip Flexor and Extensor Stretch	208 210 212
무릎과 넓적다리	동적 서서 무릎 굴근 스트레칭 Dynamic Standing Knee Flexor Stretch	214
발과 종아리	동적 족저 굴근 스트레칭 Dynamic Plantar Flexor Stretch	216
	훈련 스트레칭	
어깨, 등과 가슴	상급 어깨 굴근 스트레칭 Advanced Shoulder Flexor Stretch 중급 어깨 신근, 내전근과 후인근 스트레칭 Intermediate Shoulder Extensor, Adductor, and Retractor Stretch	170 178
하부 몸통	서서 하부 몸통 굴근 스트레칭 Standing Lower-Trunk Flexor Stretch 중급 하부 몸통 측면 굴근 스트레칭 Intermediate Lower-Trunk Lateral Flexor Stretch	114 122
엉덩이	상급 서서 엉덩이 외회전근 스트레칭 Advanced Standing Hip External Rotator Stretch 누워 엉덩이 외회전근과 신근 스트레칭 Recumbent Hip External Rotator and Extensor Stretch 엉덩이 외회전근과 등 신근 스트레칭 Hip External Rotator and Back Extensor Stretch 엉덩이와 등 신근 스트레칭 Hip and Back Extensor Stretch 상급 앉아 엉덩이 내전근 스트레칭 Advanced Seated Hip Adductor Stretch	88 90 92 82 96
무릎과 넓적다리	상급 앉아 무릎 굴근 스트레칭 Advanced Seated Knee Flexor Stretch 상급 무릎 꿇어 무릎 신근 스트레칭 Advanced Kneeling Knee Extensor Stretch	62 72
발과 종아리	상급 서서 발가락 신근 스트레칭 Advanced Standing Toe Extensor Stretch 상급 족저 굴근 스트레칭 Advanced Plantar Flexor Stretch 상급 족저 굴근과 발 외번근 스트레칭 Advanced Plantar Flexor and Foot Evertor Stretch 상급 족저 굴근과 발 내번근 스트레칭 Advanced Plantar Flexor and Foot Invertor Stretch	30 38 44 50

표 11-17 스노우 스키를 위한 스트레칭

부위	스트레칭	페이지
	경기 전 스트레칭	
어깨, 등과 가슴	동적 어깨 굴곡과 신전 스트레칭 Dynamic Shoulder Flexion and Extension Stretch 동적 견갑대 외전과 내전 스트레칭 Dynamic Shoulder Girdle Abduction and Adduction Stretch	222 224
하부 몸통	동적 몸통 측면 굴곡 스트레칭 Dynamic Trunk Lateral Flexion Stretch 동적 몸통 회전근 스트레칭 Dynamic Trunk Rotator Stretch	218 220
엉덩이	동적 엉덩이 외/내회전근 스트레칭 Dynamic Hip External and Internal Rotator Stretch 동적 엉덩이 내/외전근 스트레칭 Dynamic Hip Adductor and Abductor Stretch 동적 엉덩이 굴근과 신근 스트레칭 Dynamic Hip Flexor and Extensor Stretch	208 210 212
무릎과 넓적다리	동적 서서 무릎 굴근 스트레칭 Dynamic Standing Knee Flexor Stretch	214
발과 종아리	동적 족저 굴근 스트레칭 Dynamic Plantar Flexor Stretch	216
	훈련 스트레칭	
목	목 신근 스트레칭 Neck Extensor Stretch	196
어깨, 등과 가슴	상급 어깨 굴근 스트레칭 Advanced Shoulder Flexor Stretch 앉아 어깨 굴근, 내림근과 후인근 스트레칭 Seated Shoulder Flexor, Depressor, and Retractor Stretch 어깨 내전근과 신근 스트레칭 Shoulder Adductor and Extensor Stretch	170 174 182
팔, 손목과 손	중급 손목 신근 스트레칭 Intermediate Wrist Extensor Stretch 중급 손목 굴근 스트레칭 Intermediate Wrist Flexor Stretch	114 148
하부 몸통	서서 하부 몸통 굴근 스트레칭 Standing Lower-Trunk Flexor Stretch 중급 하부 몸통 측면 굴근 스트레칭 Intermediate Lower-Trunk Lateral Flexor Stretch	144 122
엉덩이	상급 서서 엉덩이 외회전근 스트레칭 Advanced Standing Hip External Rotator Stretch 엉덩이 외회전근과 등 신근 스트레칭 Hip External Rotator and Back Extensor Stretch 상급 앉아 엉덩이 내전근 스트레칭 Advanced Seated Hip Adductor Stretch	88 92 96
무릎과 넓적다리	상급 앉아 무릎 굴근 스트레칭 Advanced Seated Knee Flexor Stretch 상급 무릎 꿇어 무릎 신근 스트레칭 Advanced Kneeling Knee Extensor Stretch	62 72
발과 종아리	상급 족저 굴근 스트레칭 Advanced Plantar Flexor Stretch 상급 족저 굴근과 발 내번근 스트레칭 Advanced Plantar Flexor and Foot Invertor Stretch	38 50

표 11-18 축구를 위한 스트레칭

부위	스트레칭	페이지
	경기 전 스트레칭	
어깨, 등과 가슴	동적 어깨 굴곡과 신전 스트레칭 Dynamic Shoulder Flexion and Extension Stretch 동적 견갑대 외전과 내전 스트레칭 Dynamic Shoulder Girdle Abduction and Adduction Stretch	222 224
하부 몸통	동적 몸통 측면 굴곡 스트레칭 Dynamic Trunk Lateral Flexion Stretch 동적 몸통 회전근 스트레칭 Dynamic Trunk Rotator Stretch	218 220
엉덩이	동적 엉덩이 외/내회전근 스트레칭 Dynamic Hip External and Internal Rotator Stretch 동적 엉덩이 내/외전근 스트레칭 Dynamic Hip Adductor and Abductor Stretch 동적 엉덩이 굴근과 신근 스트레칭 Dynamic Hip Flexor and Extensor Stretch	208 210 212
무릎과 넓적다리	동적 서서 무릎 굴근 스트레칭 Dynamic Standing Knee Flexor Stretch	214
발과 종아리	동적 족저 굴근 스트레칭 Dynamic Plantar Flexor Stretch	216
	훈련 스트레칭	
어깨, 등과 가슴	상급 어깨 굴근 스트레칭 Advanced Shoulder Flexor Stretch 앉아 어깨 굴근, 내림근과 후인근 스트레칭 Seated Shoulder Flexor, Depressor, and Retractor Stretch 어깨 내전근과 신근 스트레칭 Shoulder Adductor and Extensor Stretch	170 174 182
하부 몸통	서서 하부 몸통 굴근 스트레칭 Standing Lower-Trunk Flexor Stretch 중급 하부 몸통 측면 굴근 스트레칭 Intermediate Lower-Trunk Lateral Flexor Stretch	114 122
엉덩이	상급 서서 엉덩이 외회전근 스트레칭 Advanced Standing Hip External Rotator Stretch 엉덩이 외회전근과 등 신근 스트레칭 Hip External Rotator and Back Extensor Stretch 상급 앉아 엉덩이 내전근 스트레칭 Advanced Seated Hip Adductor Stretch 앉아 엉덩이 내전근과 신근 스트레칭 Seated Hip Adductor and Extensor Stretch	88 92 96 98
무릎과 넓적다리	상급 앉아 무릎 굴근 스트레칭 Advanced Seated Knee Flexor Stretch 상급 무릎 꿇어 무릎 신근 스트레칭 Advanced Kneeling Knee Extensor Stretch	62 72
발과 종아리	상급 서서 발가락 신근 스트레칭 Advanced Standing Toe Extensor Stretch 상급 서서 발가락 굴근 스트레칭 Advanced Standing Toe Flexor Stretch 상급 족저 굴근과 발 외번근 스트레칭 Advanced Plantar Flexor and Foot Evertor Stretch 상급 족저 굴근과 발 내번근 스트레칭 Advanced Plantar Flexor and Foot Invertor Stretch	30 34 44 50

표 11-19 수영을 위한 스트레칭

부위	스트레칭	페이지
	경기 전 스트레칭	
어깨, 등과 가슴	동적 어깨 굴곡과 신전 스트레칭 Dynamic Shoulder Flexion and Extension Stretch 동적 견갑대 외전과 내전 스트레칭 Dynamic Shoulder Girdle Abduction and Adduction Stretch	222 224
하부 몸통	동적 몸통 측면 굴곡 스트레칭 Dynamic Trunk Lateral Flexion Stretch 동적 몸통 회전근 스트레칭 Dynamic Trunk Rotator Stretch	218 220
엉덩이	동적 엉덩이 외/내회전근 스트레칭 Dynamic Hip External and Internal Rotator Stretch 동적 엉덩이 내/외전근 스트레칭 Dynamic Hip Adductor and Abductor Stretch 동적 엉덩이 굴근과 신근 스트레칭 Dynamic Hip Flexor and Extensor Stretch	208 210 212
무릎과 넓적다리	동적 서서 무릎 굴근 스트레칭 Dynamic Standing Knee Flexor Stretch	214
발과 종아리	동적 족저 굴근 스트레칭 Dynamic Plantar Flexor Stretch	216
	훈련 스트레칭	
어깨, 등과 가슴	상급 어깨 굴근 스트레칭 Advanced Shoulder Flexor Stretch 파트너와 어깨와 팔꿈치 굴근 스트레칭 Assisted Shoulder and Elbow Flexor Stretch 앉아 어깨 굴근, 내림근과 후인근 스트레칭 Seated Shoulder Flexor, Depressor, and Retractor Stretch 중급 어깨 신근, 내전근과 후인근 스트레칭 Intermediate Shoulder Extensor, Adductor, and Retractor Stretch 어깨 내전근, 전인근과 올림근 스트레칭 Shoulder Adductor, Protractor, and Elevator Stretch 어깨 내전근과 신근 스트레칭 Shoulder Adductor and Extensor Stretch	170 172 174 178 180 182
팔, 손목과 손	상완삼두근 스트레칭 Triceps Brachii Stretch	130
하부 몸통	서서 하부 몸통 굴근 스트레칭 Standing Lower-Trunk Flexor Stretch 중급 하부 몸통 측면 굴근 스트레칭 Intermediate Lower-Trunk Lateral Flexor Stretch	114 122
엉덩이	엉덩이 외회전근과 등 신근 스트레칭 Hip External Rotator and Back Extensor Stretch 앉아 엉덩이 내전근과 신근 스트레칭 Seated Hip Adductor and Extensor Stretch	92 98
무릎과 넓적다리	상급 앉아 무릎 굴근 스트레칭 Advanced Seated Knee Flexor Stretch 상급 무릎 꿇어 무릎 신근 스트레칭 Advanced Kneeling Knee Extensor Stretch	62 72
발과 종아리	상급 서서 발가락 신근 스트레칭 Advanced Standing Toe Extensor Stretch 상급 족저 굴근 스트레칭 Advanced Plantar Flexor Stretch	30 38

표 11-20 테니스를 위한 스트레칭

부위	스트레칭	페이지
	경기 전 스트레칭	
어깨, 등과 가슴	동적 어깨 굴곡과 신전 스트레칭 Dynamic Shoulder Flexion and Extension Stretch 동적 견갑대 외전과 내전 스트레칭 Dynamic Shoulder Girdle Abduction and Adduction Stretch	222 224
하부 몸통	동적 몸통 측면 굴곡 스트레칭 Dynamic Trunk Lateral Flexion Stretch 동적 몸통 회전근 스트레칭 Dynamic Trunk Rotator Stretch	218 220
엉덩이	동적 엉덩이 외/내회전근 스트레칭 Dynamic Hip External and Internal Rotator Stretch 동적 엉덩이 내/외전근 스트레칭 Dynamic Hip Adductor and Abductor Stretch 동적 엉덩이 굴근과 신근 스트레칭 Dynamic Hip Flexor and Extensor Stretch	208 210 212
무릎과 넓적다리	동적 서서 무릎 굴근 스트레칭 Dynamic Standing Knee Flexor Stretch	214
발과 종아리	동적 족저 굴근 스트레칭 Dynamic Plantar Flexor Stretch	216
	훈련 스트레칭	
어깨, 등과 가슴	상급 어깨 굴근 스트레칭 Advanced Shoulder Flexor Stretch 중급 어깨 신근, 내전근과 후인근 스트레칭 Intermediate Shoulder Extensor, Adductor, and Retractor Stretch 어깨 내전근, 전인근과 올림근 스트레칭 Shoulder Adductor, Protractor, and Elevator Stretch	170 178 180
팔, 손목과 손	팔꿈치 굴근 스트레칭 Elbow Flexor Stretch 상완삼두근 스트레칭 Triceps Brachii Stretch 중급 손목 신근 스트레칭 Intermediate Wrist Extensor Stretch	132 130 144
하부 몸통	중급 하부 몸통 측면 굴근 스트레칭 Intermediate Lower-Trunk Lateral Flexor Stretch	122
엉덩이	엉덩이 외회전근과 등 신근 스트레칭 Hip External Rotator and Back Extensor Stretch 엉덩이와 등 신근 스트레칭 Hip and Back Extensor Stretch 상급 앉아 엉덩이 내전근 스트레칭 Advanced Seated Hip Adductor Stretch	92 82 96
무릎과 넓적다리	상급 앉아 무릎 굴근 스트레칭 Advanced Seated Knee Flexor Stretch 상급 무릎 꿇어 무릎 신근 스트레칭 Advanced Kneeling Knee Extensor Stretch	62 72
발과 종아리	상급 서서 발가락 신근 스트레칭 Advanced Standing Toe Extensor Stretch 상급 서서 발가락 굴근 스트레칭 Advanced Standing Toe Flexor Stretch 상급 족저 굴근 스트레칭 Advanced Plantar Flexor Stretch	30 34 38

표 11-21 트랙 및 필드를 위한 스트레칭(스프린트와 허들)

부위	스트레칭	페이지
	경기 전 스트레칭	
하부 몸통	동적 몸통 측면 굴곡 스트레칭 Dynamic Trunk Lateral Flexion Stretch 동적 몸통 회전근 스트레칭 Dynamic Trunk Rotator Stretch	218 220
엉덩이	동적 엉덩이 외/내회전근 스트레칭 Dynamic Hip External and Internal Rotator Stretch 동적 엉덩이 내/외전근 스트레칭 Dynamic Hip Adductor and Abductor Stretch 동적 엉덩이 굴근과 신근 스트레칭 Dynamic Hip Flexor and Extensor Stretch	208 210 212
무릎과 넓적다리	동적 서서 무릎 굴근 스트레칭 Dynamic Standing Knee Flexor Stretch	214
발과 종아리	동적 족저 굴근 스트레칭 Dynamic Plantar Flexor Stretch	216
	훈련 스트레칭	
하부 몸통	서서 하부 몸통 굴근 스트레칭 Standing Lower-Trunk Flexor Stretch 앉아 하부 몸통 신근 스트레칭 Seated Lower-Trunk Extensor Stretch 중급 하부 몸통 측면 굴근 스트레칭 Intermediate Lower-Trunk Lateral Flexor Stretch	114 116 122
엉덩이	상급 서서 엉덩이 외회전근 스트레칭 Advanced Standing Hip External Rotator Stretch 엉덩이 외회전근과 등 신근 스트레칭 Hip External Rotator and Back Extensor Stretch 상급 앉아 엉덩이 내전근 스트레칭 Advanced Seated Hip Adductor Stretch 앉아 엉덩이 내전근과 신근 스트레칭 Seated Hip Adductor and Extensor Stretch	88 92 96 98
무릎과 넓적다리	상급 앉아 무릎 굴근 스트레칭 Advanced Seated Knee Flexor Stretch 전문가급 다리 올려 무릎 굴근 스트레칭 Expert Raised-Leg Knee Flexor Stretch 상급 무릎 꿇어 무릎 신근 스트레칭 Advanced Kneeling Knee Extensor Stretch 상급 지지형 서서 무릎 신근 스트레칭 Advanced Supported Standing Knee Extensor Stretch	62 64 72 74
발과 종아리	상급 서서 발가락 신근 스트레칭 Advanced Standing Toe Extensor Stretch 상급 서서 발가락 굴근 스트레칭 Advanced Standing Toe Flexor Stretch 상급 족저 굴근 스트레칭 Advanced Plantar Flexor Stretch 상급 족저 굴근과 발 외번근 스트레칭 Advanced Plantar Flexor and Foot Evertor Stretch	30 34 38 44

표 11-22 트랙 및 필드를 위한 스트레칭(던지기 경기)

부위	스트레칭	페이지
	경기 전 스트레칭	
어깨, 등과 가슴	동적 어깨 굴곡과 신전 스트레칭 Dynamic Shoulder Flexion and Extension Stretch 동적 견갑대 외전과 내전 스트레칭 Dynamic Shoulder Girdle Abduction and Adduction Stretch	222 224
하부 몸통	동적 몸통 측면 굴곡 스트레칭 Dynamic Trunk Lateral Flexion Stretch 동적 몸통 회전근 스트레칭 Dynamic Trunk Rotator Stretch	218 220
엉덩이	동적 엉덩이 외/내회전근 스트레칭 Dynamic Hip External and Internal Rotator Stretch 동적 엉덩이 내/외전근 스트레칭 Dynamic Hip Adductor and Abductor Stretch 동적 엉덩이 굴근과 신근 스트레칭 Dynamic Hip Flexor and Extensor Stretch	208 210 212
무릎과 넓적다리	동적 서서 무릎 굴근 스트레칭 Dynamic Standing Knee Flexor Stretch	214
발과 종아리	동적 족저 굴근 스트레칭 Dynamic Plantar Flexor Stretch	216
	훈련 스트레칭	
어깨, 등과 가슴	상급 어깨 굴근 스트레칭 Advanced Shoulder Flexor Stretch 앉아 어깨 굴근, 내림근과 후인근 스트레칭 Seated Shoulder Flexor, Depressor, and Retractor Stretch 중급 어깨 신근, 내전근과 후인근 스트레칭 Intermediate Shoulder Extensor, Adductor, and Retractor Stretch 어깨 내전근과 신근 스트레칭 Shoulder Adductor and Extensor Stretch	170 174 178 182
팔, 손목과 손	팔꿈치와 손목 굴근 스트레칭 Elbow and Wrist Flexor Stretch 상완삼두근 스트레칭 Triceps Brachii Stretch	134 130
하부 몸통	서서 하부 몸통 굴근 스트레칭 Standing Lower-Trunk Flexor Stretch 중급 하부 몸통 측면 굴근 스트레칭 Intermediate Lower-Trunk Lateral Flexor Stretch	114 122
엉덩이	상급 서서 엉덩이 외회전근 스트레칭 Advanced Standing Hip External Rotator Stretch 엉덩이 외회전근과 등 신근 스트레칭 Hip External Rotator and Back Extensor Stretch 상급 앉아 엉덩이 내전근 스트레칭 Advanced Seated Hip Adductor Stretch	88 92 96
무릎과 넓적다리	상급 앉아 무릎 굴근 스트레칭 Advanced Seated Knee Flexor Stretch 상급 무릎 꿇어 무릎 신근 스트레칭 Advanced Kneeling Knee Extensor Stretch	62 72
발과 종아리	상급 서서 발가락 신근 스트레칭 Advanced Standing Toe Extensor Stretch 상급 족저 굴근 스트레칭 Advanced Plantar Flexor Stretch	30 38

표 11-23 배구를 위한 스트레칭

부위	스트레칭	페이지
	경기 전 스트레칭	
어깨, 등과 가슴	동적 어깨 굴곡과 신전 스트레칭 Dynamic Shoulder Flexion and Extension Stretch 동적 견갑대 외전과 내전 스트레칭 Dynamic Shoulder Girdle Abduction and Adduction Stretch	222 224
하부 몸통	동적 몸통 측면 굴곡 스트레칭 Dynamic Trunk Lateral Flexion Stretch 동적 몸통 회전근 스트레칭 Dynamic Trunk Rotator Stretch	218 220
엉덩이	동적 엉덩이 외/내회전근 스트레칭 Dynamic Hip External and Internal Rotator Stretch 동적 엉덩이 내/외전근 스트레칭 Dynamic Hip Adductor and Abductor Stretch 동적 엉덩이 굴근과 신근 스트레칭 Dynamic Hip Flexor and Extensor Stretch	208 210 212
무릎과 넓적다리	동적 서서 무릎 굴근 스트레칭 Dynamic Standing Knee Flexor Stretch	214
발과 종아리	동적 족저 굴근 스트레칭 Dynamic Plantar Flexor Stretch	216
	훈련 스트레칭	
어깨, 등과 가슴	상급 어깨 굴근 스트레칭 Advanced Shoulder Flexor Stretch 중급 어깨 신근, 내전근과 후인근 스트레칭 Intermediate Shoulder Extensor, Adductor, and Retractor Stretch 어깨 내전근과 신근 스트레칭 Shoulder Adductor and Extensor Stretch	170 178 182
팔, 손목과 손	팔꿈치와 손목 굴근 스트레칭 Elbow and Wrist Flexor Stretch 상완삼두근 스트레칭 Triceps Brachii Stretch 중급 손목 굴근 스트레칭 Intermediate Wrist Flexor Stretch	134 130 148
하부 몸통	서서 하부 몸통 굴근 스트레칭 Standing Lower-Trunk Flexor Stretch 중급 하부 몸통 측면 굴근 스트레칭 Intermediate Lower-Trunk Lateral Flexor Stretch	114 122
엉덩이	상급 서서 엉덩이 외회전근 스트레칭 Advanced Standing Hip External Rotator Stretch 엉덩이 외회전근과 등 신근 스트레칭 Hip External Rotator and Back Extensor Stretch 상급 앉아 엉덩이 내전근 스트레칭 Advanced Seated Hip Adductor Stretch	88 92 96
무릎과 넓적다리	상급 앉아 무릎 굴근 스트레칭 Advanced Seated Knee Flexor Stretch 상급 무릎 꿇어 무릎 신근 스트레칭 Advanced Kneeling Knee Extensor Stretch	62 72
발과 종아리	상급 서서 발가락 신근 스트레칭 Advanced Standing Toe Extensor Stretch 상급 족저 굴근 스트레칭 Advanced Plantar Flexor Stretch	30 38

표 11-24 웨이트리프팅을 위한 스트레칭

부위	스트레칭	페이지
	경기 전 스트레칭	
어깨, 등과 가슴	동적 어깨 굴곡과 신전 스트레칭 Dynamic Shoulder Flexion and Extension Stretch 동적 견갑대 외전과 내전 스트레칭 Dynamic Shoulder Girdle Abduction and Adduction Stretch	222 224
하부 몸통	동적 몸통 측면 굴곡 스트레칭 Dynamic Trunk Lateral Flexion Stretch 동적 몸통 회전근 스트레칭 Dynamic Trunk Rotator Stretch	218 220
엉덩이	동적 엉덩이 외/내회전근 스트레칭 Dynamic Hip External and Internal Rotator Stretch 동적 엉덩이 내/외전근 스트레칭 Dynamic Hip Adductor and Abductor Stretch 동적 엉덩이 굴근과 신근 스트레칭 Dynamic Hip Flexor and Extensor Stretch	208 210 212
무릎과 넓적다리	동적 서서 무릎 굴근 스트레칭 Dynamic Standing Knee Flexor Stretch	214
발과 종아리	동적 족저 굴근 스트레칭 Dynamic Plantar Flexor Stretch	216
	훈련 스트레칭	
목	목 신근 스트레칭 Neck Extensor Stretch	196
어깨, 등과 가슴	상급 어깨 굴근 스트레칭 Advanced Shoulder Flexor Stretch 중급 어깨 신근, 내전근과 후인근 스트레칭 Intermediate Shoulder Extensor, Adductor, and Retractor Stretch 어깨 내전근과 신근 스트레칭 Shoulder Adductor and Extensor Stretch	170 178 182
팔, 손목과 손	팔꿈치와 손목 굴근 스트레칭 Elbow and Wrist Flexor Stretch 상완삼두근 스트레칭 Triceps Brachii Stretch 중급 손목 굴근 스트레칭 Intermediate Wrist Flexor Stretch	134 130 148
하부 몸통	서서 하부 몸통 굴근 스트레칭 Standing Lower-Trunk Flexor Stretch 중급 하부 몸통 측면 굴근 스트레칭 Intermediate Lower-Trunk Lateral Flexor Stretch	114 122
엉덩이	상급 서서 엉덩이 외회전근 스트레칭 Advanced Standing Hip External Rotator Stretch 엉덩이와 등 신근 스트레칭 Hip and Back Extensor Stretch 상급 앉아 엉덩이 내전근 스트레칭 Advanced Seated Hip Adductor Stretch	88 82 96
무릎과 넓적다리	상급 앉아 무릎 굴근 스트레칭 Advanced Seated Knee Flexor Stretch 상급 무릎 꿇어 무릎 신근 스트레칭 Advanced Kneeling Knee Extensor Stretch	62 72
발과 종아리	상급 서서 발가락 굴근 스트레칭 Advanced Standing Toe Flexor Stretch	34

표 11-25 레슬링을 위한 스트레칭

부위	스트레칭	페이지
	경기 전 스트레칭	
어깨, 등과 가슴	동적 어깨 굴곡과 신전 스트레칭 Dynamic Shoulder Flexion and Extension Stretch 동적 견갑대 외전과 내전 스트레칭 Dynamic Shoulder Girdle Abduction and Adduction Stretch	222 224
하부 몸통	동적 몸통 측면 굴곡 스트레칭 Dynamic Trunk Lateral Flexion Stretch 동적 몸통 회전근 스트레칭 Dynamic Trunk Rotator Stretch	218 220
엉덩이	동적 엉덩이 외/내회전근 스트레칭 Dynamic Hip External and Internal Rotator Stretch 동적 엉덩이 내/외전근 스트레칭 Dynamic Hip Adductor and Abductor Stretch 동적 엉덩이 굴근과 신근 스트레칭 Dynamic Hip Flexor and Extensor Stretch	208 210 212
무릎과 넓적다리	동적 서서 무릎 굴근 스트레칭 Dynamic Standing Knee Flexor Stretch	214
발과 종아리	동적 족저 굴근 스트레칭 Dynamic Plantar Flexor Stretch	216
	훈련 스트레칭	
목	목 신근 스트레칭 Neck Extensor Stretch 목 굴근 스트레칭 Neck Flexor Stretch	196 200
어깨, 등과 가슴	상급 어깨 굴근 스트레칭 Advanced Shoulder Flexor Stretch 어깨 내전근과 신근 스트레칭 Shoulder Adductor and Extensor Stretch	170 182
팔, 손목과 손	팔꿈치와 손목 굴근 스트레칭 Elbow and Wrist Flexor Stretch 상완삼두근 스트레칭 Triceps Brachii Stretch	134 130
하부 몸통	서서 하부 몸통 굴근 스트레칭 Standing Lower-Trunk Flexor Stretch 중급 하부 몸통 측면 굴근 스트레칭 Intermediate Lower-Trunk Lateral Flexor Stretch	114 122
엉덩이	상급 서서 엉덩이 외회전근 스트레칭 Advanced Standing Hip External Rotator Stretch 엉덩이와 등 신근 스트레칭 Hip and Back Extensor Stretch 상급 앉아 엉덩이 내전근 스트레칭 Advanced Seated Hip Adductor Stretch	 88 82 96
무릎과 넓적다리	상급 앉아 무릎 굴근 스트레칭 Advanced Seated Knee Flexor Stretch 상급 무릎 꿇어 무릎 신근 스트레칭 Advanced Kneeling Knee Extensor Stretch	62 72
발과 종아리	상급 서서 발가락 신근 스트레칭 Advanced Standing Toe Extensor Stretch 상급 서서 발가락 굴근 스트레칭 Advanced Standing Toe Flexor Stretch	30 34

스트레칭 색인 STRETCH FINDER

제2장 발과 종아리

제3장 무릎과 넓적다리

제4장 엉덩이

제5장 하부 몸통

제6장 팔, 손목과 손

제7장 어깨, 등과 가슴

제8장 목

제9장 동적 스트레칭

근육 이름

– 주요 근육 이름을 영어, 한자어와 한글명으로 정리하였습니다.

A

Abductor digit minimi	소지외전근	새끼벌림근
Abductor hallucis	무지외전근	엄지벌림근
Abductor pollicis longus	장무지외전근	긴엄지벌림근
Adductor brevis	단내전근	짧은모음근
Adductor longus	장내전근	긴모음근
Adductor magnus	대내전근	큰모음근
Anconeus	주근	팔꿈치근
Anterior deltoid	전삼각근	앞어깨세모근

B

Biceps brachii	상완이두근	위팔두갈래근
Biceps brachii(long head)	상완이두근(장두)	위팔두갈래근(긴갈래)
Biceps brachii(short head)	상완이두근(단두)	위팔두갈래근(짧은갈래)
Biceps femoris	대퇴이두근	넙다리두갈래근
Brachialis	상완근	위팔근
Brachioradialis	상완요골근	위팔노근

C

Coracobrachialis	오훼완근	부리위팔근

D

Dorsal interosseous	배측골간근	등쪽뼈사이근

E

Erector spinae	척추기립근(척주기립근)	척추세움근
Extensor carpi radialis brevis	단요측수근신근	짧은노쪽손목폄근
Extensor carpi radialis longus	장요측수근신근	긴노쪽손목폄근
Extensor carpi ulnaris	척측수근신근	자쪽손목폄근
Extensor digiti minimi	소지신근	새끼폄근
Extensor digitorum brevis	단지신근	짧은발가락폄근

Extensor digitorum communis	총지신근	온손가락폄근
Extensor digitorum longus	장지신근	긴발가락폄근
Extensor hallucis brevis	단무지신근	짧은엄지폄근
Extensor hallucis longus	장무지신근	긴엄지폄근
Extensor indicis	시지신근	집게폄근
Extensor pollicis brevis	단무지신근	짧은엄지폄근
Extensor pollicis longus	장무지신근	긴엄지폄근
External oblique	외복사근	배바깥빗근

F

Flexor carpi radialis	요측수근굴근	노쪽손목굽힘근
Flexor carpi ulnaris	척측수근굴근	자쪽손목굽힘근
Flexor digiti minimi brevis	단소지굴근	짧은새끼굽힘근
Flexor digitorum brevis	단지굴근	짧은발가락굽힘근
Flexor digitorum longus	장지굴근	긴발가락굽힘근
Flexor digitorum superficialis	천지굴근	얕은손가락굽힘근
Flexor hallucis brevis	단무지굴근	짧은엄지굽힘근
Flexor hallucis longus	장무지굴근	긴엄지굽힘근
Flexor pollicis longus	장무지굴근	긴엄지굽힘근

G

Gastrocnemius	비복근	장딴지근
Gemellus inferior	하쌍자근	아래쌍둥이근
Gemellus superior	상쌍자근	위쌍둥이근
Gluteus maximus	대둔근	큰볼기근
Gluteus medius	중둔근	중간볼기근
Gluteus minimus	소둔근	작은볼기근
Gracilis	박근	두덩정강근

H

Hamstrings	햄스트링(슬괵근)	뒤넙다리근

I

Iliacus	장골근	엉덩근
Iliocostalis lumborum	요장늑근	허리엉덩갈비근
Iliocostalis	장늑근	엉덩갈비근

Iliopsoas	장요근	엉덩허리근
Infraspinatus	극하근	가시아래근
Internal oblique	내복사근	배속빗근

L

Lateral deltoid	중삼각근	중간어깨세모근
Latissimus dorsi	광배근	넓은등근
Levator scapulae	견갑거근	어깨올림근
Longissimus capitis	두최장근	머리가장긴근
Longissimus thoracis	흉최장근	등가장긴근
Lumbricals	충양근	벌레모양근

M

Medial gastrocnemius	내측 비복근	안쪽 장딴지근
Medial soleus	내측 가자미근	안쪽 가자미근
Middle deltoid	중삼각근	중간어깨세모근
Middle trapezius	중승모근	중간등세모근
Multifidus	다열근	뭇갈래근

O

Obturator internus	내폐쇄근	속폐쇄근

P

Palmaris longus	장장근	손바닥근
Pectineus	치골근	두덩근
Pectoralis major	대흉근	큰가슴근
Pectoralis minor	소흉근	작은가슴근
Peroneus brevis	단비골근	짧은종아리근
Peroneus longus	장비골근	긴종아리근
Peroneus tertius	제3비골근	셋째종아리근
Piriformis	이상근	궁둥구멍근
Plantar interosseous	저측골간근	바닥쪽뼈사이근
Plantaris	족저근(족척근)	발바닥근(장딴지빗근)
Popliteus	슬와근	오금근
Posterior deltoid	후삼각근	뒤어깨세모근
Pronator quadratus	방형회내근(사각회내근)	네모엎침근
Pronator teres	원회내근	원엎침근

Psoas major	대요근	큰허리근
Psoas minor	소요근	작은허리근

Q

Quadratus femoris	대퇴방형근	넙다리네모근
Quadratus lumborum	요방형근	허리네모근
Quadratus plantae	족저방형근(족저사각근)	발바닥네모근
Quadriceps	대퇴사두근	넙다리네갈래근

R

Rectus abdominis	복직근	배곧은근
Rectus femoris	대퇴직근	넙다리곧은근
Rhomboid major	대능형근	큰마름모근
Rhomboids	능형근	마름모근

S

Sartorius	봉공근	넙다리빗근
Scalenes	사각근	목갈비근
Semimembranosus	반막양근	반막모양근
Semispinalis capitis	두반극근	머리반가시근
Semitendinosus	반건양근	반힘줄모양근
Serratus anterior	전거근	앞톱니근
Soleus		가자미근
Spinalis thoracis	흉극근	등가시근
Spinalis	극근	가시근
Splenius capitis	두판상근	머리널판근
Splenius cervicis	경판상근	목널판근
Sternocleidomastoid	흉쇄유돌근	목빗근
Subclavius	쇄골하근	빗장밑근
Supinator	회외근	손뒤침근
Supraspinatus	극상근	가시위근

T

Tensor fasciae latae	대퇴근막장근	넙다리근막긴장근
Teres major	대원근	큰원근
Teres minor	소원근	작은원근
Tibialis anterior	전경골근	앞정강근

Tibialis posterior	후경골근	뒤정강근
Transversus abdominis	복횡근	배가로근
Trapezius	승모근	등세모근
Triceps brachii	상완삼두근	위팔세갈래근
Triceps brachii(lateral head)	상완삼두근(외측두)	위팔세갈래근(가쪽갈래)
Triceps brachii(long head)	상완삼두근(장두)	위팔세갈래근(긴갈래)
Triceps brachii(medial head)	상완삼두근(내측두)	위팔세갈래근(안쪽갈래)
Upper trapezius	상승모근	위등세모근

V

Vastus intermedius	중간광근	중간넓은근
Vastus lateralis	외측광근	가쪽넓은근
Vastus medialis	내측광근	안쪽넓은근

모든 운동은 신체를 아는 것으로부터!!

내 손 안 최고의 운동 코치–해부학적으로 쉽게 배우는 운동 시리즈

요가, 필라테스, 스트레칭, 보디빌딩, 보디웨이트 트레이닝, 골프, 러닝, 수영, 무술, 축구, 댄스, 사이클링 아나토미

요가 아나토미 개정판

해부학적으로 쉽게 배우는 요가

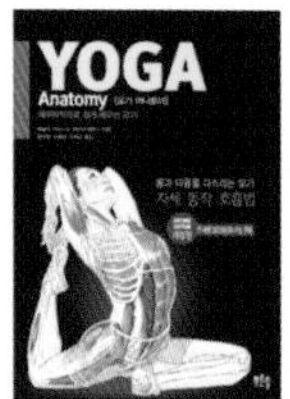

요가 아나토미는 완전히 새로운 관점에서 각각의 요가 동작을 보여준다. 즉, 정확한 요가 자세 뿐만 아니라 요가 동작을 할 때 호흡의 흐름과 근육, 관절 움직임의 해부구조를 엑스레이 필름을 보듯이 투영해서 볼 수 있도록 정리한 요가 교재이다.

저자: 레슬리 카미노프 · 에이미 매튜스
역자: 한유창 이종하 오재근
가격: 24,000원

▶ 원정혜 박사 추천도서

필라테스 아나토미 개정판

해부학적으로 쉽게 배우는 필라테스

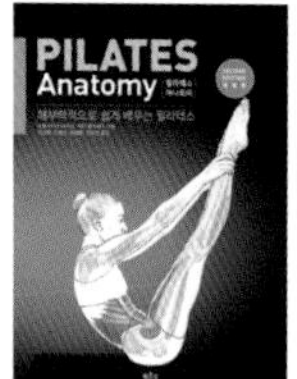

상세한 설명과 단계적인 지침, 그리고 명쾌한 해부 그림을 통해 필라테스 운동과 프로그램의 내부를 들여다 보게 한다.

저자: 라엘 아이자코비츠 · 캐런 클리핑어
역자: 이지혜 오재근 최세환 한유창
가격: 25,000원

스트레칭 아나토미 3판 개정

해부학적으로 쉽게 배우는 스트레칭

『스트레칭 아나토미』는 여러 분야의 전공에 도움이 되는 책이다. 의학, 간호학, 체육, 물리치료, 스포츠마사지, 에어로빅, 무용, 육상, 구기운동, 보디빌딩 등 자신의 전공에 맞게 이 책을 응용할 수 있다.

저자: 아놀드 G. 넬슨 · 주코 코코넨
역자: 오재근 이종하 한유창
가격: 23,000원

보디빌딩 아나토미 개정판

신체 기능학적으로 배우는 웨이트트레이닝

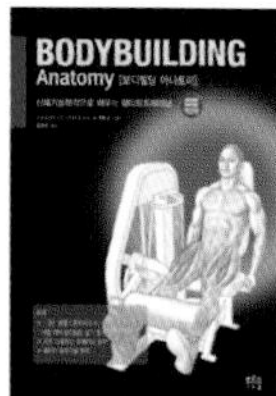

보디빌딩 아나토미는 스포츠 지도자는 물론이고 사회체육을 전공하는 대학생, 보디빌더, 보디피트니스 선수, 퍼스널 트레이너, 그리고 야구, 축구 등 각 종목 체력 담당 트레이너 및 1 · 2급 생활스포츠지도사 및 전문스포츠지도사 자격을 취득하기 위해 준비하는 수험생들의 필독서이다.

저자: 닉 에반스
역자: 창용찬
가격: 25,000원

골프 아나토미 개정판

신체 기능학적으로 배우는 골프

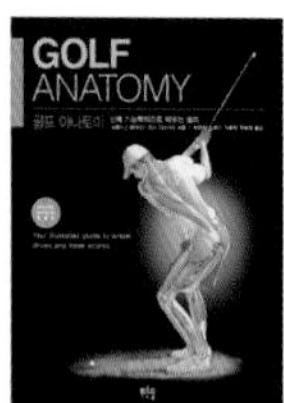

비거리 향상과 정확한 샷 게임 능력 향상, 그리고 부상 없이 골프를 즐기는 것. 이는 모든 골퍼들의 바람일 것이다. 『골프 아나토미』는 이러한 골퍼들의 바람을 충족시켜 줄 수 있는 몸을 만드는 데 큰 도움이 되는 책이다.

저자: 크레이그 데이비스 · 빈스 디사이아
역자: 박영민 오재근 이종하 한유창
가격: 28,000원

보디웨이트 트레이닝 아나토미

신체 기능학적으로 배우는 보디웨이트 트레이닝

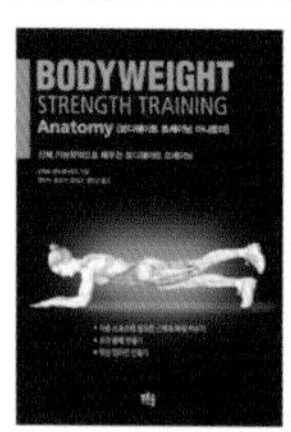

보디웨이트 트레이닝의 과학과 운동방법을 배울 수 있는 특별한 책으로, 언제 어디서나 할 수 있는 가장 효과적인 보디웨이트 운동 156가지가 컬러 해부 그림, 단계적인 운동 설명 및 상세한 운동 지침을 통해 소개되어 있다.

저자: 브레트 콘트레이레즈
역자: 정태석 홍정기 오재근 권만근
가격: 22,000원

러닝 아나토미

신체 해부학적으로 쉽게 배우는 러닝

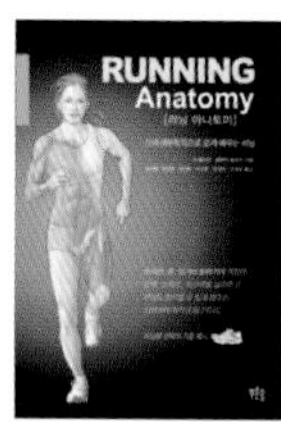

마라톤, 중 · 단거리 달리기에 적합한 근력, 스피드, 지구력을 길러주고 부상도 방지할 수 있게 해주는 신체 해부학적 운동 가이드다.

저자: 조 풀리오 · 패트릭 밀로이
역자: 최세환 원장원 장지훈 이규훈 장경태 오재근
가격: 21,000원

▶ 마라토너 이봉주 추천도서

수영 아나토미

신체 기능학적으로 쉽게 배우는 수영

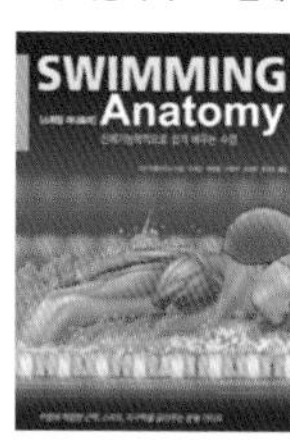

수영에 적합한 근력, 스피드, 지구력을 길러주는 운동과 4가지 영법에서의 근골격계 역할을 그림으로 보여준다.

저자: 이안 맥클라우드
역자: 오재근 육현철 이종하 최세환 한규조
가격: 19,000원

▶ 최일욱, 지상준, 김진숙 감독 추천도서

무술 아나토미

신체 해부학적으로 배우는 무술

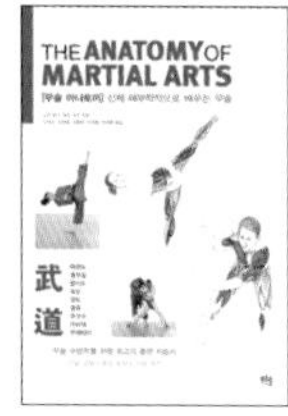

태권도 용무도 합기도 유도 검도 쿵푸 무에타이 등 무술 수련자를 위한 최고의 훈련 지침서로 차기 메치기 넘기기 등에 사용되는 근육에 대한 해부학적 운동 가이드이다.

저자: 노먼 링크 · 릴리 쵸우
역자: 오재근 조현철 김형돈 이재봉 최세환
가격: 19,000원

축구 아나토미 개정판

신체 기능학적으로 쉽게 배우는 축구

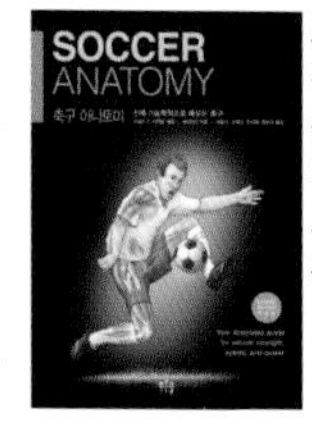

보다 정확한 패스와 강력한 슛을 위한 근력과 스피드, 파워를 길러 경기력을 향상시키는 방법을 알려준다.

저자: 도널드 T. 커켄달 · 애덤 L. 세이어스
역자: 이용수 오재근 천성용 정태석
가격: 28,000원

댄스 아나토미

해부학적으로 쉽게 배우는 댄스

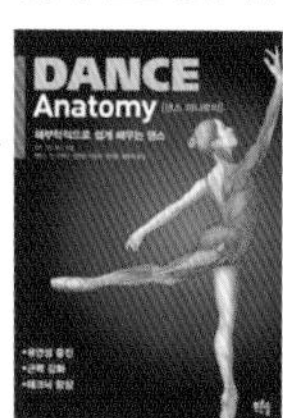

무용을 배우는 학생뿐만 아니라 무용교사, 안무가, 댄서를 치료하는 의료인에게 매우 유용한 책이다.

저자: 재키 그린 하스
역자: 제임스 전 오재근 김현남 이종하 장지훈 황향희
가격: 21,000원

▶ (사)서울발레시어터 단장 김인희 추천도서

사이클링 아나토미 개정판

신체 기능학적으로 배우는 자전거 라이딩

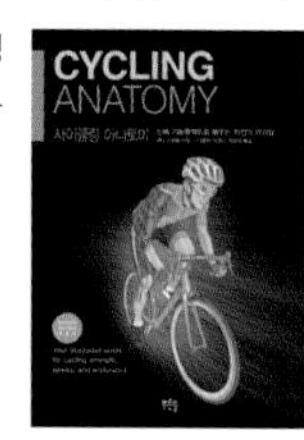

사이클링에서 파워를 최대화하고 부상을 최소화하며, 운동 수행능력을 최고로 향상시킬 수 있는 89가지의 가장 효과적인 운동법이 담겨 있다.

저자: 섀넌 소븐덜
역자: 이종하 오재근 한유창
가격: 28,000원

기구 필라테스 시리즈

필라테스 지도자와 교습생을 위한 교과서

엘리 허먼의
필라테스 리포머

ELLIE HERMAN'S PILATES REFORMER (THIRD EDITION)

엘리 허먼 지음 조미영 옮김

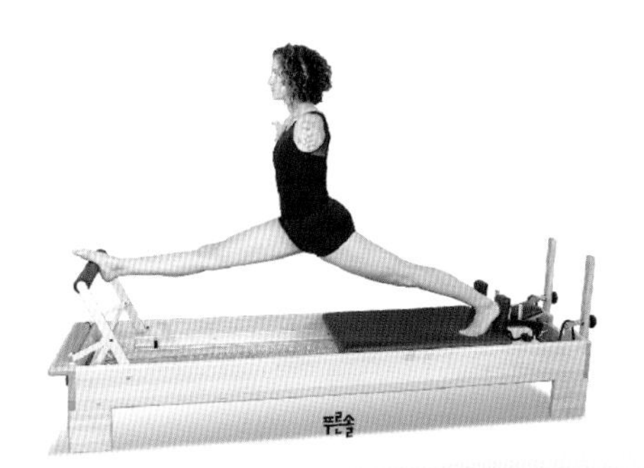

푸른솔

필라테스 지도자와 교습생을 위한 교과서

엘리 허먼의 필라테스 리포머

ELLIE HERMAN'S PILATES REFORMER

100개 이상의 리포머 동작 수록

- 단계적이고 체계적으로 구성된 동작 사진 수록
- 올바른 호흡법 및 구체적인 동작 요령 설명
- 운동 효과 및 재활 적용 사항 서술
- 특별 조언 및 이미지 형상화
- 레벨별 동작 별도

필라테스 지도자와 교습생을 위한 교과서

엘리 허먼의
필라테스 캐딜락

ELLIE HERMAN'S PILATES CADILLAC (SECOND EDITION)

엘리 허먼 · 리사 그레이엄 지음 조미영 옮김

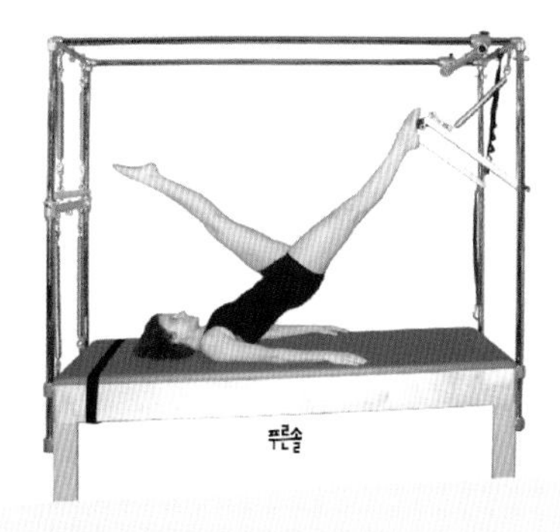

푸른솔

필라테스 지도자와 교습생을 위한 교과서

엘리 허먼의 필라테스 캐딜락

ELLIE HERMAN'S PILATES CADILLAC

35개 이상의 캐딜락 동작 수록

- 단계적이고 체계적으로 구성된 동작 사진 수록
- 올바른 호흡법 및 구체적인 동작 요령 설명
- 운동 효과 및 재활 적용 사항 서술
- 특별 조언 및 이미지 형상화

필라테스 지도자와 교습생을 위한 교과서

THE PILATES WUNDA CHAIR

필라테스 운다 체어

해부학적으로 배우는 기구 필라테스 체어

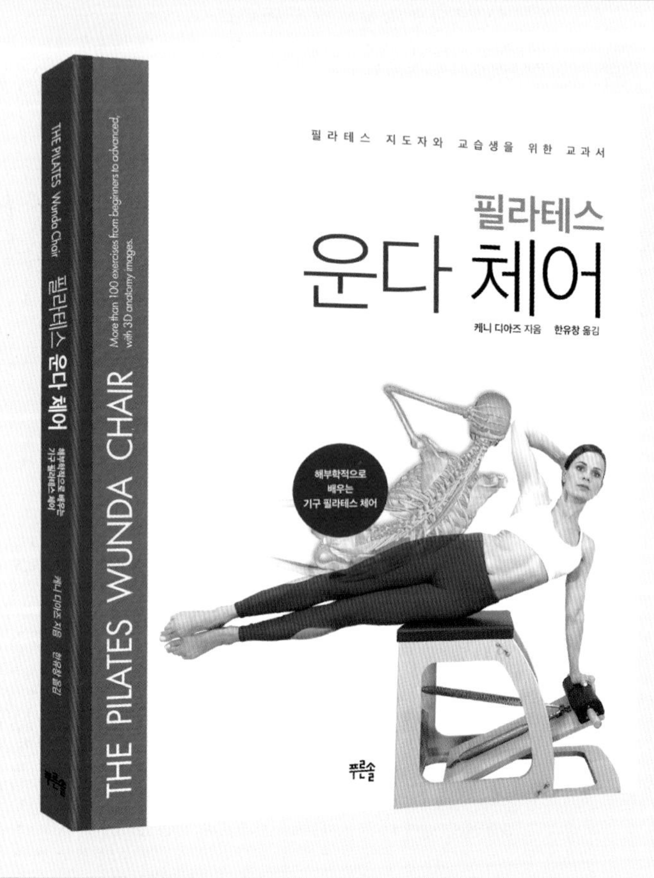

100개 이상의 필라테스 체어 동작 수록

- 체계적으로 구성된 동작 사진 및 3D 해부 그림 수록
- 운다 체어를 스트레칭 도구로 사용하는 방법 소개
- 운동 프로그램의 설계 원칙과 사례 제시